いざというとき必ず役立つ 小児診療のコツ 改訂版

症候・疾患別に、まず考えること、すべきことがわかる！

編 細谷亮太

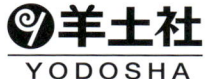

謹告

　本書に記載されている診断法・治療法に関しては，発行時点における最新の情報に基づき，正確を期するよう，著者ならびに出版社はそれぞれ最善の努力を払っております．しかし，医学，医療の進歩により，記載された内容が正確かつ完全ではなくなる場合もございます．

　したがって，実際の診断法・治療法で，熟知していない，あるいは汎用されていない新薬をはじめとする医薬品の使用，検査の実施および判読にあたっては，まず医薬品添付文書や機器および試薬の説明書で確認され，また診療技術に関しては十分考慮されたうえで，常に細心の注意を払われるようお願いいたします．

　本書記載の診断法・治療法・医薬品・検査法・疾患への適応などが，その後の医学研究ならびに医療の進歩により本書発行後に変更された場合，その診断法・治療法・医薬品・検査法・疾患への適応などによる不測の事故に対して，著者ならびに出版社はその責を負いかねますのでご了承ください．

改訂の序

　おとなの中には，子ども時代の自分が必ず，いろいろに様子を変えて存在しているものだと私は思っている．これは医師としても同じことなので，小児診療のなかで，子どもとつき合うときには，おとなの診療をしているときとは全く違った立ち位置にいる自分に気が付くことと思う．

　自分自身が過ごしてきた時間のなかで悩み苦しむ小さな者に対してもつであろう共感のようなものが，小児診療にあたろうとするモティベーションとなる．

　そんな思いで40年間，小児科医を続けてきた．

　この度，尊敬する倉辻忠俊先生が2004年に編まれた「いざというとき役に立つ小児診療のコツ」の改訂版を出すことになり，羊土社の編集の方々と仕事をさせていただいた．

　初版発行から8年が経過しており，改訂にあたっては，初版の構成を活かしながらも，全面的なアップデートを行った．また，重要ポイントやコツをまとめた「ポイント」や「診療のコツ」を加え，より役立つものになるよう心がけた．一息ついてもらうべく，コラムもところどころに加えてもらい，内容の充実したものとなった．初版からページ数が50ページ以上増えたことからも，そのことが伺えると思う．

　本書は主に研修医や他科の若手医師に向けて書かれているが，小児診療にかかわるすべての医師に役立つ入門書として，初版に負けない読みやすさ，使いやすさになっているものと自負している．

2012年10月

細谷亮太

初版の序

　臨床医になろうとする者には，人間が生まれ，育ち，成熟し，老化し，死亡するまでの一生の過程の実際を現場で学び，理解し，それにかかわっていく（On the job training）ことは非常に重要である．しかし一般に小児科は，「患者がすぐ泣いて診察がやりにくい」，「患者が小さく検査が難しい」，「検査の正常値や薬の量が年齢によって異なって難しい」，などの理由をあげて敬遠される傾向にある．実は，小児は発育・発達の途上にあり，未来に向かって日々前進しているので，客観的に患児を観察し，また検査値を眺めていくと，同じ名前の疾患でも成人とは大きな違いがあり，非常にやりがいのある領域であることがわかってくる．

　本書は，救急外来診療に役立つように，主に研修医や他科の若手医師に向けて書かれたもので，先に出版したレジデントノート2002年2・3月号（Vol. 3 -No. 6）特集をもとに新しい原稿を加えてまとめたものである．そのために時に応じてすぐに利用しやすいように心がけた．従来の教科書のような臓器や病因別に系統だって詳述したものではなく，日ごろ接することの多い症状や訴えから，どのように患児を観察し，診断に迫っていくかを語っている．

　構成は，まず小児診療の進め方と考え方を取り上げた．診療の基礎，医療面接，診察などの原則とその理由を理解する．次に成長・発達の特徴を大まかに理解し，特に新生児乳児の特徴を覚えていただく．さらに院内感染の基礎を理解し，小児保健を頭に入れる．これらは病児を診察するときばかりでなく，町を歩いているときにもすれ違った子どもを見て，何カ月，何キログラムくらいかな？予防接種は何が済んでいるかな？親とはどういうふうに話し合うかな？などと習慣づけて訓練する．第2章は症状別に，特に救急外来で接することの多いものを選んである．第3章には見落とすと重大事になる可能性を含んでいる「気をつけたい疾患」をあげた．第4章には小児特有の手技を具体的に記した．子どもに負担をできるだけかけないように種々の手技ができるように練習を積むとよい．1〜3カ月の間に一通り重要な疾患を学べるように編集してあるので，暗記するくらい何度も読み臨床研修に十分に役立ててほしい．

2004年4月

倉辻忠俊

ジェネラル診療シリーズ
いざというとき必ず役立つ 小児診療のコツ 改訂版

CONTENTS

改訂の序	細谷亮太	3
初版の序	倉辻忠俊	5
Color Atlas		11
略語一覧		14

第1章 これだけは知っておきたい小児診療の進め方・考え方

1. 小児診療とは（総論） 人類の未来のために .... 細谷亮太 18
1 小児診療に携わる医師の役割／**2** 小児診療は総合診療／**3**「子ども中心」だが家族の健康も大切／**4** 小児診療のなかで親をも支援する／**5** 能書のあとに，さあ診療，治療／**6** 小児診療と予防医学／**7** 小児診療はやりがいのある仕事

2. 医療面接・診察・検査のコツ
持てるものすべてを使って磨き上げよう .... 横谷 進 22
1 はじめに／**2** 医療面接／**3** 診察／**4** 検査／**5** おわりに

3. 薬の使い方
1）薬物治療の基礎—剤形いろいろ・飲ませ方など .... 伊藤けい子 28
1 はじめに／**2** 小児の薬用量／**3** 小児の薬剤投与の注意点／**4** 剤形いろいろ／**5** 薬の上手な飲ませ方

2）小児の輸液—安全で確実な輸液のしかた .... 五十嵐 隆 35
1 小児の体液の構成と水分代謝の特性／**2** 輸液製剤の種類／**3** 輸液のしかた／**4** 脱水症の治療第Ⅰ期：欠乏に対する輸液（急速初期輸液）／**5** 第Ⅱ期：緩速均等輸液／**6** 第Ⅲ期：24時間均等維持輸液／**7** 小児（特に新生児，乳児）の輸液ラインのとり方のコツ・ポイント

3）小児の抗菌薬の選び方 .... 齋藤昭彦 44
1 抗菌薬を処方する前に／**2** 抗菌薬を処方するにあたって／**3** Empiric therapy（初期治療）に重要な事項／**4** 治療開始後に重要な事項

CONTENTS

4. 小児の成長・発達
子どもの成長・発達を判断することは，その子どもの歴史を理解することである……… 草川 功　50
1 はじめに／2 新生児期／3 1カ月時／4 乳児期／5 幼児期／6 学童期・思春期／7 おわりに

5. 院内感染対策
自分が子どもにうつさない，そして子どもからうつらないために……………… 稲井郁子　56
1 はじめに／2 手洗い／3 基本となる対策：標準予防策と感染経路別予防策／4 その他の対策

6. 予防接種，学校伝染病
…………………………………………………………………… 神谷 元　59
1 予防接種／2 学校感染症／3 まとめ

第2章　いざというとき困らないための処置のコツ

1. 小児のCPR（心肺蘇生）　迅速心肺評価法と心肺蘇生の実際……… 太田邦雄　70
1 小児の評価法と初期治療／2 小児の一次救命処置と二次救命処置

2. 耳鼻咽喉科小児救急疾患への対応のコツ　……………… 田山二朗　80
1 はじめに／2 異物／3 耳漏，耳痛／4 鼻出血

3. 異物誤飲　前もって資料，薬品，器具をそろえておく必要がある……………… 山中龍宏　86
1 はじめに／2 前もってそろえておくべき資料／3 問い合わせ先／4 基本的な処置／5 検体の保存／6 診断と評価／7 治療／8 たばこ誤飲の症状と対処法

4. 外傷（事故・虐待など）　常に虐待の可能性を考えて診療する……… 山中龍宏　92
1 はじめに／2 頭部外傷／3 胸部外傷／4 腹部外傷／5 虐待

第3章　よくある症候別，小児の診断と治療の進め方

1. 発　熱　重症細菌感染を見逃すな！……………………………… 細谷要介，麻生誠二郎　100
1 はじめに／2 症例／3 全身状態（重症度・緊急度）の評価／4 発熱疾患を鑑別するためのアプローチ／5 発熱疾患鑑別の際の注意点／6 検査／7 薬の選択，使用法／8 専門医へのコンサルテーション／9 入院の適応／10 保護者への説明のポイント

2. 嘔吐，下痢，腹痛　胃腸炎…ですか？……………………………… 吉原宏樹　111
1 はじめに／2 嘔吐の鑑別診断と治療／3 下痢の鑑別診断と治療／4 腹痛の鑑別診断と治療／5 症例

3. 鼻汁，咳嗽
発熱・呼吸困難・経口摂取の低下を伴う場合，長引いている場合は要注意 ……… 岩田 敏　124
1 はじめに／2 病態生理／3 医療面接，身体所見のとり方・診断のしかた／4 治療／5 症例

4. 喘鳴，呼吸困難　呼吸の異常の鑑別診断 ……………………… 岡田賢司，西間三馨　134
1 はじめに—呼吸の異常／2 見逃してはならない呼気性喘鳴をきたす疾患の診断と治療／3 見逃してはならない吸気性喘鳴をきたす疾患

5. けいれん　けいれんは…まず止める（バイタルサインに注意しながら）… 麻生誠二郎　148
1 はじめに／2 症例／3 病歴の聴取／4 一般的な救急処置／5 薬物療法／6 検査／7 専門医へのコンサルテーション・入院の適応／8 保護者への説明のポイント

6. 鼻血，皮下出血　血液と血管の病気について ………………… 田中瑞恵，松下竹次　156
1 はじめに／2 出血傾向のある場合／3 アレルギー性紫斑病

7. 発疹，湿疹，蕁麻疹　小児で大切な皮膚疾患 ………………… 山田律子，松下竹次　165
1 はじめに／2 発疹／3 湿疹

8. 頸部リンパ節腫脹 …………………………………………………………… 長谷川大輔　177
1 はじめに／2 診断のポイント／3 頸部リンパ節腫脹をきたす代表的疾患／4 おわりに

9. 視力低下　診断のしかたと小児の検査法 ………………………………… 武田憲夫　185
1 小児の診察の困難性／2 診察方法／3 眼科のルーチン検査／4 検査時の散瞳について／5 外傷の場合の注意点／6 診断～どのような疾患があるか／7 すぐに治療を開始すべき，あるいは眼科医にコンサルトすべき疾患／8 各論

10. チアノーゼ　重症度の評価が患児の生死を左右する …………………… 朴 仁三　191
1 はじめに／2 症例／3 病態生理／4 身体所見／5 検査および診断／6 治療

11. 黄　疸　病歴，家族歴を丁寧にとる！ …………………………………… 高木一孝　196
1 はじめに／2 黄疸の診断／3 緊急を要する黄疸／4 医療面接／5 身体所見のとり方のポイント／6 鑑別の際の注意点／7 黄疸の年齢による鑑別診断の進め方／8 主な疾患—特徴と鑑別点／9 おわりに

12. 浮　腫　病態を考えて適切な対応を ……………………………… 小林由典，阪井裕一　211
1 はじめに／2 症例／3 病態生理／4 診療のアプローチ／5 入院適応

13. 先天異常と遺伝カウンセリング
先天異常の患者さんと出会ったらどうするの？ ………………………… 酒井規夫　217
1 先天異常とは／2 先天異常の原因と頻度／3 身体所見の取り方／4 診断のための検査／5 保護者への説明のポイント／6 遺伝カウンセリングについて／7 注意点，アドバイス

CONTENTS

Mini Lecture 国際化により問題になってくる疾患 ……… 中野貴司　223

第4章　疾患別ケーススタディで学ぶ小児診療のポイント

1.　腸重積症　疑うことが大切！ …………………………………………… 大熊喜彰　226
　1 臨床像／2 診断／3 重症度評価／4 治療

2.　細菌性髄膜炎　起炎菌の同定と感受性検査が非常に重要 …………… 赤城邦彦　231
　1 細菌性髄膜炎の徴候─年齢による違い／2 細菌性髄膜炎の起炎菌─年齢による違い／3 細菌性髄膜炎：支持療法を必要とする急性期合併症／4 診断・治療のポイント

3.　小児の1型糖尿病　尿が出ていれば大丈夫？ ………………………… 小松なぎさ　235
　1 診断のポイント／2 治療

4.　気道異物　1歳男児はむせやすい？ …………………………………… 川﨑一輝，遠藤美紀　238
　1 診断のポイント／2 対応

5.　成長障害と肥満　この組み合わせに注意 ……………………………… 横谷　進　241
　1 早期診断のためのポイント／2 確定診断と治療

6.　行動異常・広汎性発達障害　親子の関係性が大事 …………………… 渡辺久子　244
　1 乳幼児期／2 学童期・思春期／3 戦後の不健康やせの増加／4 食行動障害の要因／5 発達障害とは／6 発達障害様の不安定行動の増加／7 発達障害の鑑別診断／8 発達障害の多面的理解／9 発達障害の療育の基本

7.　反復感染症　原発性免疫不全症を中心に …………………………… 中澤裕美子，小野寺雅史　256
　1 免疫不全症を疑うとき／2 免疫不全症の概要

8.　先天性心疾患
　「疑うこと」と「早めのコンサルト」が早期診断・治療の決め手 ………… 朴　仁三　261
　1 はじめに／2 診察のポイント／3 治療

9.　インフルエンザ　予防に勝る治療はなし．ワクチン接種 …………… 堀越裕歩　265
　1 問診のポイント／2 診断のポイント／3 治療のポイント／4 専門家へのコンサルテーション／5 予防のポイント

10.　流行性耳下腺炎
　数％に無菌性髄膜炎を合併する，難聴は意外に多い（1,000例に1例）…… 中山哲夫　269
　1 潜伏期間／2 耳下腺が腫れているみたいだけどムンプスなのかな？

11. 結核・結核性髄膜炎　不明熱の鑑別診断に含むべき疾患 ………………… 近藤信哉　272
1 どんな小児に結核を疑うか／2 リスク・グループとしての0歳児／3 BCGの結核阻止効果は万全ではない

12. 自己炎症性疾患
周期性発熱症候群：古くて新しい疾患概念．遅れて参上？ …………………… 真部淳　275
1 はじめに／2 診察のポイント／3 PFAPAについて

索　引 …………………………………………………………………………………………… 279

Column

小児の難病とは	21
坐剤の恐怖？	33
ちょっとした誤解？　勝手な解釈？	33
漢方薬はどういう風に飲ませるの？	33
hospital induced hyponatremia	37
小児院内心停止の原因	79
外耳道昆虫異物を殺すには	83
外耳道のBB弾	83
行方不明になった鼻腔BB弾異物	83
処置には愛情を	85
誤飲を予防する方法はないのでしょうか？	91
統計的に身体的虐待を予測する	97
CRTとは？	101
PATとは？	103
Rochester Criteriaとは？	105
BaucherらのSBI予測モデルとは？	105
研修医の直感	110
好中球減少時の発熱に注意	110
本当に止まっている？	153
決して見逃してはいけない，被虐待児症候群	164
病気があっても元気な子ども（院内学級）	176
眼が赤ければ結膜炎でしょうか？	189
視力検査の結果を100％信頼してよいでしょうか？	189
アトピー性皮膚炎で失明？	190
外傷？　虐待？　揺さぶり？	190
低酸素血症の続発症	194
臨床遺伝専門医のすすめ	221
マラリアと診断したら，薬剤の入手は？	224
胃腸炎の間に潜む腸重積．あのまま帰宅させなくてよかった．	227
細菌性髄膜炎の診断・治療時の注意点	233
デキサメタゾン（デカドロン®）療法の使用をめぐって	233
小児でBMIを活用するために	243
チアノーゼ性心疾患でSaO_2を70％以上に保つのは何故か	263
新型インフルエンザ騒動でも動じなかったトロント	268
ムンプスワクチンは推奨できるのか？	271
前にもムンプスと言われたのですが？？	271
医師の魅力	278

Color Atlas

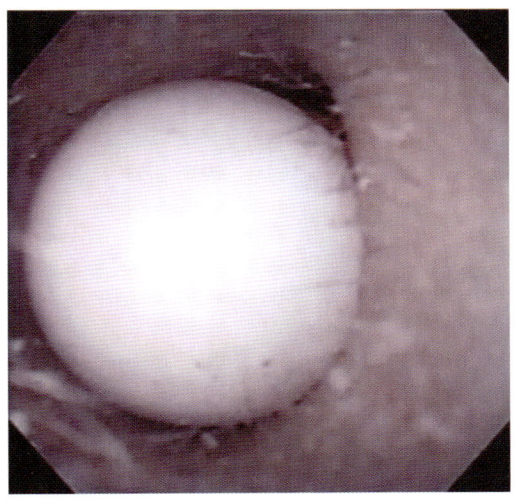

図1 ● 外耳道異物
玩具（BB弾）の外耳道異物．滑るので，摘出する際に押し込まないように注意する（81ページ図1参照）

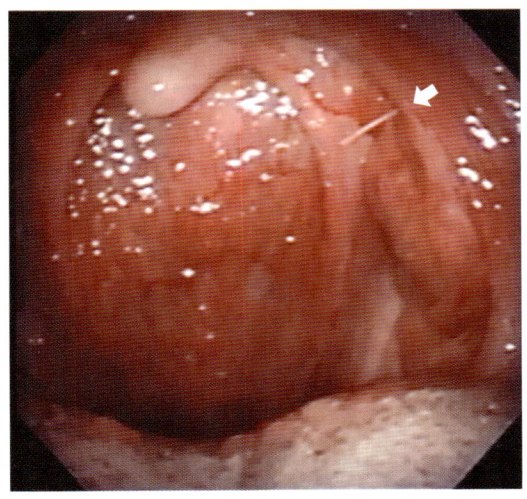

図2 ● 咽頭異物
左扁桃に魚骨（アジの骨）が刺さっている（82ページ図2参照）

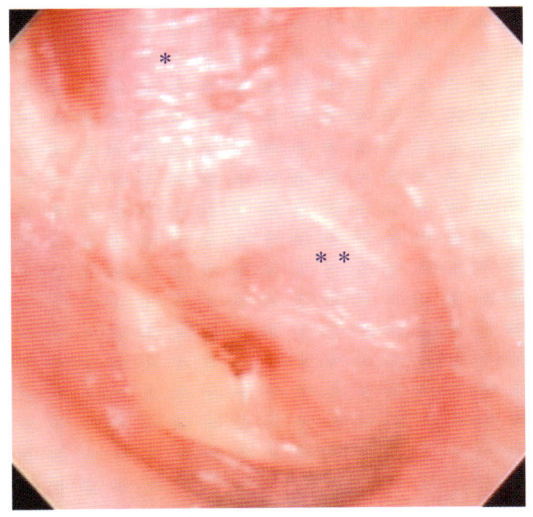

図3 ● 急性中耳炎
鼓膜の腫脹（＊＊）と，外耳道も含めて発赤（＊）が認められる（83ページ図3参照）

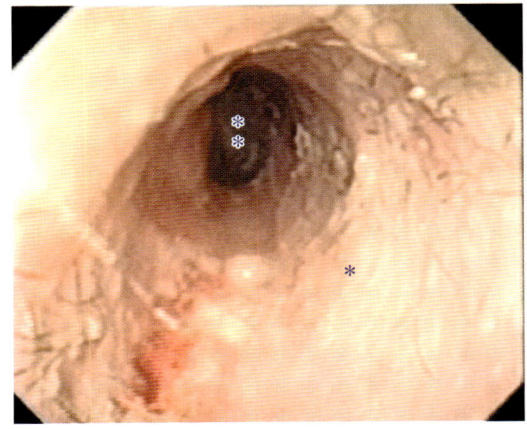

図4 ● 外耳道炎
外耳道全体が汚染され，皮膚に腫脹を認める（＊）．奥の鼓膜にも発赤が認められる（＊＊）（83ページ図4参照）

Color Atlas

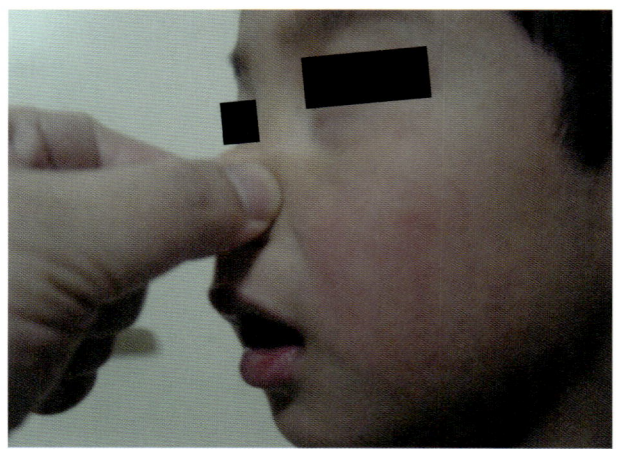

図5 鼻出血止血法
鼻翼を圧迫して止血する．ノドに回った血液は吐き出させる（85ページ図6参照）

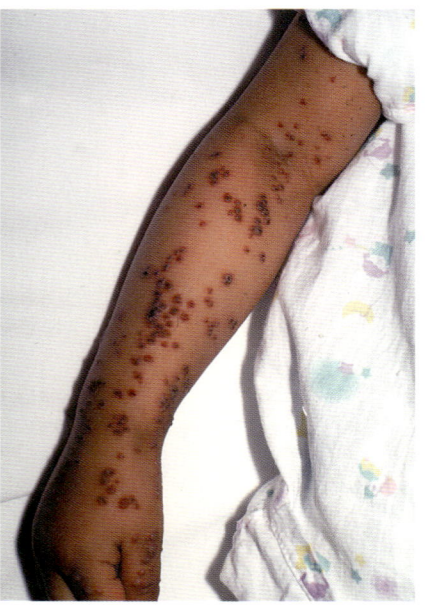

図6 2次性免疫不全にみられた播種性水痘
全身に同様の発疹が出現した（168ページ図1参照）

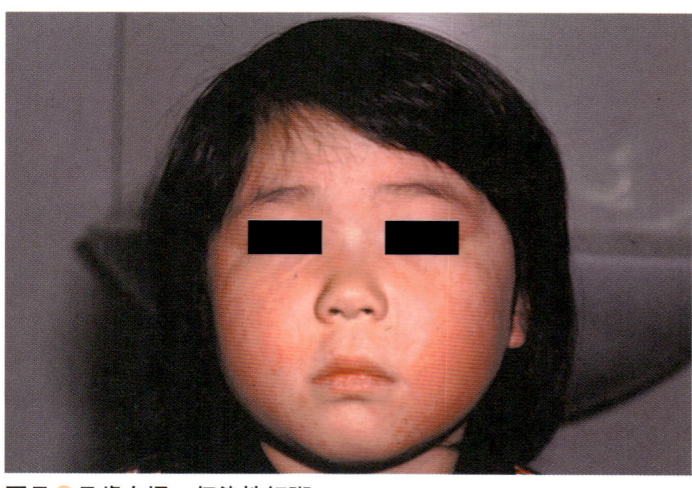

図7 7歳女児，伝染性紅斑
両頬部の対称性の紅斑（170ページ図2参照）

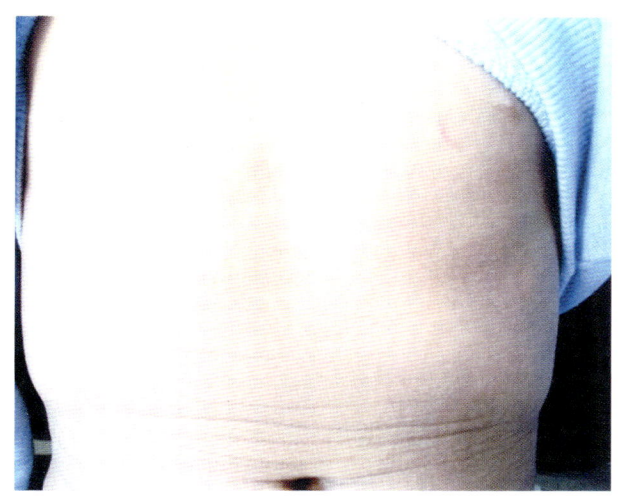

図8● 7歳男児，A群溶連菌感染症（猩紅熱）
体幹にびまん性にみられる淡い発疹（171ページ図3参照）

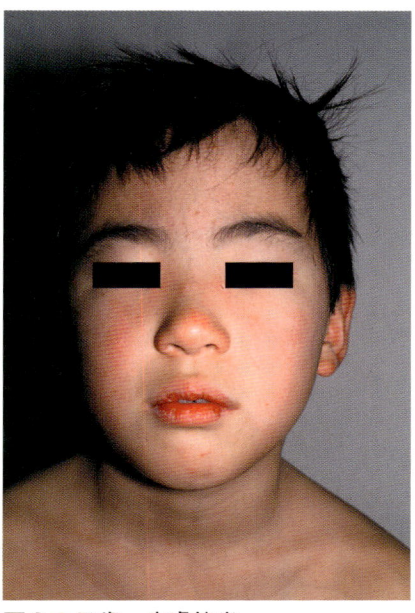

図9● 7歳，皮膚筋炎
ヘリオトロープ疹，両頬部の紅斑（175ページ図4参照）

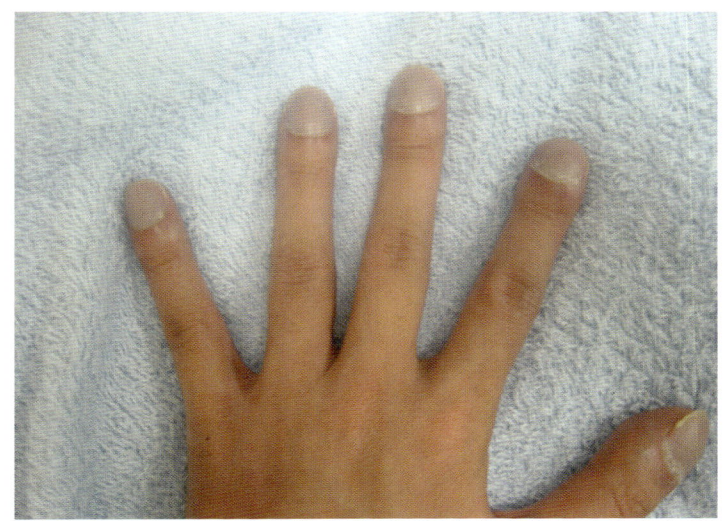

図10● バチ状指
手指先端の棍棒状の腫脹と爪床のチアノーゼを認める（194ページ図2参照）

略語一覧

ABPC	: ampicillin（アンピシリン）	
ABR	: auditory brain stem response（聴性脳幹反応）	
AD	: attention deficit（注意欠陥）	
ADH	: antidiuretic hormone（抗利尿ホルモン）	
ALL	: acute lympho blastic leukemia（急性リンパ性白血病）	
ALT	: alanine aminotransferase〔アラニンアミノトランスフェラーゼ（GPT）〕	
AML	: acute myeloid leukemia（急性骨髄性白血病）	
APL	: acute promyelocytic leukemia（急性前骨髄球性白血病）	
APTT	: activated partial thromboplastin time（活性化部分トロンボプラスチン時間）	
ASO	: antistreptolysin O（抗ストレプトリジンO）	
AST	: aspartate aminotransferase〔アスパラギン酸アミノトランスフェラーゼ（GOT）〕	
ATG	: antithymocyte globulin（抗胸腺細胞グロブリン）	
ATP	: adenosine triphosphate disodium hydrate（アデノシン三リン酸二ナトリウム）	
CAM	: クラリスロマイシン	
CDC	: Centers for Disease Control and Prevention（米国疾病管理予防センター）	
CINCA/NOMID	: chronic infantile neurologic cutaneous and articular syndrome/neonatal onset multisystem inflammatory disease（慢性乳児神経，皮膚，関節症候群/新生児発症多臓器炎症性疾患）	
CMI	: cell-mediated immunity（細胞性免疫）	
CPR	: cardio-pulmonary resuscitation（心肺蘇生）	
CRP	: C-reactive protein（C反応性蛋白）	
CRT	: capillary refill time（毛細血管再充満時間）	
CSA	: cyclosporine（サイクロスポリン）	
CTRX	: ceftriaxone（セフトリアクソン）	
CTX	: cefotaxime（セフォタキシム）	
DIC	: disseminated intravascular coagulation（播種性血管内凝固）	
DIHS	: drug-induced hypersensitivity syndrome（薬剤性過敏症候群）	
DSCG	: Sodium cromoglycate（クロモグリク酸ナトリウム）	
DTH	: delayed-type hypersensitivity（遅延型過敏性）	
EA	: early antigen（早期抗原）	
EBNA	: EB virus nuclear antigen（EBウイルス核内抗原）	
EIA	: enzyme immunoassay（酵素免疫法）	
ERCP	: endoscopic retrograde cholangiopancreatography（内視鏡的逆行性胆管膵管造影）	
FCAS	: familial cold autoinflammatory syndrome（家族性寒冷自己炎症候群）	
FFP	: fresh frozen plasm（新鮮凍結血漿）	
FMF	: familial mediterranean fever（家族性地中海熱）	
GBS	: Group B *Streptococcus*（B群連鎖球菌）	
GCS	: glasgow come scale	
HD	: hyperactivity disorder（多動性障害）	
HIDS	: hyperimmunoglobulinemia D with periodic fever syndrome（周期性発熱を伴う高IgD症候群）	
HUS	: hemolytic uremic syndrome（溶血性尿毒症症候群）	
HVA	: homovanillic acid（ホモバニリン酸）	
ICS	: inhaled corticosteroid（吸入ステロイド薬）	
IST	: immunosuppressive therapy（免疫抑制療法）	
ITP	: idiopathic thrombocytopenic purpura（特発性血小板減少性紫斑病）	
ITP	: immune thrombocytopenic purpura（自己免疫性血小板減少性紫斑病）	
JCS	: Japan coma scale（日本コーマスケール）	
KD	: Kawasaki disease（川崎病）	
LD	: learning disabilities（学習障害）	
LTRA	: leukotriene receptor antagonist（ロイコトリエン受容体拮抗薬）	

MDS	: myelodysplastic syndrome（骨髄異形成症候群）	PSSP	: penicillin-susceptible *streptococcus pneumoniae*（ペニシリン感受性肺炎球菌）
MEFV	: mediterranean fever（地中海熱）	PT	: prothrombin time（プロトロンビン時間）
MEPM	: meropenem（メロペネム）	RCT	: randomized controlled trial（ランダム化比較試験）
MFD	: mached family doner（HLA 適合家族ドナー）	RFP	: rifampicin（リファンピシン）
MIBG	: meta-iodobenzylguanidine（メタヨードベンジルグアニジン）	SAA	: serum amyloid-associated（血清アミロイドA）
MIC	: minimum inhibitory concentration（最小発育阻止濃度）	SaO_2	: 動脈血酸素飽和度
MINO	: ミノサイクリン	SBI	: serious bacterial infection（重症細菌感染症）
MRCP	: magnetic resonance cholangiopancreatography（磁気共鳴胆道膵管撮影）	SCT	: stem-cell transplantation（造血幹細胞移植）
MRD	: minimal residual disease（微小残存病変）	SGA	: small for gestational age
MRSA	: methiciline resistant *staphylococcus aureus*（メチシリン耐性黄色ブドウ球菌）	SIADH	: syndrome of inappropriate secretion of ADH（抗利尿ホルモン不適合分泌症候群）
MWS	: Muckle-Wells syndrome	SLE	: systemic lupus erythematosus（全身性エリテマトーデス）
NSE	: neuron-specific enolase（神経特異的エノラーゼ）	SO_2	: 酸素飽和度
ORS	: oral rehydrated solution（経口補水液）	SSPE	: subacute sclerosing panencephalitis（亜急性硬化性全脳炎）
PAPM/BP	: panipenem/betamipron（パニペネム/ベタミプロン）	SSSS	: staphylococcal scalded skin syndrome（ブドウ球菌性熱傷性皮膚症候群）
PAT	: pediatric assessment triangle	SvO_2	: 静脈血酸素飽和度
PCG	: penicillin G（ペニシリン）	TEN	: toxic epidermal necrolysis（中毒性表皮壊死症）
PDD	: pervasive developmental disorder（広汎性発達障害）	TRAPS	: tumor necrosis factor receptor-associated periodic syndrome（TNF 受容体関連周期性症候群）
PEA	: pulseless electrical activity（無脈性電気活動）	TTP	: thrombotic thrombocytopenic purpura（血栓性血小板減少性紫斑病）
PEF	: peak expiratory flow（ピークフロー）	VAHS	: virus-associated hemophagocytic syndrome（ウイルス関連血球貪食症候群）
PFAPA	: periodic fever, aphthous stomatitis, pharyngitis, and cervical adenitis（周期性発熱，アフタ性口内炎，咽頭炎，頸部リンパ節炎症候群）	VCA	: viral capsid antigen（EB ウイルスカプシド抗原）
PGE_1	: prostaglandin E_1（プロスタグランディン E_1）	VCM	: vancomycin（バンコマイシン）
		VEP	: visual evoked potentials（視覚誘発電位）
PRSP	: penicillin resistant *streptococcus pneumoniae*（ペニシリン耐性肺炎球菌）	VMA	: vanillylmandelic acid（バニリルマンデル酸）

執筆者一覧

■ 編　集

細谷亮太　　聖路加国際病院小児総合医療センター

■ 初版編集・編集協力

倉辻忠俊　　国立成育医療研究センター名誉研究所長

■ 執　筆（五十音順）

赤城邦彦	神奈川県立こども医療センター感染免疫科	阪井裕一	国立成育医療研究センター総合診療部
麻生誠二郎	日本赤十字社医療センター小児科	高木一孝	国立病院機構熊本医療センター小児科
五十嵐 隆	国立成育医療研究センター	武田憲夫	国立国際医療研究センター病院眼科
伊藤けい子	いとうこどもクリニック／東京女子医科大学東医療センター小児科	田中瑞恵	国立国際医療研究センター小児科
稲井郁子	聖路加国際病院小児科	田山二朗	国立国際医療研究センター耳鼻咽喉科・頭頸部外科
岩田 敏	慶應義塾大学医学部感染制御センター	中澤裕美子	国立成育医療研究センター免疫科
遠藤美紀	国立成育医療研究センター呼吸器科	中野貴司	川崎医科大学附属川崎病院小児科
大熊喜彰	国立国際医療研究センター小児科	中山哲夫	北里生命科学研究所ウイルス感染制御
太田邦雄	金沢大学大学院医薬保健学総合研究科小児科	西間三馨	国立病院機構福岡病院／福岡女学院看護大学
岡田賢司	国立病院機構福岡病院	朴 仁三	榊原記念病院小児科
小野寺雅史	国立成育医療研究センター免疫科	長谷川大輔	聖路加国際病院小児科
神谷 元	国立感染症研究所感染症情報センター	細谷要介	聖路加国際病院小児科
川﨑一輝	国立成育医療研究センター呼吸器科	細谷亮太	聖路加国際病院小児総合医療センター
草川 功	聖路加国際病院小児科	堀越裕歩	東京都立小児総合医療センター感染症科
倉辻忠俊	国立成育医療研究センター名誉研究所長	松下竹次	国立国際医療研究センター小児科
小林由典	国立成育医療研究センター総合診療部	真部 淳	聖路加国際病院小児科
小松なぎさ	熊本赤十字病院小児科	山田律子	国立国際医療研究センター小児科
近藤信哉	多摩北部医療センター小児科	山中龍宏	緑園こどもクリニック
齋藤昭彦	新潟大学大学院医歯学総合研究科小児科学分野	横谷 進	国立成育医療研究センター生体防御系内科部
酒井規夫	大阪大学大学院医学系研究科小児科／遺伝子診療部	吉原宏樹	聖路加国際病院小児科
		渡辺久子	慶應義塾大学医学部小児科

第1章

これだけは知っておきたい
小児診療の進め方・考え方

第1章 これだけは知っておきたい小児診療の進め方・考え方

1. 小児診療とは（総論）
人類の未来のために

細谷亮太

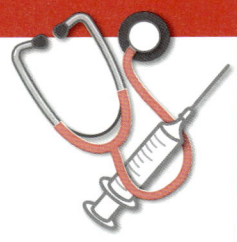

ポイント
- 小児診療は子どものための総合診療
- 小児診療は各専門の医師だけでなく多職種の人々によるチーム医療
- 子どもたちの健康は社会が見守らないといけない

1 小児診療に携わる医師の役割

　小児診療がカバーする領域は何歳から何歳までなのかとよく聞かれる．新生児，乳幼児，そして思春期までの子どもたちが小児診療の対象になることは誰もが知っている．しかし近年，**小児診療の守備範囲**は広がりつつあり，母体が妊娠したときからかかわりが始まり，誕生した児が生長，発達し完全に生物学的に成熟する年齢までかかわり続けるべきであるとされてきている．私など

「先生，いくつまで小児科の外来に通ってきていいの」

という思春期の子の質問には

「あのね，君が少し老けはじめたかなと思ったら内科に鞍替えして欲しいな」

と答えている．

　かかわっている期間を通して，**子ども**とその周囲の**家族**の健康に留意するのが**小児診療に携わる医師の仕事**である．身体を構成する各器官を正常に機能するように保つだけではなく，精神的にも健康が維持されるように心がけ，子どもたちが成長して，成人としてそれぞれの能力を十分に発揮できるように支援することこそが小児診療に携わる医師の仕事なのである．

　1つ心にとめておかなければならないのは，私たち医師が扱っている子どもたちというのは社会的環境の悪さによって甚大なる被害をこうむる弱い存在であるということである．したがって家庭環境は言うまでもなく社会の環境にまで目を配らなければならない．

2 小児診療は総合診療

　今や，内科は臓器別の診療が常識となった．循環器内科，神経内科，心療内科，内分泌内科，腎臓内科などなどの専門内科に分かれている．しかし，大学でも一般の病院でも小児科は，午後など予約制の専門外来を各専門医が行っているものの，その専門医が午前中は**一般**

総合診療を行っているのが現状である．これは内科と小児科の疾病の構造が全く異なっているからであるといわれる．急性疾患の多い小児は総合診療的外来を主として受診するのに対し，慢性疾患がベースとなる内科の患者さんは専門外来を選択することになるのだ．

私自身も専門領域は小児血液腫瘍なのだが，その専門医である前に小児総合臨床医であることを自負している．乳幼児の生長，発達をみる赤ちゃん健診も行っているし，一般の小児科外来では，眼も耳も皮膚も泌尿生殖器も診るし，外科や整形外科的な診察も行ってしまう．不幸な転帰をとる子どもたちについては緩和医療も私たち小児科医の手に委ねられる．このあたりが**小児診療の真骨頂**であり，面白いところである．もちろん，小児医療も専門化が進んでおり，本当の専門家が必要とされる領域ではそちらへの紹介が重要である．

3 「子ども中心」だが家族の健康も大切

医師は「今，この子にとって何をどうしてあげるのが最善であるか」を考えて行動する．そのためには，小児科学の知識を十分にもち，それをうまく利用しながら診療を行うのだが，忘れてはならないのが，その子を取り囲む家族の健康である．両親をはじめ，兄弟姉妹の心身の病的状態が，対象となっている患児の病気のなりゆきに大きくかかわっていることがある．兄弟姉妹のケアも小児診療に携わる医師の仕事である．

4 小児診療のなかで親をも支援する

核家族化が進み，情報が氾濫している現代，子どもを育てるということは親にとって大変なことである．病気のときはもちろん，健康なときにも，親の悩みはつきない．外来でそんな親の迷いを聞いてあげて，できるだけ肯定的に評価したうえで社会的，医学的に適切な助言を与え，「大丈夫，がんばろう．困ったらいつでも来てください」と言って帰す．この繰り返しこそが効果的な親への支援となる．**子どもへ病気の説明**を行うとき，年齢に応じた方法をとらなければならないことは言うまでもないが，親に対しても，その理解力を正しく判定し，それに応じた適切な説明を行う．

5 能書のあとに，さあ診療，治療

医療面接の重要性については各論を参照．診察は視診，聴診，触診に大きく分けられる．それに鼻を使う診察も加わる．後述するごとくたばこは医師が一致協力して絶滅しなければならない悪い習慣であるが，診療中にたばこ好きの親を嗅ぎ分けることは容易である．

治療については各論に詳述されている．参考までに小児診療で出会う疾患を**表**に示す．

6 小児診療と予防医学

乳児健診と予防接種は小児診療における重要な予防医学的業務である．このなかにはさま

表 ● 小児診療でよく出会う疾患

夜間当直で出会う疾患・症状	感染症	感染症以外の小児内科疾患	乳児の疾患
発熱	かぜ	川崎病	おむつ皮膚炎
咳	インフルエンザ	アナフィラクトイド紫斑病	鵞口瘡
喘息発作	麻疹	周期性嘔吐症	乳児湿疹
クループ	風疹	起立性調節障害	血管腫
腹痛	流行性耳下腺炎	先天性心疾患	臍の病気
嘔吐	水痘	鉄欠乏性貧血	遷延性黄疸
下痢	百日咳	肥満	ビタミンK欠乏症
けいれん	溶連菌性咽頭炎	チック	3カ月コリック
蕁麻疹	手足口病	夜尿症	先天性股関節脱臼
頭部打撲	伝染性紅斑	心因性頻尿	内反足
誤飲	ヘルパンギーナ	低身長	舌小帯短縮症
肘内障	ヘルペス口内炎	**耳・鼻の疾患**	吐乳・幽門狭窄症
咬傷	咽頭結膜熱	急性中耳炎・外耳道炎	**皮膚の疾患**
虫刺症	突発性発疹	扁桃肥大	アトピー性皮膚炎
熱傷	マイコプラズマ肺炎	急性副鼻腔炎	汗疹
予防接種	肺炎	アレルギー性鼻炎	伝染性軟属腫
	気管支炎	**眼の疾患**	伝染性膿痂疹
	細気管支炎	アレルギー性結膜炎	凍瘡
乳児健診	喘息性気管支炎	斜視	**外科疾患**
	無菌性髄膜炎	鼻涙管閉塞	急性虫垂炎
発達障害	細菌性髄膜炎	**泌尿器の疾患**	腸重積症
	ウイルス性胃腸炎	血尿・蛋白尿	鼠径ヘルニア
	細菌性腸炎	尿路感染症	肛門周囲膿瘍
思春期	伝染性単核球症	亀頭包皮炎・包茎・恥垢	肛門タグ
摂食障害		外陰膣炎	ろうと胸
不登校		陰嚢水腫	**整形外科疾患**
		停留精巣	成長痛
			X脚・O脚
			脊柱側弯症

ざまな疾患のマス・スクリーニングも含包される．これらについては後の章にゆずり，ここでは**社会的環境**について小児診療に携わる医師が注目しなければならないものをいくつか挙げてみる．

❶ 喫　煙[1]

若年者の喫煙率の増加は洋の東西を問わず大きな社会問題である．たばこは百害あって一利もないことを医師はさまざまな場所で主張しなければならない．その代表的な場所が乳児健診である．受動喫煙が乳児突然死症候群，気管支喘息，中耳炎などに大きく影響することを説明する．

❷ テレビ・ビデオ・ゲーム等[2]

メディアのなかでも**テレビの子どもたちに与える影響**については，米国小児科学会は30年

ほど前から注意を喚起しつづけている．わが国でも，ようやく心ある小児科医が問題視するようになった．暴力などの問題行動，たばこやドラッグの常習，性の乱れ，学習困難，肥満などの原因はさまざまではあるもののテレビによって助長されていると指摘されている．テレビを見ている時間が長ければ長いほど悪影響は顕著にみられる．ゲームも含めて1日，1〜2時間にとどめるように親にも子どもにも教育すべき義務が小児診療に携わる医師にはあると思う．また，小児診療に携わる医師はテレビ番組に対してももう少し積極的な発言をして，番組の質をもよくしなければならないと考える．テレビやゲームに代わる外での遊びを両親とともに増やす努力をすべきである．

❸ その他

このところ「早寝早起き朝ごはん」が小児科医の重要なスローガンになっている．食生活をはじめとした子どもたちの生活全般の改善も小児診療に携わる医師が取り組まなければならない仕事である．

7 小児診療はやりがいのある仕事

以上のような理由から，今後人類の未来のためにも小児科医または小児にかかわるその他の科の医師の果たす役割はきわめて大きい．ぜひ，若い諸君には子どもたちの健康維持に興味をもって取り組んでいただきたいものである．

文　献
1) American Academy of Pediatrics : Committee on Substance Abuse : Tobacco, Alcohol, and Other Drugs : The Role of the Pediatrician in Prevention, Identification and management of substance Abuse. Pediatrics, 115 : 816-821, 2005
2) American Academy of Pediatrics. Committee on Public Education : Children, Adolescents, and Television. Pediatrics, 107 : 423-426, 2001

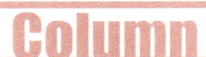

◆ 小児の難病とは

私が小児科医になった今から40年ほど前は，小児がんは不治の病でしたし，低出生体重児の治療もなかなか難しい時代でした．言ってみれば周囲は難病でいっぱいだったのです．時が経ち医学が進歩して難病の定義がわかりにくくなりました．私なりに考えてみると，子どもの時代のうちに，その子の親が「うちの子は結局私が看取らないといけないのかもしれない」と思いながら育てなければならないのが「難病の子」です．小児医療が進歩しました，親の寿命が伸びるにつれて難病の子と親のサポートがより重要になってきます．

◆著者プロフィール
細谷亮太（Ryota Hosoya）：聖路加国際病院 副院長・小児科部長．専門：小児血液腫瘍学．小児の緩和医療．小児保健．

第1章 これだけは知っておきたい小児診療の進め方・考え方

2. 医療面接・診察・検査のコツ
持てるものすべてを使って磨き上げよう

横谷 進

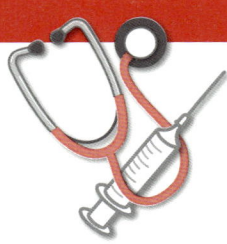

ポイント

- 医療面接では，子どもを大切にする，親の話をよく聞く，を基本姿勢にしつつ，頭の中では医師としての専門的知識を総動員しよう．
- 診察は，子どもとの距離が遠いところからスタートして，常にフレンドリーに，段階的に距離を縮めながら，確実に所見をとろう．
- 検査は，必要最小限を旨として計画し，本人の納得を大切にしながら，十分な準備で安全に施行しよう．

1 はじめに

適切な病歴聴取，正確かつ十分な診察，必要な検査の選択，説明と同意など，医療の対人現場における医師の役割は，小児科だけが他の科と異なるわけではない．しかし，それぞれを十全に達成するためには，小児診療には特別のコツが必要であり，各医師はその習得と練磨のために半生を捧げているといっても過言ではない．コツは網羅的には書けないし，医師ひとりひとりが自ら完成するものではあるが，ここでは，私なりに精一杯のヒントを提供したい．他書も参照してほしい[1)2)]．

2 医療面接

❶ まず，あいさつ

当然であるが，**あいさつ**はとても大切である．「こんにちは」「お待たせしました」と自分から言う．本人や親はとても緊張しており，まして初対面では病気のこと以外にも，「よく診てくれるお医者さんだろうか」という点でも不安な気持ちを抱いている．はじめの一言がその不安を拭ってくれるだろう．

今どき，深夜の救急外来で親の方から「夜遅くにすみません，よろしくお願いします」などという言葉をかけられることは期待できなくなった．医者の方から「お待たせしました」と言えるのがプロ．

❷ よく聞く（「聞いてもらえた」が大切）

　限られた外来時間のなかでは難しさもあるが，なるべく親の話をさえぎらない．短い質問や念押しの形であれば，口をはさんで不明な点を明らかにする．話を聞きながら，医学的情報として頭の中で整理し，病態や診断，対処法を組み上げてゆく．一通り聞いてから，話されなかった重要な点を聞きなおそう．よく**聞いてもらえた**，と感じてもらうことは重要な要素である．

❸ 子どもをやさしく見る

　親と話している間に子どもにも目を向けよう．後述のように，それは重要な診察の一部である．一方，医師が子どもにやさしそうな目を向けていることを親にも見てもらうことは，親に安心感を与える．

❹ 現物，証拠を見る

　尿や便の性状や色は，現物を持参してもらって確かめよう．持参してくれた物は，億劫がらずに見よう．一目見れば，「赤い」尿が尿酸結晶であるかどうか，白い虫が蟯虫であるかどうか，など，わかってしまう．睡眠時無呼吸や夜間の呼吸困難，けいれんなどを携帯やデジタルビデオで見られることも，とても有力な手段になる．親のメモ，熱形表も推奨しよう．

❺ 子どもにも聞いてみよう

　幼児以上なら，**子どもにも聞いてみよう**．新しい情報が得られることがある．親の知らなかったことや親の意向に反することが話されたときに親がどう反応するかを見れば，親の養育への姿勢や親子関係を少し知ることができる．

❻ まれに親にだまされることもある

　子どもの詳しい病歴は，たいがい親から聴取することになる．そして，ほとんどの場合に，親の観察は診断への道筋を示している．したがって，医師は親の話に精神を集中して耳を傾けるのが，毎日の仕事といってよい．しかし，まれには，医学的に非常に興味をそそられる，子どもにとっては重大なことが語られることがあり，その種の親の話がエスカレートしてゆくことがある．どうしても医学的に説明できない難しい「病態」に遭遇したことに気付いて，はじめて，これは「代理者によるミュンヒハウゼン症候群（Münchhausen syndrome by proxy）」ではないか，という疑いに到達する．小児診療ではだまされるほどに親を信じてよい．しかし，しっかりした医学的考察を重ねていれば，情況に対応できるはずだ．

❼ わかってもらえなければ説明したことにならない

　医療面接のなかで，親の理解力はどうか，どんな考えや気持ちをもっているか，育児の協力者はいるかなどをいち早く把握して，説明のしかたや指導の内容を考えよう．気持ちを汲んで「大変ですね」と同感する言葉や態度はしばしば大切な出発点である．

　一般の常識は医学の常識と驚くほどかけ離れていることも知っておこう（医者が隔日投与

の薬を「カクジツに飲んでください」と説明すれば，患者さんは「毎日必ず飲んでください」と言われたと解釈してしまうのは，無理もない．「様子をみましょう」の意味を上手に説明するのも難しい）．

医者は一方に偏らずに話したつもりでも，親は1つのことで頭がいっぱいになっていることが多い．重要な内容は，書きながら説明して渡す，次の機会に理解を確かめながらもう1度話す，などの工夫をしよう．わかってもらえなければ，説明したことにならない．

診療のコツ

医師は偉くない

多くの若い医師たちにはよく理解されていることかもしれないが，患者の医療への参加や，インフォームド・コンセント，あるいは，インフォームド・チョイスが常識になっている．権威に頼る医師は，すでに失格である．医師は，患者さんにとってのベストの選択を決められるわけではないので，常にジェントルに，専門家としての説明と考えを患者さんに役立つように述べる役割を負う．かつては，情報に偏りがあり医療側だけが，いわば特権的に情報を占有してきたが，現代では患者さんの方がインターネット等で最新の情報を得ていることも多い．医師には，「情報を占有している」ことの優越ではなくて，情報を統合して説明できる能力や姿勢が求められている．それが，診療のコツに直接につながっている．

医師に何が求められているのかを，いつも考えたい．そして，職業人としての長い人生を実り豊かにしたい．

3 診　察

❶ 離れて観察する（やさしい目で）

親と話しながら時々子どもを見よう．目が合ったらスマイルやひと声を送ってみよう．これが親に安心感を与えることはすでに述べたが，重要な診察の一部でもある．自然な姿を見れば子どもの運動機能や精神神経系の発達を推測できる．全身状態，呼吸状態（呼吸困難があれば吸気性か呼気性か），露出部の皮膚，眼球結膜などもここで把握しよう．

❷ 手の清潔

液体石鹸と流水で手を洗うか，速乾性手指消毒剤で手を清潔にしてから診察する．正常な皮膚に触れた手は一般には汚染されていると考えなくてよいが，小児の皮膚には分泌物や排泄物が付着している可能性が高いので，感染防止のための**標準的予防策**（スタンダード・プリコーション）に従おう．聴診器も時々アルコールで清拭しよう．使う直前に聴診器を手のひらで温めて使う配慮もしよう．

❸ 体に触れて診察する

2〜3歳までの子どもは，抱っこしてもらって診るのが診やすい．まず，胸部や四肢を診察しよう．腹部はベッドに寝かせた方が正確な所見がとれるが，6カ月〜2歳くらいの乳幼

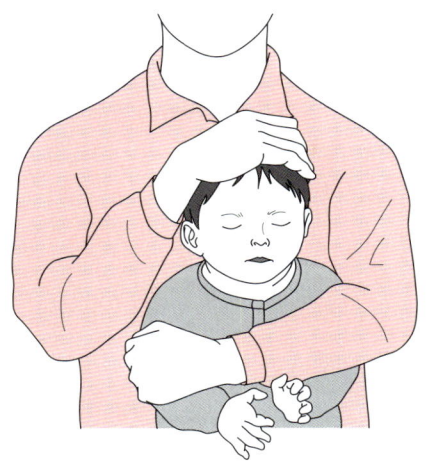

図 ● 咽頭を見るときには，このように抱いてもらおう

児では泣いてしまいやすいので，抱っこしてもらったままで上半身を後ろに倒した姿勢の方がしばしばよく診られる．いずれの診察もやさしく声をかけながら行う．それを聞いて親も自然に協力してくれる．

❹ くびから上の診察は最後に

くびから上の診察のなかでは頸部リンパ節，耳下腺，眼瞼結膜などを先に診る．咽頭と（必要な場合に）鼓膜の所見をとるのは，子どもに最も大きな恐怖を与えるので，最後にしよう．咽頭を見るときには，親に子どもを前向きに抱いてもらい，親の片腕で子どもの両上肢を肘の上から固定し，もう一方の手で子どもの額を持って自分の胸に押しつけるように固定してもらうと，看護師などの助けがなくてもよく診察できる（図）．さらに，医師は自分の椅子から下りて野球のキャッチャーのような柔軟な姿勢で構えると，咽頭が見える一瞬のチャンスを見逃しにくい．よく見るには，明るい光源も非常に重要である．

❺ 泣いたり暴れたりしても，それなりに診察できる

小児診療では泣かせないようにするのがウデではあるが，泣かれてしまうこともある．そういうときも心穏やかに「泣かせちゃってごめん」くらいの声がかけられるようにしよう．泣いても暴れてもそれなりの所見はとれる．しかし，重要な診察項目で所見がとれなかった場合は，不明な点を診療録に記載し，幅広く対応を考える．

❻ 診察しながら頭はフル回転

病歴と目の前の子どもの診察所見から，診断や治療法，説明のしかたを考えよう．鑑別診断や病態生理の筋道が整理できるように，必要なら診察をしなおしたり病歴を聞きなおそう．もれなく診るとともに，知識を動員してポイントとなる所見を見逃さないことが大切である．

❼ 時間をあけてもう1度診る

　　外来の所見と入院後の所見が違うことはよく経験する．項部硬直の有無，気管支喘息の胸部聴診所見，腹痛を伴う疾患の腹部所見，蕁麻疹などの皮膚所見をはじめとして，その時々で所見は変化する．また，それが診断上の分岐点になることも多い．念を入れて**もう1度診**よう．

4 検　査

❶ 検査計画はよく考えて

　　採血などの痛みを与える検査では，痛みの回数は少なく，検体採取量は少なく，そして必要かつ十分な検査を行うように計画する．本当は成人にもあてはまる注意だが，小児ではそれがより強く求められる．その点で医師の能力や患者への姿勢が問われている．**よく考えて検査を選択**しよう．

❷ 本人にも納得してもらう

　　痛みを伴う検査は，本人にわかる言葉で説明しよう．幼児以上なら自分が大切にされているかがわかる．粘り強く説得してもらえる子どもは，幸せである．

　　採血や血管確保では，「ちょっとだけ痛いけど，すぐ終わるからがんばろうね」と自分から声をかけてから針を刺そう．やさしく声がかけられれば，不思議に落ちついた気持ちになって手技が成功することが多い．

❸ 体の固定はしっかりと，短時間で

　　痛みを伴う検査は，万全の準備で臨もう．はじめにすべての**必要な器材を周囲に配置**する．使った針を最終的に廃棄するボックスも手元に置き，直接にそこに捨てられるようにする．子どもの固定は，声をかけてあげながら，しっかりと，最も短時間で済ませる．採血などは親がついていない方がやりやすいが，親にいてもらってもできるように訓練したい．私の場合は自然の流れで親にいてもらうことが多く，その方が子どもにはよいと考えている．

❹ 小児用の器材の工夫

　　小児は十分量の採血が難しいし，体のサイズから考えてたくさんの採血をすべきでない．採血量を減らすために，細い口径の試験管を使おう．血液ガス分析もカピラリーで．

　　最低限の検体量で検査ができるように検査室と相談しよう．成人の検体を多く扱う病院では，小児の検体だけが自動化できずに，手動方式を残さざるをえないこともある．残念ながら，小児の検体検査実施料は成人と全く同じ保険点数であるが．

❺ 睡眠処置は十分な用意のうえで

　　体を動かしてはいけない検査では，しばしば睡眠・鎮静処置が必要になる．CTやMRIなどの画像検査，脳波やABR（auditory brain stem response：聴性脳幹反応）などの生理機能

検査がその例である．入眠薬としては，トリクロホスナトリウム（トリクロリール®），抱水クロラール（エスクレ®），ヒドロキシジン（アタラックス®P）が頻用される．時にはジアゼパム（セルシン®）静注，ミダゾラム（ドルミカム®）静注などを用いることがあるが，これらは呼吸抑制の危険があるため，蘇生用のセットをいつでも使える状態で用意のうえ，医師等が付き添って検査を行わなければならない．

❻ 検査データの解釈

さまざまな検査は，年齢（新生児では日齢）によって基準値が異なっている．特に新生児期・乳児期や思春期に変動する検査値が多いので，注意しよう．検査値の解釈は年齢ごとの基準値に照らして行うことはもちろんだが，それぞれの検査値の年齢変化が何を基盤にして起こっているのかを理解しておくことは，異常値の解釈に役立つ．

例を挙げれば，アルカリホスファターゼ（ALP）は，年齢とともに大きく変化する．およその数値で言えば，新生児・乳児早期は700 IU/Lほどの高い値を示し，徐々に減少するが，思春期に再び同程度の高値を示したのち，10歳台後半で低下して，成人のレベル（200 IU/Lほど）に安定する．ALPは，主に，骨（骨芽細胞），肝（毛細胆管），腎，小腸に由来するが，小児における2回の高値は，主に骨由来のALPの増加による．ALPが成長率曲線と似た年齢変化を示すのも肯ける．ALPのこうした年齢変化と背景を理解していないと，判断を誤る恐れがある．

5 おわりに

社会のなかで医療を行う以上は，それを支えている健康保険や公費負担のしくみを知り，それらの実際の運用ルールに従わなければならない．医療資源は無尽蔵ではない．必ず誰かが負担していることをよく考え，**適正かつ公平な医療**を行うバランス感覚も求められている．保険診療などについての必要な知識は，文献を参照してほしい[2]．

小児科は，生理的に激変する生後10数年間に起こる，あらゆる種類の疾患を対象にしている．小児科医には膨大な知識が必要であり，さらにさまざまな技術も，共感できる感受性も不可欠と思う．常に自分を磨きつづけられるよう，新鮮な気持ちで挑戦してゆこう．

文　献
1)『小児プライマリ・ケア虎の巻－医学生・研修医実習のために』（日本外来小児科学会/編），医学書院，2001
2)『小児科研修ノート』（五十嵐 隆/責任編集），診断と治療社，2009

◆著者プロフィール

横谷 進（Susumu Yokoya）：国立成育医療研究センター生体防御系内科部部長．専門：小児内分泌疾患．ひとこと：たくさんの若者が小児科医になってくれることを望みます．小児内分泌などのサブスペシャルティーをもつことはたいへん役立ちますが，小児疾患なら何でも診られるのが小児科医です．臨床も研究も興味は尽きません．

第1章 これだけは知っておきたい小児診療の進め方・考え方

3. 薬の使い方
1) 薬物治療の基礎
剤形いろいろ・飲ませ方など

伊藤けい子

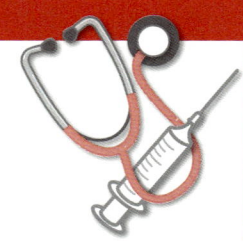

ポイント

- 薬用量は年齢や体重あたりで記載されているが，肥満児では過剰投与にならないように注意し，あくまでも成人量を超えないこと．
- 薬の種類により食事や併用薬の影響を受けるので，はじめて使用する薬は必ず添付文書を確認して使用すること．
- 小児用製剤は飲みやすく工夫されてはいるが，混合する薬や飲み物の種類により濁ったり，苦くなったりするので注意しつつ，服薬の必要性をしっかりと認識させて，ほめながらきちんと飲ませるよう指導する．

1 はじめに

　　小児に対する薬物治療は，適切な薬物をアドヒアランスを高めて投薬することが重要である．経口薬の場合，せっかく処方しても服用できず，症状が悪化するようであれば何にもならない．また確実に投薬できて，効果がどうだったのか確認する必要もある．確実に効果を得るためにも，**剤形の選択**，患児本人や保護者へのわかりやすい**服薬指導**が重要である．

2 小児の薬用量

　　小児は体格の違いにより，投薬量の調節をする必要がある．
　　小児は体表面積を規準として年齢の違いで**薬用量**を決めていることが多い．よく使われているのは，Von Harnackの換算表で成人量から次の割合によって算出される[1]．

年齢	新生児	6カ月	1歳	3歳	7.5歳	12歳	成人
薬用量	1/20〜1/10	1/5	1/4	1/3	1/2	2/3	1

　　これは，あくまでも，標準平均値であって薬物の種類，個々の症例，病気の種類や程度，併用薬などによって変わり得ることを念頭において処方することが必要である．
　　また体重当たりの薬用量が記載されている場合，肥満児では過乗投与にならないように，村田の標準体重計算式の係数[2]（表1）より**標準体重**を求めて投与量を加減するとよい．あく

表1 ● 標準体重計算式の係数

男子			女子		
年齢	a	b	年齢	a	b
5	0.386	−23.699	5	0.377	−22.750
6	0.461	−32.382	6	0.458	−32.079
7	0.513	−38.878	7	0.508	−38.367
8	0.592	−48.804	8	0.561	−45.006
9	0.687	−61.390	9	0.652	−56.992
10	0.752	−70.461	10	0.730	−68.091
11	0.782	−75.106	11	0.803	−78.846
12	0.783	−75.642	12	0.796	−76.934
13	0.815	−81.348	13	0.655	−54.234
14	0.832	−83.695	14	0.594	−43.264
15	0.766	−70.989	15	0.560	−37.002
16	0.656	−51.822	16	0.578	−39.057
17	0.672	−53.642	17	0.598	−42.339

標準体重＝a×身長（cm）＋b
肥満度＝［(実測体重−標準体重)/標準体重］×100

厚生労働省　2000年度学校保健統計調査報告書より
（文献2より引用）

までも成人量を超えないように注意する．

3 小児の薬剤投与の注意点

　小児の薬物動態は，発達過程で変化し，成人に比べて複雑である．消化能力が十分でない早産児や嘔吐しやすい児では吸収が遅れる．薬の種類によっては食事や，併用薬の影響も受ける（表2）．

4 剤形いろいろ

❶経口薬：a) 水剤・シロップ剤，b) 散剤，c) 錠剤・カプセル，❷坐剤，❸貼付薬，❹注射などがある．

❶ 経口薬
a）水剤・シロップ剤
　甘味や香料を加えた液体で，乳幼児に好まれる．
● 利　点：①小児は発育に伴って薬用量が異なるため，量の調節ができ，対応しやすい

表2● 小児の薬剤投与の注意点

❶ 小児に対する安全性が確立していない（使用経験がない）薬剤は，かなりある．はじめて使用する薬は必ず添付文書を確認して使用すること．
❷ 乳児期には薬剤のクリアランスが一定していず，血中濃度が上昇することがある．
　　例：テオフィリン（ネオフィリン®，テオドール®）
❸ 薬剤の併用で血中濃度が上昇し，作用が増強されることがあるので，増強される薬剤の投薬量に注意する．
　　例：クラリスロマイシンはテオフィリン，ジゴキシン，ワルファリン，カルバマゼピン（テグレトール®）などの作用を増強．
❹ 食物アレルギーの小児に投与してはいけない薬がある．
　　例：牛乳アレルギーに，耐性乳酸菌（ラックビー®R），タンニン酸アルブミン（タンナルビン）は禁．
　　　　卵白アレルギーにリゾチーム塩酸塩（ノイチーム®，レフトーゼ®）は禁．
❺ 薬剤と食品の相互作用があることに注意すること．
　　例：鉄剤（インクレミン®）はタンニン含有（コーヒー，茶）で鉄の吸収低下．
　　　　テオフィリン（テオドール®）はカフェイン（コーヒー，紅茶）で中枢神経刺激作用が増強する．
❻ 乳幼児は抗菌薬の内服で下痢をすることがしばしばあり，整腸剤（ビオフェルミンR®）などを一緒に併用することがよくある．
❼ 心不全の児や腎機能障害を有する児は薬の血中濃度が高くなりやすいので，投与量を減らしたり，投与間隔を長くしたりする場合がある．

　　　　　②数種類の薬剤を混ぜ合わせて処方することができる
　　　　　③3歳くらいまではよく好まれる，5～6歳以上でも散剤より好む子どもがいる
● 欠　点：①混合薬は長期保存が困難（処方は一般的に7～14日が限度）
　　　　　②正確な1回量の測定がしにくい
　　　　　③薬剤によって配合変化をきたすものがある
　　　　　④年齢が大きくなると1回の飲む量が多くなり，かえって飲みにくいことがある
　　　　　⑤嚥下が困難な患児ではむせやすい
　　　　　⑥持ち運びに不便

b）散　剤

　散剤には，粉末・細粒・顆粒・ドライシロップがある．
　薬そのままか，または添加物を加えている．
　直接，口の中に入れるのに，飛び散りやすいパウダー状のものよりも飲みやすいように，細粒，顆粒状のものがあり，さらに味が工夫されているものもある．しかし3歳以下の場合は何かに溶かしたり，混ぜたりして飲ませていることが多い．
● 利　点：①薬用量の調節ができ，患児にあわせて対応しやすい
　　　　　②数種類の薬剤を混ぜ合わせて1包化し，処方することができる
● 欠　点：①苦味がある，臭い，量が多い，ざらざらした舌触りがあるなど，子どもにとって飲みにくい散剤がある
　　　　　②何かに溶かして飲むとき，溶けにくいものは容器に残ってしまい飲みきれないときがある
　　　　　③調剤が面倒である

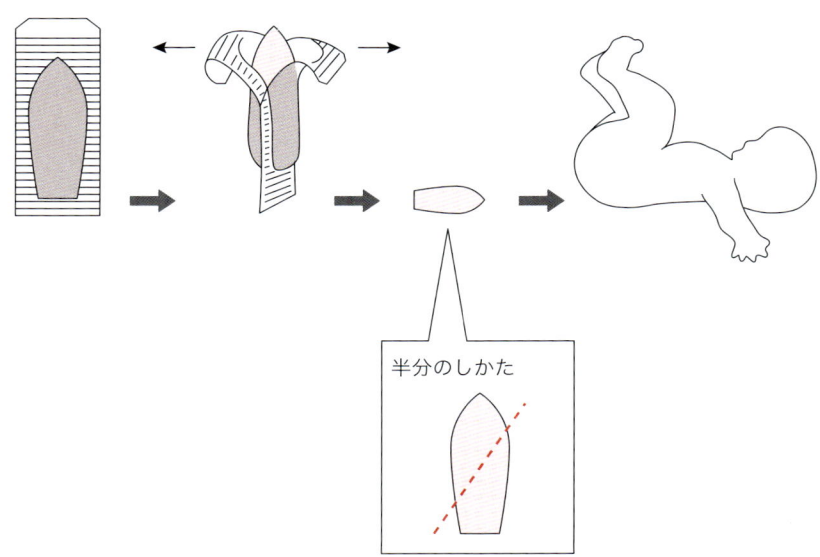

図● 坐剤の使い方

c）錠剤・カプセル

　錠剤は薬を一定の形状につくってあり，カプセル剤は散剤をカプセルの中に充填したものである．子ども用の小さい錠剤（テオドール®50 mg/錠，メプチン®ミニ25 μg/錠，クラリス®小児用50 mg/錠）やチュアブル錠（口の中で溶かすか，かみ砕いて服用）が，最近製品化されている（シングレア®チュアブル5 mg/錠，エバステル®OD 5 mg/錠，ナウゼリン®OD 5 mg/錠など）．

- ●利　点：①年長児では服用しやすい（目安としては早くて5歳以上）
  - ②1錠中の成分含量が正確なので確実に有効量を服用できる
  - ③調剤が簡単である
  - ④携帯に便利である
- ●欠　点：①子どもにとっては，飲み込みが上手でない場合は飲みにくい（誤嚥の危険性を十分に注意し服薬指導することが重要である）
  - ②年齢や体格により薬用量が異なるため，個々の子どもに適切な量の微量調節ができず処方しづらい
  - ③子どもにあった量と大きさ（小さめ）の錠剤やカプセルの製品が少ない

❷ 坐　剤

　紡錘形につくってある医薬品で，肛門に入れて体温によって溶け吸収される．

　年齢や体格により量は異なる．切ることができる固形の坐剤では，例えば2分の1個を使用する場合，斜め半分に，ハサミで切って使うと残りの半分も，後でまた使いやすい（図）．オリーブ油か水で濡らしてから入れると容易に挿入できる．完全にスッポリ入るまで奥にいれる．解熱鎮痛薬は冷所保存とする（表3）．経口投与が困難な小児に適しているが，下痢をしている小児には使いにくい．

表3 ● 主な坐剤

解熱鎮痛薬	アセトアミノフェン（アンヒバ®，アルピニー®，カロナール®） イブプロフェン（ユニプロン®）
抗けいれん薬	ジアゼパム（ダイアップ®）
鎮吐薬	ドンペリドン（ナウゼリン®）
抗菌薬	セフチゾキシムナトリウム（エポセリン®）
便秘薬	ビサコジル（テレミンソフト®）

❸ 貼付薬

胸部，背部，上腕部のいずれかに貼り，経皮的に吸収される気管支拡張β_2刺激薬ツロブテロール（ホクナリン®テープ）がある．気管支喘息，気管支炎などに適応がある．ただの感冒には適応はない．すぐには効かず，アトピー性皮膚炎の患者には発赤など現れやすい．

❹ 注射薬

小児の注射は血管を確保して**静脈注射**や**点滴注射**をするのが原則である．

注射薬の種類により，原液を直接注入するもの，薄めて使用するもの，また速度も一気に急速静注するもの（例：発作性上室性頻拍発作時のATP），徐々に静注するもの（例：けいれん発作時の呼吸抑制に注意しながら使用するジアゼパム）など，添付文書の**使用方法**を十分理解して使用することが重要である．また小児では，皮下注射は予防注射で，筋肉注射は予防注射や抗RSウイルス薬（パリビズマブ）投与などで施行する．

5 薬の上手な飲ませ方

生まれもった性格と同じように，薬を飲むのが嫌いな子と，苦くても何でも飲んでしまう子がいる．薬を飲むのが嫌いな子に薬を飲ませるのは結構大変なことである．

❶ 内服薬を処方するときの心得

① 服薬の必要性をしっかりと認識させ，「薬はきちんと飲ませるように」と，意気込みとやさしさをもって指導する．
② 何種類もの薬を混ぜたシロップは量も多く，複雑な味になっている．自分で処方した薬を，一度味見をしてみるとよいかもしれない．
③ 幼児において，残さず飲ませる努力を怠らなければ，水剤化処方より，散剤処方の方が，多種混ぜたための服用性の低下や配合変化を招くことが少なく無難である．
④ 子どもは苦かったり，甘味が強くにおいがきついと，服薬を嫌がったり，反射的に吐いてしまうことがあることを認識しておくこと．飲めない薬を処方しても何にもならない．

❷ 飲ませ方の工夫

① 水剤は1回量を容器に入れて，むせないように気を付けながら飲ませる．残ったら容器に少しの水を加えて残らず飲ませる．飲めたら必ず誉める．乳児では，スプーンで，少しずつなるべく口の奥の方に流し込むか，針なしの注射器で1回量を計り，頬の内側に沿って流し込むと，むせずに飲ませることができる．

② 甘いドライシロップでも，口の中にずっと入れていると，苦くなってくるのもあるので，直接口の中に入れたら水を含ませ，すみやかにゴクンと飲ませること．服用後，すぐに好きな飲食物を与えるなどしてもよい．

③ ミルクや食事の後で，お腹がいっぱいのときは，薬を飲むのを嫌がったり，咳がひどいときに，ミルクや食べ物と一緒に吐いてしまうことがあるので，食事に関係なく6～8時間あけて飲ませるようにするとよい．

④ 母乳を飲んでいる乳児は，散剤を少しの水に練って，頬の内側に塗りつけてから母乳を飲ませてもよい．

⑤ 散剤が水で飲みにくい場合は，ジュース，ミルク，シロップ，チョコレート，アイスクリーム，ゼリー，蜂蜜などに混ぜて飲ますのもよい．ただし，あまりかき混ぜて溶かすと苦味防止用皮膜が破れて，苦くなったり，オレンジジュースやヨーグルトなど酸味のきいた物はかえって苦くなることがある．ミルクに混ぜる場合はミルクそのものを嫌いになることがあるので，あまり勧められない．また，あまり多い量で飲ませると薬全部を飲みきれないことがあるので注意する．

　・**蜂蜜**は乳児ボツリヌス症の原因となることがあるので1歳未満には飲ませない．
　・**服薬補助ゼリー**も薬局で販売されている．
　（「おくすり飲めたね」龍角散，「お薬じょうず服用ゼリー」和光堂など）

⑥ 保護者に，どんな剤形が飲ませやすいか，飲めるかを聞いて処方するのも1つの手である．

Column

◆ 坐剤の恐怖？

　母親がはじめて自宅で子どもに坐剤を使いました．恐る恐る坐剤を濡らさずに乾いたまま入れたら，肛門の出口にひっかかってしまって，その子はとても痛い思いをしたのです．その後その子は，坐剤を入れるのが大嫌いになってしまいました．

◆ ちょっとした誤解？　勝手な解釈？

　なかなか症状が改善しないと思っていたら，「保育園に行っているから，1日3回飲む薬を2回しか飲ませられなかった」という保護者が意外と多くいらっしゃいます．例えば，「朝飲ませて，保育園から帰ってきてからすぐと，もう1回寝る前に飲ませてください」などと具体的に説明することも必要でしょう．

◆ 漢方薬はどういう風に飲ませるの？

　6カ月の女の子．「インフルエンザに罹って麻黄湯をもらいましたが，何に混ぜてもボソボソ，ザラザラしてみんな口から出して全く飲ませられませんでした」と母親が言っていました．少し熱い湯に溶かすと，すぐ溶けて甘味が出ます．さらに黒糖を加えると美味しくなりますよ．感冒時の鼻閉にも使えますね．

文　献
1)『今日の治療薬2012』(浦部晶夫,島田和幸,川合眞一/編),南江堂,2012
2) 村田光範:成長曲線パターンと肥満度について.「特集 小児肥満の最前線」,小児科臨床,56:2315-2326,2003
3)『直伝 小児の薬の選び方・使い方』(横田俊平,田原卓浩,橋本剛太郎/編),南山堂,2003
4) 濱田 潤,伊賀立二:薬を飲み込みやすくするための工夫　小児への薬の飲ませ方.「特集 薬を「飲み込む」その実態,問題点,解決法と服薬指導」,薬局,51:1375-1379,2000

◆著者プロフィール

伊藤けい子(Keiko Itoh):いとうこどもクリニック院長,東京女子医科大学東医療センター小児科非常勤講師

第1章 これだけは知っておきたい小児診療の進め方・考え方

3. 薬の使い方
2) 小児の輸液
安全で確実な輸液のしかた

五十嵐 隆

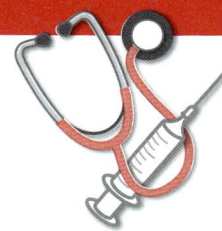

ポイント

- 脱水症患者では病歴，臨床症状，体重の変化などを総合的に評価して，脱水症の有無，程度とそのタイプを推定する．
- 脱水症の多くは等張性脱水であるので，等張性脱水を想定して治療を開始する．採血の結果，血清ナトリウム値の異常がある場合には，すみやかにそれに準じた治療に変更する．
- 利尿がみられるまではカリウムを含まない細胞外液型の輸液製剤（ソリタ®T1号液や乳酸リンゲル液など）にて治療を開始し，利尿後にはカリウムを含んだソリタ®T2号液に変更する．
- 輸液療法中は患者を経時的に観察し臨床症状の改善を確認する．
- 小児の発熱性疾患，中枢神経疾患，呼吸器感染症等ではADH分泌が亢進し低Na血症になりやすいので注意が必要である．

1 小児の体液の構成と水分代謝の特性

❶ 小児の体の水分含有率は成人よりも高い

年齢が若いほど体に対する水分の占める割合（**水分含有率**）が大きい．水分は成人では体重の約6割，新生児では約8割を占める．また，未熟児は脂肪成分が少なく脂肪は水を含まないので成熟児よりも水分の占める割合が高い．

❷ 新生児，乳児の細胞外液は細胞内液よりも多い

体の中の水分はその局在により**細胞内液**と**細胞外液**とに2分される．細胞外液は血漿と組織間液に分けられる．細胞内液と細胞外液の割合は年齢により大きく変動する．細胞外液は新生児では高く約44％を占めるが，年齢とともに低下して年長児では19％程度に減少する[1]．細胞内液は新生児で約32％を占め月齢の増加とともに増加し，年長児では約42％に増加する[2]．生後2カ月ごろの細胞内液と細胞外液の割合はほぼ等しい．

❸ 小児の1日必要水分量は体重に応じて異なる

1日必要水分量はHolliday Segar法から求めることができる（表1）．

表1 ● 1日必要水分量（Holliday-Segar法）

体重	水分	
	mL/kg/日	mL/kg/時
<10 kg	100	最大4
10〜20 kg（1,000＋）	50	〃 2
>20 kg（1,500＋）	20	〃 1

<例>体重9 kgの子の1日必要水分量は100×9＝900 mL，体重25 kgの子の1日必要水分量は1,500＋20×（25－20）＝1,600 mLとなる．生後14日未満の新生児，乳児には用いない．
本法で求められる1日必要水分量は健康な子を対象としたものであるため，病的な状態にある子ではその2/3程度でよいとする考えが広がりつつある

表2 ● 体重あたりの水分喪失量の平均（mL/kg/日）

失われる水	新生児〜6カ月	6カ月〜5歳	5歳〜10歳	思春期
不感蒸泄量	40	30	20	10
尿	60	60	50	40
便	20	10	—	—
合　計	120	100	70	50

❹ 小児は体重あたりの必要水分量が多く，1日の水分代謝の回転が速い

　　必要水分量はエネルギー産生量に支配される．エネルギー1 calを産生するためには1 mLの水が必要なためである．小児は成人に比べ体重1 kgあたりのエネルギー必要量が成長に必要な分だけ多く，体重あたりの1日必要水分量も多い（4カ月で100 mL/kg，2歳で83 mL/kg，10歳で57 mL/kg，成人で38 mL/kg）．体重あたりの必要水分量が多いことは**水分代謝の回転**が速いことを意味する．1日の間に細胞外液は6カ月の乳児では半分近くが，成人では約2割が新しい水分に置き換わる．

❺ 新生児，乳児は成人に比べ病的状態下で摂取水分量の低下，排泄の増加が容易に起こりやすい（脱水症になりやすい）

　　乳児は感冒，胃腸炎などの感染症に罹患すると哺乳量が著しく減少したり，嘔吐・下痢によって大量の水分が喪失して**脱水症**が起こりやすい．

❻ 体重あたりの小児の不感蒸泄量は成人よりも多い

　　皮膚と肺から失われる水分の量のことを**不感蒸泄量**という（表2）．水は蒸発するときに熱を体から奪う（気化熱）．体温を下げるために不感蒸泄が行われる．不感蒸泄量は湿度，着衣の状態，体温，呼吸数とその深さ，気温などの影響を受ける．新生児は気温よりも高い温度下に裸の状態で全身状態を長期間監視したり治療するので，不感蒸泄量は無視できない．不感蒸泄量は開放型保育器では50〜200％増加する．

❼ 新生児，乳児の腎機能は未熟で種々の異常をきたしやすい

a）新生児，乳児の尿濃縮力は成人よりも低い

最大尿濃縮力は新生児では400〜550 mOsm/kgと低値であるが，2歳までに成人と同等の1,400 mOsm/kgまで濃縮できるようになる．

b）新生児，乳児は低Na血症や水中毒をきたしやすい

新生児，乳児の尿希釈力は成人のそれとほぼ同等であるが，負荷された水分を一定時間以内に排泄する機能は生後7日では成人の半分しかなく，生後2週から2カ月ごろに成人と同等の能力となる．

c）新生児，乳児は重炭酸イオンの再吸収能と酸排泄能が低く代謝性アシドーシスになりやすい

蛋白の代謝によって生じるリン酸，硫酸などの不揮発性酸は肺から排泄されずに腎を経由して尿中に排泄される．不揮発性酸の量は成人で約1 mEq/kg/日（40〜80 mEq/日），小児で約1〜2 mEq/kg/日である[3]．尿中への不揮発性酸の排泄は尿中のリン酸バッファーを利用して，また遠位尿細管と集合管でアンモニアを合成することにより排泄される．年齢が小さいほど血液中の重炭酸イオン濃度は低値となる．特に乳児は代謝性アシドーシスになりやすい．

❽ 小児の急性疾患ではADH分泌が刺激されている（non-osmotic ADH stimulation）ことがある

発熱性疾患，肺炎，気管支炎，細気管支炎（RSウイルス感染症），気管支喘息発作などの呼吸器疾患，脳炎，髄膜炎，頭部外傷などの中枢神経疾患などでは高Na血症（高浸透圧血症）になっていないにもかかわらずADH分泌が刺激され腎からの自由水の排泄が低下し，低Na血症となることがある（SIADH）．

2 輸液製剤の種類

輸液製剤の種類を表3に示す．

◆ hospital induced hyponatremia

経静脈輸液療法によって生じる低Na血症のこと．抗利尿ホルモン（ADH）は主として血漿高浸透圧（高Na血症）により脳下垂体から分泌され腎集合管にて水の保持を行います．また，高濃度のADHは血管平滑筋細胞のV1aレセプターに結合し血管を収縮させ血圧を上昇させ，尿へのナトリウム排泄を増加させます．小児では，発熱，呼吸器疾患，中枢神経疾患などが直接ADH分泌刺激となります．このような疾患の患者に低張液を用いて経静脈輸液を行う際には，たとえ低Na血症がない場合でも低Na血症のリスクに配慮した輸液を行うことが必要です．すなわち，初期輸液や維持輸液にソリタ®T3号液などナトリウム濃度の低い液を用いない，維持輸液量はHolliday-Segar法から導かれる1日必要水分量の2/3程度とするということです．

表3 ● 輸液製剤の種類

経口補液剤の種類	Na	K	Mg	Cl	P	糖分
	(mEq/L)					(%)
ソリタ® T顆粒2号（味の素ファルマ）*	60	20	3	50	10	3.2
ソリタ® T顆粒3号（味の素ファルマ）*	35	20	3	50	5	3.3
アクアライト®（和光堂）	30	20		25		5.0
アクアライト® ORS（和光堂）	35	20		30		4.0
オーエスワン®（OS-1）（大塚製薬）	50	20	2	50	2	2.5

経静脈輸液剤の種類	Na	K	Mg	Cl	乳酸	P	ブドウ糖
	(mEq/L)						(g/dL)
ビカーボン®（味の素ファルマ）	135	4	1	133	25**		0
ハルトマン液（アイロム）	130	4		109	28		0
輸液開始液（第1液） ソリタ® T1号（味の素ファルマ）	90			70	20		2.6
細胞内修復液（第2液） ソリタ® T2号（味の素ファルマ）	84	20		66	20	18	3.2
維持液（第3液） ソリタ® T3号（味の素ファルマ） ソリタ® T3G号（味の素ファルマ）	35 35	20 20		35 35	20 20		4.3 7.5

＊：ソリタ® T顆粒2号，3号は1包4gを100 mLの水で溶解して使用する．表には溶解時の濃度を示す

＊＊：ビカーボン®には乳酸の代わりに重炭酸が含まれている．

3 輸液のしかた

頻度の多い**脱水症**に対する輸液のしかたについて述べる．患者の病歴，臨床症状，体重の変化などを総合的に評価して，脱水症の程度とタイプを推定する（表4，5）．**経口補液療法**と**経静脈輸液療法**とを組合わせて，経口摂取が可能となり下痢・嘔吐がなくなるまで輸液療法を行う．

❶ 経口補液療法

脱水の予防，治療に市販の経口補液剤を用いることは安全な治療法であり，小児の脱水の治療，予防に積極的に採用すべきである．市販の経口補液剤のナトリウム濃度はソリタ® T2顆粒とオーエスワン®を除いて低値でありウイルス性下痢症の電解質の補充にはほぼ問題は少ないが，細菌性あるいは毒素性下痢症の電解質の補充には不十分である．したがって，経口補液療法の主な適応は軽症の脱水症あるいは脱水予防で，中等症以上の脱水症の補助療法としてもよい．ただし，体重5 kg以下あるいは月齢3カ月未満の乳児，頑固な嘔吐や意識障害のある場合には行わない．

表4 ● 脱水症の程度と臨床症状

臨床症状，所見	軽度	中等度	重症
体重減少 　乳児 　年長児	 <5％ <3％	 5～10％ 3～9％	 >10％ >9％
神経症状 　意識障害	 ない	 うとうと	 意識はっきりしない 異常興奮，けいれん
皮膚 　緊張度 　色調 　四肢体温	 良好 青白い 少しひんやり	 低下 浅黒い ひんやり	 かなり低下 斑点状 冷たい
毛細血管再充填時間	3秒以内	3秒以内	3秒以上
粘膜	乾燥	かなり乾燥	からからに乾燥
循環状態 　脈 　血圧	 正常 正常	 速脈を弱く触れる 正常か低下	 速脈をかすかに触れる 低下
尿量	軽度低下	低下	無尿
口渇感	軽度	中等度	強度
啼泣時の涙	出る	出が少ない	出ない
大泉門	平坦	少し陥凹	明らかに陥凹

表5 ● 脱水症のタイプと臨床症状

	等張性	低張性	高張性
血清ナトリウム濃度（mEq/L）	130～150	<130	>150
神経症状	嗜眠	嗜眠・けいれん	興奮
腱反射	減弱	減弱	亢進
血圧	低下	かなり低下	やや低下
脈	速脈 触れにくい	速脈 触れにくい	やや速脈 よく触れる
皮膚 　緊張度 　感触 　粘膜	 低下 乾燥 乾燥	 かなり低下 ねっとり やや湿った	 軽度 ねばねば からからに乾燥 しなびた
大泉門，眼窩の陥凹	著明	著明	軽度
チアノーゼ	あり	あり	軽度

❷ 経静脈的輸液療法

　　　原則的に等張性脱水を想定して治療を開始する．採血の結果，血清ナトリウム値の異常がある場合には，すみやかにそれに準じた治療に変更する．脱水の程度が重いのに，脈拍はしっ

かりし，興奮状態で，口内乾燥の著しい場合には，はじめから高張性脱水を想定して輸液速度を絞って血清ナトリウム値の結果を待つ．輸液療法中は患者を経時的に観察し臨床症状の改善を確認する．

　脱水症などに対する経静脈輸液は一般に循環不全を改善させ利尿を確認するまでの**急速初期輸液**（第Ⅰ期），失われた体液の補充を行う**緩速均等輸液**（第Ⅱ期），水電解質代謝の改善と細胞内カリウムの補充を行う**24時間均等維持輸液**（1日必要水分量を24時間かけて投与する）（第Ⅲ期）の順で行うことが多い．

4 脱水症の治療第Ⅰ期：欠乏に対する輸液（急速初期輸液）

　循環不全を改善するために細胞外液型の液（生理食塩液，ソリタ® T1号など）**を用いて利尿がつくまで急速輸液を行う．カリウム濃度の高い液を使用しない**．ショックなどの重症脱水症には生理食塩液やハルトマン液20 mL/kgを5〜20分で静注（bolus）する．以下，中等症，軽症の脱水症に対する治療について示す．

❶ 等張性脱水

　等張性脱水では，ソリタ® T1号液やハルトマン液にて輸液速度10〜20 mL/kg/時間（乳児100〜200 mL/時間，乳児以上200〜500 mL/時間）で輸液する．2〜3時間の輸液で利尿がみられる．4時間経過しても利尿のないときには100 mL/時間以下に速度を落とし，導尿や採血にて急性腎不全の評価を行う．

❷ 高張性脱水

　ロタウイルスによる胃腸炎では通常は等張性脱水や低張性脱水となるが，まれに**高張性脱水**を呈する．高張性脱水にはソリタ® T1号液にて乳幼児100 mL/時間以下，学童150 mL/時間以下の速度とする．36時間以上かけて成立した高Na血症の急激な補正は脳細胞浮腫によるけいれんの原因になるので，ナトリウム濃度が50 mEq/L未満の液（ソリタ® T3号液，T4号液など）は用いない．血清ナトリウム値は1日に10〜12 mEq/L程度下げるようにする．一方，36時間以内に成立した高Na血症では急激な補正をしても中枢神経障害をきたすことは少ない．

❸ 低張性脱水

　36時間以上かけて成立した低Na血症を伴う脱水（**低張性脱水**）の際に血清ナトリウム値を急激に上昇させると神経細胞の脱髄（浸透圧髄鞘脱落）による行動異常，意識障害，四肢麻痺を生じることがある．まず神経症状の出にくい血清ナトリウム値125 mEq/Lにまで上昇させる．そのために，

　　必要ナトリウム量（mEq/L）＝
　　　［125（mEq/L）－現在の血清ナトリウム値（mEq/L）］×0.6×体重（kg）

を計算し，生理食塩液（ナトリウム濃度154 mEq/L）にて4時間かけて輸液する．それでも

利尿のないときには，ソリタ®T1号液にて維持輸液量（＝1日必要水分量）に脱水量の半分（例えば5％脱水では25 mL/kg）を加えた量から初期の4時間に投与した量を引いた量を20時間で利尿のあるまで均等に輸液する．36時間以内で成立した低ナトリウム血症ではより短時間の補正でも中枢神経障害は発症しにくい．また低酸素血症を合併すると，浸透圧髄鞘脱落による中枢神経障害が発症しやすくなるとされる．

5 第Ⅱ期：緩速均等輸液

失われた体液の補充を目的に緩速均等輸液を行う．全身の循環動態の安定化と血清ナトリウム，酸塩基平衡の正常化を図る．この時期に脱水徴候の改善と排尿の正常化を確認する．急速初期輸液に続く20時間がこの時期に相当する．

❶ 等張性脱水

ソリタ®T2号液にて維持輸液量に脱水量の半分を加えた量からⅠ期に輸液した量を引いた量をⅡ期（24時間−Ⅰ期に要した時間）に均等に輸液する．結果的には輸液総量は100～200 mL/kg/日，輸液速度はⅠ期の1/4～1/5（乳児で50～70 mL/時間）となる．

❷ 高張性脱水

下痢症による高張性脱水には48～72時間かけて緩徐に水分と電解質を補充する．

利尿後，ソリタ®T2号液にて維持輸液〔1日必要水分量を24時間で均等に輸液すること．ただし高張性脱水では，高浸透圧で細胞外液量の減少によりADH分泌が亢進しているので尿量は通常よりも減少するため，維持水分量は通常の2/3～3/4でよい〕にてはじめの12時間均等輸液し，その後T3にて維持輸液する．

輸液中は経時的に血清ナトリウム，尿量，体重を測定し，血清ナトリウムの補正速度は1日10～15 mEq/L以内の低下となるように輸液量を調整する．

❸ 低張性脱水

ソリタ®T2号液にて等張性脱水と同様に輸液する．12時間経過し，血清ナトリウム値が135 mEq/L以上になったらT3号液に変更して同じ速度で輸液する．血清ナトリウム値が135 mEq/L以下ならT2号液を続ける．利尿後にも細菌性や毒素性の下痢症により電解質濃度が高値の下痢が続く場合には，ソリタ®T2号液やT3号液の輸液では電解質の喪失量の方が多く低ナトリウム，低カリウム血症が増悪することがある．その場合には便中の電解質を測定しナトリウム濃度の高値（130 mEq/L）であるハルトマン液，ラクテック®注などにKClを添加してカリウム濃度を20～40 mEq/Lに上昇させた液を作って輸液する．

6 第Ⅲ期：24時間均等維持輸液

輸液開始24時間後から十分な経口摂取のできるまでの時期には**24時間均等維持輸液**にて，

手の甲側へ
手のひら側へ
指側へ

医師の左手　　　新生児・乳児の右手

浮かび上がった静脈

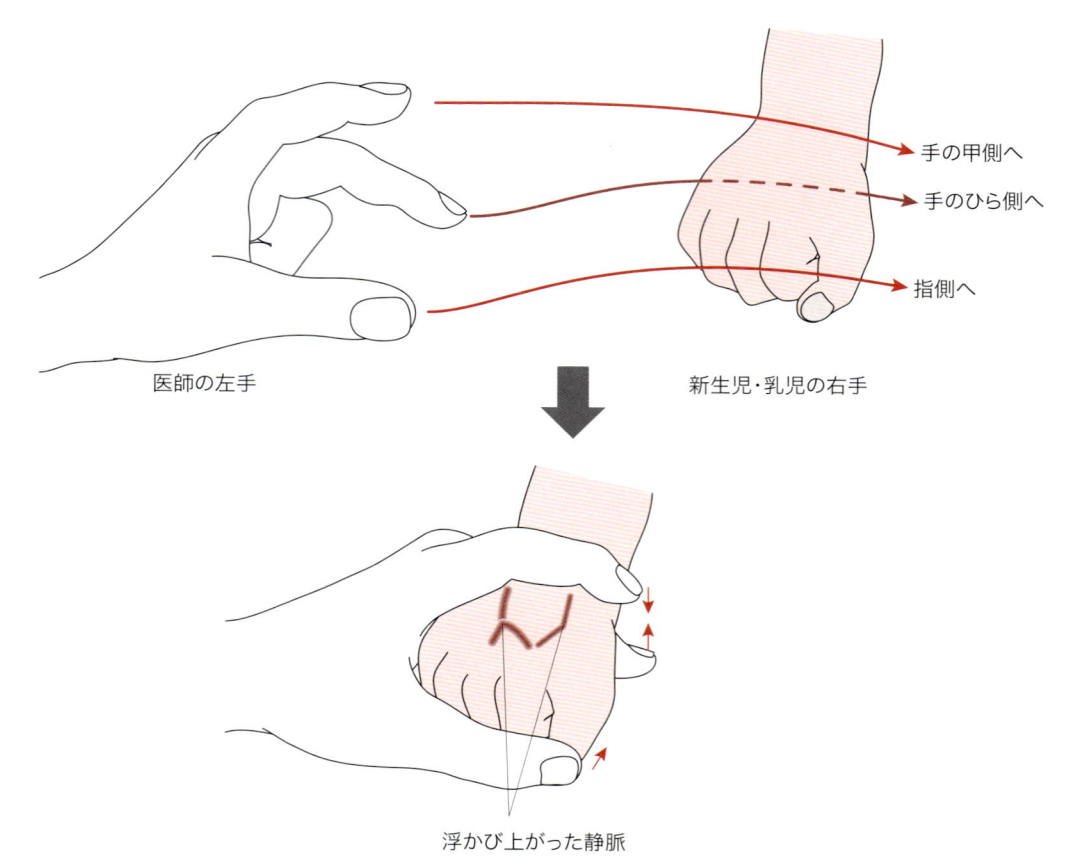

図● 新生児，乳児の手背静脈穿刺時の駆血・固定
示指と中指で新生児・乳児の手首を圧迫し，母指で新生児・乳児のすべての指を圧迫して固定すると，新生児・乳児の手背静脈が浮かび上がってくる．このとき，新生児・乳児の体は第3者に固定してもらう．新生児・乳児の腕の下に枕をおくと，穿刺しやすい．矢印は指の力の加わる方向を示す

　水電解質代謝異常の改善，細胞内カリウムの補充を目指す．できるだけ経口摂取を併用し，維持輸液をだらだらと長く行わないようにする．

❶ 等張性脱水，高張性脱水

　ソリタ® T3号液にて維持輸液量（1日必要水分量）を24時間で均等に輸液する．高張性脱水では血清ナトリウムの補正速度が1日に10〜15 mEq/L以上にならないように注意する．

❷ 低張性脱水

　血清ナトリウム値が130 mEq/L以下であるときは135 mEq/Lになるまでソリタ® T2号液にて，維持輸液量を24時間で均等に輸液する．ただし，SIADHが疑われるときには維持輸液量は1日必要水分量の2/3程度に絞る．

7 小児（特に新生児，乳児）の輸液ラインのとり方のコツ・ポイント

❶静脈穿刺時には駆血帯を使用して駆血するのが一般的である．しかし，**新生児，乳児の手背静脈を穿刺するときは駆血帯を使用せず，術者の手の母指と示指で穿刺部位を伸展させ駆血するとよい**（図）．また，頭皮静脈を穿刺するときは駆血しなくてよい．

⬇

❷静脈が動かず詰まらないように穿刺する静脈周囲の皮膚を緊張させる．

⬇

❸針の刃先を上にして，静脈から数mm手前で皮膚を穿刺する．ゆっくりと針を進める．針が静脈内に入ると抵抗が感じられ，血流が逆流する．静脈留置針ではいったん針を止め，角度を少し寝かせてさらに1～2 mm針を刺入する．翼状針では刺入せずそのままとする．

⬇

❹逆流をさらに認めたら静脈留置針では内針を抜きながら外筒部分を押し進める．

⬇

❺絆創膏で針を固定する．このとき半透明か透明のフィルムドレッシング材を使用すると針留置部位の観察ができる．

> **注意点**
>
> ・多血症，末梢循環の低下している例，細い血管を刺すときには血流の逆流が少ないので留置針を進めすぎて血管を破ることがあるので，逆流を確認しながら刺入はゆっくりと行う．
>
> ・翼状針を使用するときは5 mLの硝子製注射器に5％糖水か生理食塩水を吸い翼状針に連結して針の先端まで満たしてから使用するとよい．
>
> ・頭部では誤って動脈を穿刺することがある．動脈に穿刺したとき，血管内に液を注入すると血管支配を受ける皮膚が白く変色する．

文献

1) Leighton L : Body composition, normal electrolyte concentrations, and the maintenance of normal volume, tonicity, and acid-base metabolism. Pediatr Clinic North Am, 37：241-256, 1990
2) Boineau FG et al : Estimation of parenteral fluid requirements. Pediatr Clinic North Am, 37：257-264, 1990
3) 五十嵐 隆：小児の脱水症の初期輸液に生理食塩液を用いることを原則とすべきか？『EBM小児疾患の治療』, pp484-489, 中外医学社, 2011

◆著者プロフィール

五十嵐 隆（Takashi Igarashi）：国立成育医療研究センター 総長．専門：小児腎臓病学．小児科は未熟児・新生児を含め一通りの研修が終了するのに4, 5年はかかります．その間に臨床の実力をつけある程度の自信をもつことが，その後の飛躍のための大切な基礎になると思います．

第1章 これだけは知っておきたい小児診療の進め方・考え方

3. 薬の使い方
3) 小児の抗菌薬の選び方

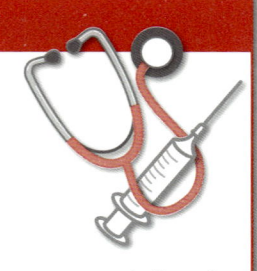

齋藤昭彦

> **ポイント**
> - 小児に抗菌薬を使う際に重要なことは，
>   1) 患者の年齢を考える
>   2) 感染臓器を考える
>   3) 起因菌を考える
>   4) 患者の重症度を把握する
>   である．
> - 適切な培養結果から得られた情報をもとに，抗菌薬を empiric therapy から definitive therapy へ，抗菌薬の deescalation を行うことが重要である．
> - 適切な抗菌薬を，適切な投与量で，適切な投与期間継続することが重要である．

1 抗菌薬を処方する前に

　小児において，感染症疾患を疑い，抗菌薬の処方を検討することは，日常の診療で極めて多く遭遇することである．当然のことであるが，抗菌薬は，細菌感染症に使う薬であって，ウイルス疾患や，他の炎症性疾患に使うものではない．小児では，病歴が限られており，また，診察による身体所見の情報にも限りがあるので，患児の全身状態，身体所見をもとに，必要があれば適切な検査を行い，目の前にいる患者さんに感染症があるのか，またその感染症が細菌感染症かどうかをまず考えることが最も重要である．そして，細菌感染症が疑われた場合には，患者の年齢（age），感染源として考えられる解剖学的部位（infected organ）を考え，可能であれば培養を採取し，そして，そこから考えられる起因菌（microorganism）を想定し，そして，患者の重症度（severity）を考慮したうえで，適切な抗菌薬を選択し，そして適切な量で開始することが重要である．この一連の流れをそれぞれの頭文字をとって AIMS と呼ぶが，この AIMS を考えて，empiric therapy を決定することが重要である．そして，各所培養の結果から，可能な限り狭域（as narrow as possible）な抗菌薬に deescalation を行い，definitive therapy に移行し，適切な治療期間を完遂することが重要である（後述）．以下，具体的にそれぞれの過程を解説していく．

表 小児における各種感染症の感染源と症状，徴候，そして行うべき検査

考えられる感染源	発熱以外の特徴的症状，徴候	行うことが可能な細菌学的評価
中枢神経系	嘔吐，頭痛，髄膜刺激症状	髄液の細胞数，蛋白，糖，培養，抗原テスト
上気道	咽頭の炎症，浸出物，腫脹，頸部リンパ節腫脹	咽頭培養（溶連菌の検出があるか）
下気道	湿性咳，胸痛，異常呼吸音	喀痰培養
消化器	腹痛，腹部膨満，嘔吐，下痢，血便	便培養（特にサルモネラ，赤痢，カンピロバクター，出血性大腸菌O157など）
腹腔内	腹痛，腹部膨満	腹水の細菌培養，細胞数
尿路	排尿時痛，頻尿	尿培養，尿一般検査
皮膚	発赤，疼痛，腫脹，分泌物	分泌物のグラム染色と培養（ただし，この結果は，皮膚常在菌を含む可能性あり）
腹膜透析	腹膜透析液の混濁，腹痛	腹膜透析液の細胞数，細菌培養
骨格筋系	四肢の疼痛，跛行，関節の腫脹，発赤，疼痛	感染した骨の培養，関節液の培養，細胞数，糖，LDHなど
女性生殖器	下腹部痛，膣分泌物	分泌物の適切な培養，検査

2 抗菌薬を処方するにあたって

前述したAIMSを常に考えて処方することが重要である．

❶ 患者の年齢（Age：AIMS）

小児感染症の領域において，まず重要なのが患者の年齢の把握である．言うまでもないが，患者の年齢によって，患者の感染しうる起因菌は異なる．これは，児の体内に常在している細菌，児の免疫能，解剖学的構造などが影響を与える重要な因子である．

❷ 感染臓器の同定（Infected organs：AIMS）

感染臓器を想定する際，小児においては，経口摂取不良，元気がない，いつもと違うなどの非特異的な症状を呈することが多く，大人と比べ，感染臓器を想定することが難しい．したがって，患者，または保護者からの精細な病歴聴取，身体所見，そして適切な検査が重要である．主な感染源とその主たる症状，徴候，そして可能な検査をまとめた（表）．病歴の聴取で重要なことは，保護者からの情報が多いので，児の変化を精細に聞く必要がある．成人と同様，症状の期間，症状の改善，悪化をもたらす要因など，また，特に落としやすい病歴として，小児においても，旅行歴，ペット飼育歴，家畜との接触歴，生物の摂取歴，結核への曝露歴，sick contactの有無，予防接種歴などは重要である．特にsick contactは重要で，家族内，あるいは保育園，幼稚園，学校内などに同様の上気道症状，消化器症状をきたしている者がいて，濃厚な接触の可能性がある場合，多くはウイルス感染症である．また，ヒブ，

肺炎球菌などの予防接種歴は，ワクチンによって予防できる病気（vaccine preventable diseases：VPD）を除外するうえで非常に重要である．

小児の身体所見をとることは，大人に比べ協力が得られず，難しいことが多いが，熱の原因となりうる，鼓膜，咽頭，肺，心臓，腹部，陰部，四肢，皮膚などの診察は，必ず行わなくてはいけない．小児に特徴的な身体所見の例として，髄膜炎患者では，特に新生児，乳児では，頸部硬直がはっきりしないことが多く，脳圧亢進がある場合は，大泉門の膨隆がそれを疑う所見となりうる．また，新生児，乳児の関節炎，骨髄炎などは，手足をくまなく触り，局所の圧痛があるということで診断される場合もある．

検査においては，小児では，採血（血液培養），腰椎穿刺（髄液培養），尿道カテーテル挿入（尿培養）などの手技において，成人に比べ，時間と人手がかかることが多い．しかしながら，そこで採取した培養の結果が，臨床的意味をもつことは極めて大きく，可能な限り，検体を採取しておくことは，抗菌薬の適正使用につながる（表）．全身性の抗菌薬投与を行う場合は，菌血症に発展しうる感染症の治療が前提となるわけで，血液培養を必ず採取する必要がある．特に培養結果が陽性の場合には，初期に処方されていた抗菌薬をより狭域なものに変更する（deescalation）うえで重要な情報となりえるし，またその感染症の投与期間を決定するうえで重要である．

診療のコツ

ルーチンの鼻腔培養，咽頭培養，便培養を採取することの臨床的意義

感染症を疑った患者が入院した際に，これらの解剖学的部位に感染を疑う症状がないにもかかわらず，培養をルーチンにとる必要があるか？　答えは，Noである．これらの部位には，通常さまざまな細菌が常在しており，これらを同定しても，後の抗菌薬の選択に有用な情報を得られることはほとんどない．咽頭培養は，A群β溶連菌を同定するための検査であり，鼻腔培養は，鼻の常在菌を拾うだけである．便培養を行う場合は，表に示したように，これらの細菌を起因菌と考えている場合にのみこれらの細菌培養を指定して検体を出す必要がある．また，海外では，入院後72時間を経過した下痢に対しては，便培養を提出しない規則（72 hours rule）がある．これは，病院内の食事の摂取では，これらの細菌性腸炎をきたすことは原則なく，出すとするならば，抗菌薬の処方歴のある患者にClostridium difficileの毒素の検査を行うくらいである．

❸ 起因菌の同定（Microorganisms：AI**M**S）

感染臓器がわかれば，その起因菌を想定することは，決して難しくない．❶の年齢と❷の想定される感染臓器を考慮しながら，起因菌を考える．例えば，細菌性髄膜炎を考えた場合，主な起因菌は，新生児でB群連鎖球菌（GBS），リステリア，大腸菌，乳幼児では肺炎球菌，インフルエンザ菌b型，髄膜炎菌，学童では肺炎球菌，髄膜炎菌などが挙げられる．一方で，中耳炎，副鼻腔炎の起因菌としては，肺炎球菌，non-typeableのインフルエンザ菌，モラキセラなど，咽頭炎は，A群β連鎖球菌である．尿路感染症は，大腸菌がそのほとんどを占めるが，他のグラム陰性腸内細菌，腸球菌も起因菌となりうる．皮膚，軟部組織感染症は，黄色ブドウ球菌，A群β連鎖球菌によることがそのほとんどを占めるが，市中MRSAによる皮

膚，軟部組織感染症が海外で大きな問題となっている．これら頻度の高い起因菌，そして各細菌の各地域での耐性パターンの傾向を知ることが，最適な抗菌薬の選択につながる．

❹ 患者の重症度の把握（Severity：AIM**S**）

　小児の患者の重症度を見極める際に重要な事項として，①患者をぱっと見たときの印象（general appearance），②患者のバイタルサイン，③病歴などが参考となる．患者のgeneral appearanceの判断は，元気がない，いつもと何か違うなどの主観的な印象によるところが多いが，患者の全身状態をまず把握するうえで，非常に重要な所見である．バイタルサインは，年齢によって大きく異なるので，その年齢別の正常値を参考にしなくてはいけない．問診では，保護者からの情報が有用であるが，特に基礎疾患をもつ児では，患児のベースラインがどのレベルかがわからないことが多く，その情報を保護者から得ることは極めて重要である．

　一方で，客観的な評価のために血液検査が行われるが，白血球数やその分画，C-reactive protein（CRP）などの値それだけで，重症度の判定はできない．新生児，乳幼児期の重症細菌感染症では，白血球が感染巣に集中し，末梢血の白血球数は，増加せず，むしろ減少することはよく知られていることである．また，感染の初期をとらえると，これらのバイオマーカーは上昇していないこともある．

3 Empiric therapy（初期治療）に重要な事項

❶ Local factorを考える

　抗菌薬の選択に関しては，①過去のデータと②各病院のアンチバイオグラム（院内における各々の細菌の薬剤感受性を一覧にまとめた表）をもとに抗菌薬を選択することが重要である．

　過去のデータとは，今までに小児重症感染症領域で行われてきた臨床データ，研究などをもとに，国際的に合意が得られている内容を指す．特に小児感染症領域では，大人に比べどの領域においてもデータが乏しく，その選択は最新のデータではなく，過去のデータに基づく場合が多い．これらの情報に関しては，小児感染症の成書を参考にし，抗菌薬の選択，投与量の決定を行う．一方で，自らの経験から，過去のデータに基づかない，独自の抗菌薬の選択，投与量の決定は危険であり，患者の生命を脅かしかねない．また，各細菌の耐性パターンを示すアンチバイオグラムは，各施設で作られるべきである．MRSAなどに代表される耐性菌の頻度は，各施設によって大きく異なる．したがって，各施設において，それらの菌を想定した治療を行う場合，初期治療は異なるわけで，その傾向を把握しておくことは重要である．

❷ 最大量を用いる

　小児の抗菌薬投与で特徴的なのが，すべての薬剤の投与量を体重あたりの量で計算することである．この投与量に関しては，成人に比べ厳密であり，正確な知識が必要とされる領域である．投与量は，ある程度の幅がある場合が多いが，これらの数字の幅をどう解釈して，目の前にいる患者に使うかということになる．

図 deescalation の概念

(図中: 抗菌薬のスペクトラム / empiric IV therapy → definitive IV therapy → definitive oral therapy / 抗菌薬の中止 / 培養結果)

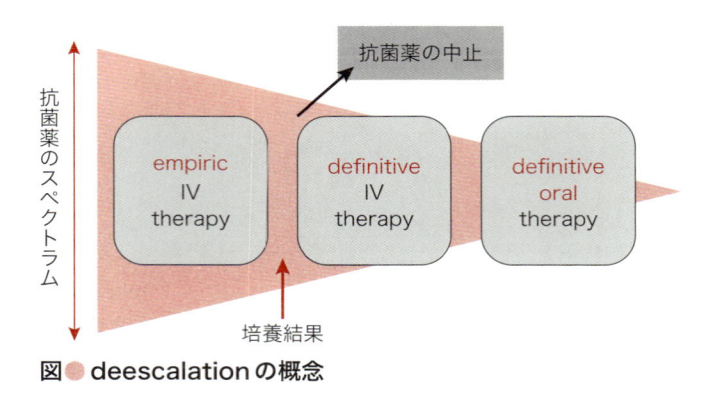

最大量を使うのは髄膜炎がその一例であるが，髄液にできるだけ高い濃度の薬剤を移行させるために最大量を用いる．また，重症患者の生命を救うためには，最大量での治療を行ってはじめてその判断が可能である．例えば，最大量でない投与量で抗菌薬を開始して効果がない場合，それが投与量が足りないか，ターゲットをはずした薬剤が使われているかの判定が難しくなる．最大量で初期治療薬を開始することは患者の予後を左右することもあり，重要である．

4 治療開始後に重要な事項

初期治療が開始された後，患者の状態，培養の結果などによって，以下の事項を検討することが重要である．

❶ 治療への反応

初期治療を始め，患者の抗菌薬への反応をみる際に重要なのが，臓器特異的なマーカーを用いて治療への反応をみることである．例えば，肺炎の患者であれば，患者の呼吸数，酸素の必要性，気管内挿管されている患者であれば，呼吸器の回数，必要な酸素濃度，喀痰のグラム染色による起因菌の定量などが挙げられる．ここで重要なのが，白血球数，CRPなどの炎症所見だけで治療への反応の判断を行わないことである．なぜなら，これらの値は治療への反応とは必ずしも平行せず，炎症が残存する場合，高値を維持することもあるからである．

❷ Deescalation の重要性

培養の結果をもって，より狭域な抗菌薬に変更することをdeescalationという（図）．この際の原則は，as narrow as possibleであり，今までのデータで支持される可能な限り狭域な抗菌薬に変更を行う．ここで，重要なのは，感受性結果のS（sensitive），I（intermediate），R（resistant）のみで薬剤を選択するのではなく，その薬剤が過去にどれだけ使われ，そしてその効果，安全性が確認されているかを知らなくてはいけない．感受性の結果は，米国のCLSIという組織がその起因菌が血流感染症を起こした場合の予測される治療効果であり，各

組織への移行性などは，考慮されていないことを特記しておきたい．deescalationされた治療は，definitive therapyと呼ばれる．

> **診療のコツ**
>
> **なぜdeescalationが重要なのか？**
> 初期治療でうまく治療できている薬剤をなぜ，狭域の抗菌薬に変更しなくてはいけないのか？これには大きく3つの理由がある．第1に，狭域の抗菌薬ほど，その感染症に対する実績（データ）があり，より治療による失敗例が少なく，患者の予後の改善に貢献する．第2に，狭域な薬剤ほど，耐性菌の発生に寄与する可能性が少なく，施設の耐性菌発生予防に貢献する，最後に，狭域な薬剤ほど通常安価であり，医療費の抑制につながる．

❸ 適切な抗菌薬を適切な治療期間投与する

治療期間は，成書に基づき，決められた期間投与することが重要である．患者の状態がよくなったから，もしくはCRPの炎症所見が改善したからといって抗菌薬を途中で止めてはいけない．なぜなら，各疾患の治療期間は，過去の膨大なデータの蓄積をもとに，ほとんどの患者がその期間治療することによって治癒する期間として設定されているからである．

❹ 静注薬から経口薬への変更

静注の抗菌薬から，経口の抗菌薬に変更するタイミングは，各疾患によって異なる．多くは，解熱し，全身状態が改善し，経口摂取が可能な場合である．肺炎，腎盂腎炎などがその例である．骨髄炎，関節炎は，無熱，患部の臨床的改善に，CRPの陰性化をもって経口抗菌薬への変更を行う．フォーカスの同定できない肺炎球菌の菌血症は，解熱すれば経口への変更は可能である．一方で，経口薬への変更が困難な疾患もある．例えば，心内膜炎，髄膜炎，脳膿瘍などである．

文献

1) 『Principles and practice of pediatric infectious diseases, 3rd ed』(Long SS et al, eds), Churchill Livingstone, 2008
2) 『Textbook of pediatric infectious diseases, 6th ed』(Feigin RD, Cherry JD et al), Saunders, 2009
3) 『Moffet's Pediatric Infectious Diseases, 4th ed』(Fisher RG & Boyce TG), Lippincott Williams and Wilkins, 2004
4) 『2012-2013 Nelson's Pocket Book of Pediatric Antimicrobial Therapy, 18th ed』(Bradley JS & Nelson JD), American Academy of Pediatrics, 2012

◆著者プロフィール

齋藤昭彦（Akihiko Saitoh）：新潟大学大学院医歯学総合研究科小児科学分野．1991年新潟大学医学部卒業．1995年よりHarbor UCLAメディカルセンター研究員，南カルフォルニア大学（USC）小児科研修医，カルフォルニア大学サンディエゴ校（UCSD）小児感染症科クリニカルフェローを経て，2004年UCSD小児科助教授（現在も併任）．計13年の米国生活の後，2008年に帰国，国立成育医療研究センター感染症科を経て2011年8月より現職．米国の医師免許，米国小児科学会認定医をもつ．日本人初の米国小児科学会認定小児感染症専門医．

第1章 これだけは知っておきたい小児診療の進め方・考え方

4. 小児の成長・発達

子どもの成長・発達を判断することは、その子どもの歴史を理解することである

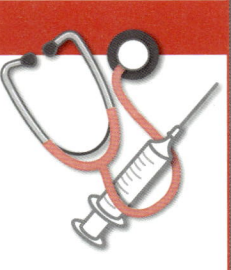

草川 功

ポイント

- 子どもの成長をみるときには、標準身長―体重曲線を利用する．
- 子どもの成長には、病気だけでなく子どもをとりまく環境が大きく影響する．
- 子どもの成長をみるのは、子どもの家庭の状況をみることでもある．

1 はじめに

小児診療で対象となる子どもは、その年齢により成長・発達が変化するため、常にその状況を知ったうえで種々の判断をしなければならない．ここでは、子どもが生まれたときからの成長・発達を経時的にポイントを述べる．

2 新生児期

新生児期は、胎内発育から出生後の成長に移行する時期である．そのため、新生児期の成長を考えるときには、母体の産科歴、妊娠中の母体の状況、分娩の状況、出生時の在胎週数、出生時体重、アプガースコア（Apgar score）などを考慮しなくてはならない．なかでも在胎週数と出生時体重は、それぞれ児の成熟度（発達）と成長を示す絶対的な数字である．また、**在胎週数に対してその期間に見合った成長をしているのかが、その後の成長に大きく影響する**ことが知られており、情報として重要である．特に、在胎週数に対して小さく生まれた児、すなわちSGA（small for gestational age）児には注意を要する．

一方、この新生児期は先天性疾患の有無を判断すべき重要な時期でもある．現在では、全国的にマススクリーニングのシステムが確立しているため、このスクリーニングに入っている疾患は実際に漏れのないように検査を行うこと、検査に異常がみられた場合の対応をきちんと決められた通りに行うことにより、正しい対応が可能になっている．それ以外にも、生理的検査として、聴力検査、心雑音などに対する心臓超音波検査などがなされる場合も増えており、先天性疾患の診断はかなりこの新生児期になされるようになってきている．

3 1カ月時

　新生児期を無事に過ごした子どもたちは1カ月健診を迎える．通常1カ月健診は，修正1カ月（予定日から数えて1カ月）を設定してある場合が多いが，最近のように早産児が増えてきた場合に在胎34～36週台に出生した児が紛れ込む場合があるので，健診の際などは出生時状況を把握することが重要である．

　この1カ月間の成長は，一般的に体重1kgの増加が目安と言われるが，体重はこの間一様に増加するのではなく，最初の2週間の増加は少なく，後半の2週間で急激に増加するのが普通である．体重増加が悪いと判断した場合には，まず，授乳状況を確認し，体重増加不良の原因が，授乳量不足によるものか否かを確認する．もし，**十分な授乳量があるにもかかわらず，体重増加が悪い場合には，先天性心疾患，代謝性疾患などを考慮しなければならない**．このように1カ月時には，新生児期に発見されなかった先天性疾患が潜んでいる場合があり，体重増加を含めた全身状態からこれらを判断しなければならない．

　なお，身長の伸びに関しては，正確な計測ができていない場合も多く，また，身長だけに影響する疾患はほとんどないことからあまり意味はない．一方，頭囲の伸びは中枢神経系の発育を表わしていることから過大でも過小でも，精査が必要となる場合が多い．まずは，大泉門を通しての頭部超音波検査を行うことが一般的である．

> **診療のコツ**
> 　子どもの成長をみるときには，標準身長―体重曲線に出生時から経時的に成長曲線を記載して判断する．

4 乳児期

❶ 身体成長

　乳児期の1年間で，身長約50cm，体重約3kgで出生した児は，それぞれ約1.5倍の75cm，約3倍の9kgにと劇的に成長する．この成長は，標準身長―体重曲線（図），標準頭囲曲線に身長・体重，そして頭囲を記載することで描かれる児の成長曲線によってその良し悪しを判断すべきである．つまり体重，身長の伸びは，**ある時点での絶対値ではなく成長率で判断しなければならない**．これは，児の成長曲線の傾きと標準身長―体重曲線の傾きとで判断する．乳児期の体重増加不良の場合には，栄養摂取不足をまず考えるべきである．特に，母乳・人工乳から離乳食への移行時期には，栄養摂取が不足する場合も多いことから注意を要する．栄養不足の場合には，通常，まず体重曲線の伸びが鈍化し，やや遅れて身長曲線の伸びにも影響が及ぶ．乳児期の栄養は周りの大人に依存することから，このような成長の鈍化がみられたときには，育児環境の確認が必須で，児童虐待の早期発見としても重要である．

❷ 運動発達

　定頸，ひとり座り，寝返り，ハイハイ，つかまり立ち，つたい歩き，ひとり立ちと進む．

図●標準身長―体重曲線
平成12年乳幼児身体発育調査報告書（厚生労働省）および平成12年度学校保健統計調査報告書（文部科学省）のデータをもとに考慮

表●運動発達のマイルストーン

定頸	寝返り	ひとり座り	つかまり立ち	つたい歩き	ひとり立ち	ひとり歩き
3～4カ月	5～6カ月	6～7カ月	9～10カ月	10～12カ月	12～13カ月	12～15カ月

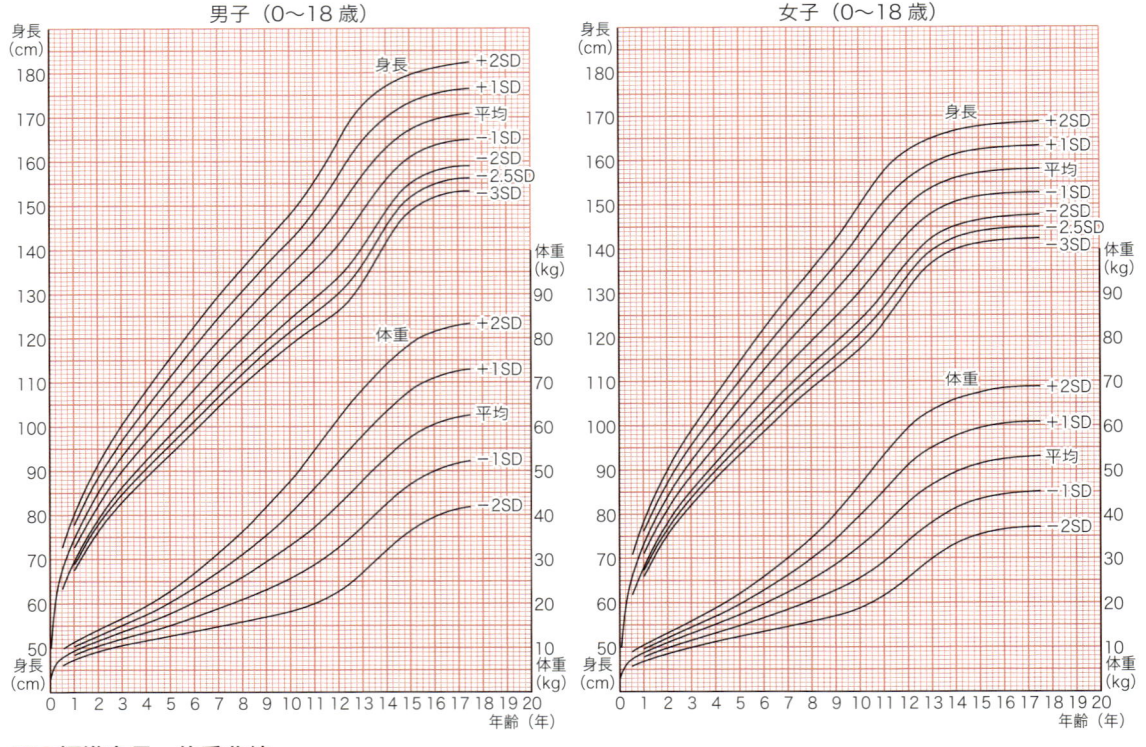

　運動発達に影響するものとして，筋力低下，あるいは筋緊張亢進の有無が挙げられるが，運動発達には個人差も大きいため，それぞれの児が時間とともに確実に伸びていることが確認できれば，いわゆるマイルストーン（表）との1～2カ月のずれは許容できる場合も多い．在胎37週0日で出生した児と，41週0日で出生した児とでは，すでに1カ月の差があるので，出生時の状況も当然考慮に入れなくてはならない．

❸ 精神発達

　2～3カ月頃の表情の出現に始まり，人見知り，後追い，喃語の出現などと進む．なかでも3～4カ月健診時には，追視の際の目の動き，笑いかけると笑い返す反応など発達の第1段階としての判定には重要な時期となる．しかし，3～4カ月以降も乳児期を通して外部からの刺激（音，光，声かけなど）に対する反応の様子，すなわち，児の表情が一番の判断材料となることに変わりはない．

> **診療のコツ**
> 乳児の発達をみるときには，まず子どもの表情を観察しよう．

5 幼児期

❶ 身体成長

　幼児期の成長も乳児期同様に標準身長─体重曲線に，児の成長曲線を記載することで判断する．ただし，成長率が悪いと判断された場合には，栄養摂取の問題というよりは，低身長（体質性，下垂体性），育児の問題（虐待を含む）などを考慮しなければならない．なお，SGA児として出生した児の低身長の場合には，治療方針が早期のホルモン療法など他と異なるため注意を要する．

❷ 運動発達

　通常1歳6カ月までにほとんどの児が一人歩行可能となる．ハイハイをせずにイザリバイで移動することが多いシャフリングベビーは，一人歩行開始が遅くなり1歳6カ月を過ぎる場合が多いので，一人歩行が遅く，このシャフリングベビーが疑わしい場合には，発達過程を詳細に振り返らねばならない．

　一人歩行が始まった幼児の運動発達は，その後，歩行が安定し，速くなり，小走り，階段の昇降，飛び降り，両足とびと進み3～4歳頃には，基本的には成人とほぼ同様の動きを獲得する．しかし，幼児期前半までの歩行はすり足歩行が主体で，足も外反扁平を示す場合も多い．3歳前後に，成人のような歩行に変わっていくが，個人差が大きく発達状況によって歩行状況が変わるので注意を要する．

❸ 精神発達

　言語発達が最もわかりやすい発達指標となり，単語の表出に始まり2語文の出現，相互会話と進む．通常，2歳までに発語がない，3歳までに2語文の表出がない場合を言語発達の遅れと考える．一般に，言語理解に比べ言語表出は遅れることが多いことから，まずは，言葉そのものを理解しているか（簡単な命令を理解するなど）を判断することが大切で，言語理解ができていれば表出を待つことができる．しかし，言語理解が全くできていない場合には，聴力障害の有無，発達障害の有無など総合的な検索が必要となる．特に，高機能広汎性発達障害に代表される自閉症スペクトラムは，二次性精神発達障害を生み出さないためにも早期の対応が重要である．このような，コミュニケーション障害の場合，家庭ではいわゆる「育てにくい子」として家族が感じている場合も多く，保育園，幼稚園などの集団生活に馴染めないなどが診断の手掛かりとなることも少なくない．詳細な問診が重要となる．

6 学童期・思春期

❶ 身体成長

　学童期に入る頃には，すでに男女の体型の差は明らかになりつつあるが，10歳前後になると女児の２次性徴出現により，その差はより著名になってくる．身長は，２次性徴が出現するまでは１年間に約４～６cmの伸びが見込まれ，身長の伸びの低下あるいは停止の場合は，栄養状態の確認は言うまでもなく，精神的・肉体的過度のストレス（家庭環境，学校環境など）の検索，拒食症などの心の病気の有無の検索をする必要がある．逆に，２次性徴が始まるには早い年齢での，急激な身長の伸びや，乳房腫大などの性的身体変化を認めたときには，ホルモン分泌異常などの検索が必要となる．肥満傾向の児は以前よりは減少傾向とはなっているが，成人病との関係が言われるなか，身長と体重の伸び率の不均衡（身長＜体重）を早めに察知し，摂取カロリー管理と運動療法など健康管理を行うことが重要である．単純性肥満の場合，体重とともに身長もやや高い場合が多いが，これは早熟傾向にあったためで身長の伸びは早く止まりやすいと言われている．

　女児では10歳前後から，男児では12歳前後から２次性徴が出現するが，その時期になると身長の伸びにはスパートがかかり，１年間に10～15cmの伸びを認め，これが２～３年持続する．すなわち，２次性徴が始まる前の身長に約20～30cmを加えた身長がその児の最終身長となる．しかし，このスパートのかかる時期には，性別差，個人差が非常に大きく，身体発育と精神発達のアンバランスから２次性徴が止まってしまったり，結果として食事を食べられなくなり栄養不良になってしまったりと，個別に対応しなければわからない問題が多く含まれることが多い．

❷ 精神発達障害

　学童期における精神発達障害は，注意欠陥/多動性障害〔AD（attention deficit）/HD（hyperactivity disorder）〕，学習障害（learning disabilities：LD）に代表されるが，これらとは別に，学校生活などでは，いわゆるいじめなど対人関係の悪化から，反応性に精神発達障害をきたす場合も少なくない．日常生活のなかでのわずかな変化が子どもからのサインである場合もあることから，周りの大人が小さな変化にも真剣に対応することが大切となる．

> **診療のコツ**
> 　学童期・思春期の子どもたちを診察するときは，自分の同時期の気持ちや周りの友人たちの様子を思い起こしてみよう．

7 おわりに

　子どもの成長・発達は，成人になるまで経時的に継続的に変化し，年齢によりその判断のポイントが変わっていく．成長・発達の評価はある一時期だけで判断するのではなく，常に出生から現在まで全体の変化をとらえることを忘れてはならない．

文　献
1)『現場で役立つラクラク成長曲線』(藤枝憲二/監, 加藤則子/編), 診断と治療社, 2007
2) 板橋家頭夫：SGA児の生後発育. Fetal & Neonatal Medicine, 2 (2)：26-32, 2010
3) 間部裕代：子どもの成長発達から学ぶこと. 小児保健研究, 69 (2)：247-252, 2010
4) 草川 功：I. 健診の方法と注意点—3〜4カ月健診. 小児科診療, 70 (3)：383-388, 2007

◆著者プロフィール

草川 功（Isao Kusakawa）：聖路加国際病院小児科. 専門：新生児領域, 小児救急・集中治療領域, 小児保健領域. 抱負：健康であるはずの子どもたちが, こころもからだも健康で夢をもって毎日を過ごすことができるような社会をめざすこと.

第1章 これだけは知っておきたい小児診療の進め方・考え方

5. 院内感染対策
自分が子どもにうつさない，
そして子どもからうつらないために

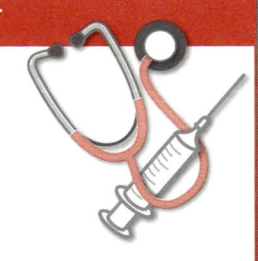

稲井郁子

> **ポイント**
> - 手洗いはすべての基本
> - 標準予防策＋感染経路別予防策で

1 はじめに

　近年院内感染に関する報道が多くなり，患者さんの関心も高くなっている．ひとたび院内感染が起こると患者さんはもちろんのこと，医療者側にもダメージが大きい．医療者一人一人が高い意識をもって院内感染対策に取り組んで実践することが重要である．具体的な対策は米国疾病管理予防センター（Centers for Disease Control and Prevention：CDC）から公開された「隔離予防策のためのCDCガイドライン」[1]をはじめとした各種のガイドラインに沿って実践されている．「院内感染対策」というと非常に複雑なイメージをもつかもしれないが，考え方はきわめてシンプルで，自分がうつさないこと，そして自分がうつらないことである．この考え方をベースにして押さえておくべきポイントを紹介する．

2 手洗い

　手洗いはすべての基本となる手技である．病室に入る前後はもちろん，患者さんや周辺の環境に触れたあと，患者さんの体液などに触れたあとも必ず行う．手や指に眼に見える汚れがない場合はアルコールの手指消毒薬を用いた消毒のみでいいが，明らかに血液などで汚染された場合は石鹸での手洗いをしなくてはならない．

3 基本となる対策：標準予防策と感染経路別予防策

　CDCのガイドラインでは，基本となる対策として，すべての患者に適用する標準予防策と病原体の感染経路別に適用する感染経路別予防策の2つを挙げている．これらのポイントを紹介する．

表 ● 主な病原体の感染経路

感染経路	主な疾患
空気感染	結核（肺外結核を除く），麻疹，水痘・帯状疱疹
飛沫感染	インフルエンザ，風疹，ムンプス，百日咳，インフルエンザ桿菌感染症，髄膜炎菌感染症，溶連菌感染症，アデノウイルス肺炎，パルボウイルスB19，
接触感染	RSウイルス，クロストリジウム・ディフィシル，ロタウイルス，ノロウイルス，疥癬，しらみ，多剤耐性菌感染・保菌者，単純ヘルペス（新生児），急性出血性結膜炎

隔離予防策のためのCDCガイドライン[1]より抜粋

❶ 標準予防策（standard precautions）

　標準予防策とは，すべての患者ケアを行ううえで必要な感染予防策で，**感染症の有無に関係なく患者の①血液，②体液，③分泌物，④汗以外の排泄物，⑤損傷のある皮膚・粘膜，は伝染性の感染性病原体を含む可能性がある**，とする原則に基づいている．患者ケアを行うときにこれらに直接触れたり吸い込んだりしないように手袋，マスク，ガウン，ゴーグルなどを使用し，ケアの前後および手袋をはずしたときには手洗いを欠かさないことが定められている．これは自分の手を介して患者さんに感染させることを防ぐだけでなく，自分が病原体に曝露して感染することを防ぐためにも非常に重要な対策である．

❷ 感染経路別予防策

　感染経路には①空気感染，②飛沫感染，③接触感染の3つがあり，病原体によって感染経路が異なる．表に主な病原体の感染経路を示した．それぞれの病原体の感染経路を理解して，それに合わせた対策をとっていくことが重要である．

4 その他の対策

❶ 抗菌薬の適正使用

　広域抗菌薬を濫用すると，多剤耐性菌が発生するリスクが高くなる．起因菌を同定してそれにあった適正な抗菌薬を選択することが大切である（1章3-3）参照）．

❷ 感染予防チームの活動

　院内感染対策が重視され，感染予防チームを設置しているなどの院内感染対策を実施している医療機関に対して診療報酬が加算されるようになった．感染予防チームに求められている活動は多岐にわたっており，感染管理に専従する医療スタッフを中心に，多剤耐性菌のサーベイランスや病棟のラウンドなどを行って感染管理対策の徹底を図るだけでなく，針刺し事故や感染のアウトブレイクにも対応している．また感染管理についての勉強会を開くなどの活動も行っている．

❸ 自分の身を守るために

　先に紹介したように，標準予防策は自分が病原体に曝露して感染することを防ぐ有効な手段である．それに加えて小児診療で遭遇する感染症には，麻疹や水痘といった予防接種で予防できるものも多い．予防接種を受けて自分が感染しないようにすることは重要である．また，日常の診療のなかで咳をしている患者さんを診るときにはマスクをする，あるいは咳をしている患者さんにマスクをしてもらうといったちょっとした工夫も大切である．CDCのガイドラインでも標準予防策に加えて「咳エチケット」が提唱されている．

文　献
1）『隔離予防策のためのCDCガイドライン　医療環境における感染性病原体の伝播予防2007』（満田年宏/訳・著），ヴァンメディカル，2007

◆著者プロフィール

稲井郁子（Ikuko Inai）：聖路加国際病院小児科医師，感染症学会指導医，ICD（Infection control doctor）

第1章 これだけは知っておきたい小児診療の進め方・考え方

6. 予防接種, 学校伝染病

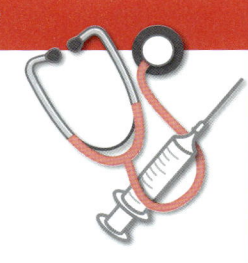

神谷 元

ポイント

- 予防接種は予防医学の中核をなすものとして，世界各国で活用されその効果が評価されており，わが国においても予防接種法に基づいて定期の予防接種を規定し勧奨している．
- 任意接種は，法律によって接種が定められた予防接種ではないが，任意接種のワクチンによって予防できる疾患は合併症も含め重篤なものも多く，決して接種する意義が低いわけではない．
- 集団生活を行っている幼稚園や学校は感染症の集団発生が起こりやすい環境であるため，急速な疾病の感染伝播を防ぐには，学校保健安全法に基づく対策が重要である．

1 予防接種

　　予防接種とは，感染症の原因となるウイルスや細菌，あるいは菌が作る毒素の力を弱めて作られたワクチンを体内に接種することにより，その病気に対する特異的免疫能を高め，病気を予防，ないしは病原体が感染しても症状の重症化を予防するための手段である．なお，本稿では紙面の都合上わが国の予防接種に関する概要を記載した．また，本稿は2012年9月1日時点のものであり，今後法改正などにより内容が異なる可能性があるため，必ず詳細は新しい情報を入手し，確認していただきたい．

❶ わが国の予防接種制度

　　日本では，予防接種法に基づいて接種を行う予防接種を定期の予防接種（以下，定期接種）と規定し（表1），定期接種に入っているワクチンは国が勧奨するが，それ以外のワクチン（以下，任意接種）は国としては推奨せず，接種を希望する者が自費あるいは自治体の一部公費負担で行う，という仕組みになっている．

　　予防接種法で定期接種と定められた9つのワクチンに関しては，市区町村から接種対象者（または保護者）宛に予防接種の案内が届き，多くは無料[※1]で接種できる．ただし，必ず接種するという義務接種ではなく受けるように努める「努力義務接種」となっている．また，

※1　正確には予防接種法では，定期接種についても被接種者に一定の負担を求めることはできるとあり，定期接種＝公費負担＝無料ということではないが，行政サービスとして無料で接種を実施している自治体が圧倒的に多くなっている

表1 わが国の予防接種の状況（2012年9月現在）

	定期接種			任意接種	
一類疾病	BCG		生ワクチン	水痘	生ワクチン
	ポリオ		不活化ワクチン	ムンプス	生ワクチン
	DPT（ジフテリア，百日咳，破傷風三種混合）	1期 1期追加	不活化ワクチン	B型肝炎	不活化ワクチン
				インフルエンザ	不活化ワクチン
	日本脳炎	1期 2期	不活化ワクチン	肺炎球菌（23価多糖体）	不活化ワクチン
				A型肝炎	不活化ワクチン
	MR（麻しん，風しん混合ワクチン）	1期 2期	生ワクチン	ロタウイルス：1価，5価	生ワクチン
				インフルエンザ菌b型（Hib）*	不活化ワクチン
	DT（ジフテリア，破傷風2種混合）	2期	不活化ワクチン	肺炎球菌（7価結合型）*	不活化ワクチン
				HPV（ヒトパピローマウイルス）：2価，4価*	不活化ワクチン
二類疾病	インフルエンザ（高齢者）		不活化ワクチン	狂犬病	不活化ワクチン
				黄熱病	生ワクチン（検疫所のみ）

任意接種ワクチンに関しては主なもののみ記載した．なお，定期接種に含まれるワクチンを対象年齢以外で受ける場合は任意接種として扱われる．*は「子宮頸がん等ワクチン接種緊急促進臨時特例交付金の運営について」（平成22年11月26日健発1126第8号当職通知）に基づき都道府県に造成されたワクチン接種緊急促進基金を活用し，ワクチン接種緊急促進事業として公費助成が平成23年4月1日から行われている

　予防接種後に生じたと考えられる健康被害については，定期接種では国が行う予防接種であるところから予防接種法の規定により国が救済を行う．

　一方，任意接種は，法律によって接種が定められた予防接種ではなく，希望者が個々の「任意の判断」で接種を受けるワクチンと定義されており，ワクチンにかかる費用は基本的に全額個人負担である．ただし自治体，あるいはワクチンによっては，一部，または全額を市区町村が負担しているところもあり，健康保険で受けられるワクチンもあるので確認が必要である．予防接種後の健康被害に対する補償は，独立行政法人医薬品医療機器総合機構（PMDA）による医薬品副作用被害救済制度に基づき，医療費，医療手当，障害年金等の救済給付が行われるが，定期接種に対する救済と比較し，死亡時の一時金などの救済給付額が低く，申請にも多大な時間と労力を被接種者側が必要とする制度となっている．このように，任意接種に位置づけられたワクチンは，ワクチン接種費用の負担や，万が一の事故を考えた場合，定期接種と比較しかなり条件が異なっているが，任意接種のワクチンによって予防できる疾患は合併症も含め重篤なものも多く，決して接種する意義が低いわけではない．

　なお，平成22年11月26日よりヒトパピローマウイルス（HPV）ワクチン，小児用肺炎球菌結合型ワクチン（PCV），インフルエンザ菌b型（Hib）ワクチンに関しては，対象年齢層に緊急的にひととおりの接種機会を提供するため，これらの予防接種促進のための基金が都道府県ごとに設置され，市区町村が行うこれらのワクチン接種事業に対し助成が行われている．詳しくは「ワクチン接種緊急促進事業実施要領」（www.mhlw.go.jp/bunya/kenkou/other/dl/101209i.pdf）を参照のこと．

❷ 主なワクチンの概要と接種スケジュール

　主なワクチンの接種対象者，接種回数，標準的な接種間隔などを表2に記す．詳細は厚生労働省のホームページあるいは成書等を参照のこと[1]．

表2 各ワクチンの対象者，標準的な接種期間，回数，間隔，接種量ならびに接種方法の一覧

（2012年9月1日現在）

	対象疾患	種類	対象年齢	標準的な接種期間	回数	間隔	接種量	方法
定期の予防接種（一類疾病）	ジフテリア百日せき破傷風	沈降精製百日せきジフテリア破傷風混合ワクチン（DPT）または沈降ジフテリア破傷風混合トキソイド（DT）	1期初回 生後3カ月から生後90カ月に至るまでの間にある者	生後3カ月に達したときから生後12カ月に達するまでの期間	3回	20日から56日まで	各0.5 mL	皮下
			1期追加 生後3カ月から生後90カ月に至るまでの間にある者（1期初回接種（3回）終了後，6カ月以上の間隔をおく）	1期初回接種（3回）終了後12カ月に達したときから18カ月に達するまでの期間	1回		0.5 mL	
		沈降ジフテリア破傷風混合トキソイド（DT）	2期 11歳以上13歳未満の者	11歳に達したときから12歳に達するまでの期間	1回		0.1 mL	
	急性灰白髄炎（ポリオ）	不活化ポリオワクチン（2012年9月1日より変更）[※1]	1期初回 生後3カ月から生後90カ月に至るまでの間にある者	生後3カ月に達したときから生後12カ月に達するまでの期間	3回	20日以上	各0.5 mL	皮下
			＊4回接種（追加免疫）後の有効性および安全性は2012年9月現在では国内臨床試験を実施中であり，4回接種のデータが整った際に見直される予定である．					
	麻しん風しん	乾燥弱毒生麻しん風しん混合ワクチン（MR）または乾燥弱毒麻疹ワクチン（M）または乾燥弱毒生風しんワクチン（R）	1期 生後12カ月から生後24カ月に至るまでの間にある者		1回		0.5 mL	皮下
			2期 5歳以上7歳未満の者であって，小学校就学の始期に達する日の1年前の日から当該始期に達する日の前日までの間にある者		1回		0.5 mL	
			3期 13歳となる日の属する年度の初日から当該年度の末日までの間にある者		1回		0.5 mL	
			4期 18歳となる日の属する年度の初日から当該年度の末日までの間にある者		1回		0.5 mL	
	日本脳炎	乾燥細胞培養日本脳炎ワクチン	1期初回 生後6カ月から生後90カ月に至るまでの間にある者	3歳に達したときから4歳に達するまでの期間	2回	6日から28日まで	（3歳以上）各0.5 mL （3歳未満）各0.25 mL	皮下
			1期追加 生後6カ月から生後90カ月に至るまでの間にある者（1期初回終了後おおむね1年おく）	4歳に達したときから5歳に達するまでの期間	1回		（3歳以上）0.5 mL （3歳未満）0.25 mL	
			2期 9歳以上13歳未満の者	9歳に達したときから10歳に達するまでの期間	1回		0.5 mL	
	結核	BCGワクチン	・生後6カ月に至るまでの間にある者 ・地理的条件，交通事情，災害の発生その他の特別な事情によりやむをえないと認められる場合には1歳に至るまでの間にある者		1回		所定のスポイトで滴下	経皮
定期の予防接種（二類疾病）	季節性インフルエンザ	インフルエンザHAワクチン	・65歳以上の者 ・60歳以上65歳未満の者であって，心臓，じん臓，または呼吸器の機能に自己の身辺の日常生活行動が極度に制限される程度の障害を有する者およびヒト免疫不全ウイルスにより免疫の機能に日常生活がほとんど不可能な程度の障害を有する者		（毎年度）1回		0.5 mL	皮下
任意接種	季節性インフルエンザ	インフルエンザHAワクチン	二類の対象者を除く全年齢（6カ月以上）		2回（13歳未満）	2～4週間（免疫効果を考慮すると4週間が望しい）	6カ月以上[※2] 3歳未満 0.25 mL 3歳以上13歳未満 0.5 mL	皮下
					1回または2回（13歳以上）	1～4週間（免疫効果を考慮すると4週間が望しい）	13歳以上 0.5 mL	

〈次ページに続く〉

	対象疾患	種類	対象年齢	標準的な接種期間	回数	間隔	接種量	方法
任意接種	おたふくかぜ	おたふくかぜワクチン	1歳以上	生後24～60カ月	1回		0.5 mL	皮下
	水痘	水痘生ワクチン	1歳以上	1歳	1回		0.5 mL	皮下
	B型肝炎	B型肝炎ワクチン	①HBs抗原陽性の母親から生まれたHBs抗原陰性の乳児		3回	生後2, 3, 5カ月	各0.25 mL	皮下
			②ハイリスク者 医療従事者, 腎透析を受けている者, 海外長期滞在者など		3回	4週間間隔で2回, 更に20～24週を経過した後に1回	各0.5 mL (10歳未満の小児は0.25 mL)	皮下または筋肉内 (10歳未満の小児は皮下)
			③汚染事故時（事故後のB型肝炎発症予防）		3回	事故発生後7日以内その後1カ月後および3～6カ月後		
	A型肝炎	A型肝炎ワクチン	16歳以上		初回2回 追加1回	2～4週間 初回接種後24週を経過後	各0.5 mL	筋肉内または皮下
	肺炎球菌感染症	多価肺炎球菌莢膜ポリサッカライドワクチン（23価）	2歳以上	65歳以上	1回		0.5 mL	筋肉内または皮下
子宮頸がん等ワクチン接種緊急促進事業の対象ワクチン ※3	ヒトパピローマウイルス関連疾患	ヒトパピローマウイルス（HPV）ワクチン（2価）	10歳以上の女性 （ただし, 促進事業では13となる日の属する年度の初日から16となる日の属する年度末日までの間にある女性. ただし, 例外として, 12歳となる日の属する年度の初日から該当年度の末日までの間にある女性も対象とすることができる）	事業対象となる接種開始年齢は13歳	3回	1回目を0カ月として以降1, 6カ月後	各0.5 mL	筋肉内（上腕の三角筋部）
		ヒトパピローマウイルス（HPV）ワクチン（4価）	9歳以上の女性 （ただし, 促進事業では13となる日の属する年度の初日から16となる日の属する年度末日までの間にある女性. ただし, 例外として, 16歳となる日の属する年度の初日から該当年度の末日までの間にある女性で2011年度の末日までに1または2回目の接種を行った場合も対象とすることができる）	事業対象となる接種開始年齢は13歳	3回	1回目を0カ月として以降2, 6カ月後	各0.5 mL	筋肉内
	インフルエンザ菌b型感染症	Hibワクチン	2カ月以上5歳未満	2カ月以上7カ月未満	初回免疫3回 追加免疫1回	4～8週間 初回免疫終了後おおむね1年	各0.5 mL 0.5 mL	皮下
	肺炎球菌感染症	小児肺炎球菌ワクチン（PCV7）	2カ月以上9歳以下の間にある者（ただし, 促進事業では2カ月以上5歳未満の者）	2カ月以上7カ月未満	初回免疫3回(3回目の接種は12カ月未満までに完了) 追加免疫1回標準として12～15カ月の間	27日以上 3回目接種から60日以上	各0.5 mL 0.5 mL	皮下

この表は標準的な接種スケジュールのみを記載している. **詳細は成書ならびに各ワクチンの添付文書を参照のこと**.

※1　1）過去に生ポリオワクチンを受けそびれた方も, 対象年齢内であれば, 不活化ポリオワクチンの定期接種を受けることは可能.
　　　2）2012年9月1日より前に経口生ポリオワクチンを1回接種した者については, 初回接種を1回受けたものとものとみなす.
　　　　なお, 2012年9月1日より前に経口生ポリオワクチンを2回接種した者は不活化ポリオワクチンの接種を受ける必要はない.
※2　北里第一三共ワクチンの場合は1歳以上
※3　子宮頸がん等ワクチン接種緊急促進事業については, 平成24年1月現在の事業内容による
（公財）予防接種リサーチセンター「予防接種必携 平成24年度版」[1]より転載（一部改変）

❸ 予防接種後副反応の報告制度

昨今のワクチンの改良は目覚ましいが，ワクチンの性質上きわめてまれであるが接種後に重篤な副反応[※2]が生じうることを理解し，接種時に被接種者またはその保護者に予防接種のメリットと起こりうるリスクを正確に説明し理解を得たうえで接種することが大切である．予防接種法に基づく予防接種（定期接種，ただしインフルエンザは別の様式での報告）による副反応で「予防接種後副反応報告基準」（表3）に該当する臨床症状があった場合，医師は直ちに指定の用紙を用いて市区町村長に報告する[2)3)]．また，被接種者本人や保護者から詳しく話を聞き，既往疾患，症状，接種局所の変化の有無や経過を観察し記録する．なお，促進事業やインフルエンザに関しても報告制度はあるが，報告様式や報告先（厚生労働省へ直接報告する）が異なる．また，促進事業以外の任意接種は薬事法に基づきワクチン接種後の有害事象について保健衛生上の危害発生防止のために必要と認めた場合，指定報告様式に基づいて厚生労働省へ報告する．

❹ 同時接種

予防接種を有効に活用し，子どもたちを病気から守るためには，必要なワクチンを適切な時期に適切な回数接種することが重要である．そのためには，日本国内において，同時接種をより一般的な医療行為として行っていく必要がある．ワクチンの同時接種に関しては，すでに同時接種を一般的に行っている諸外国からの報告にもあるとおり，各ワクチンの接種率の向上が期待できるばかりでなく，保護者の経済的，時間的，および医療者の時間的負担が軽減する，といった利点がある．そして何より子どもたちがワクチンで予防できる疾患から早期に守られるといった点を加味し，日本小児科学会は，ワクチンの同時接種は，日本の子どもたちをワクチンで予防できる病気から守るために必要な医療行為であるとしている[4)]．ただし，同時接種を行う際には，次の点について留意する必要がある．

  i ）複数のワクチンを1つのシリンジに混ぜて接種しない．
  ii ）皮下接種部位の候補場所として，上腕外側ならびに大腿前外側が挙げられる．
  iii）上腕ならびに大腿の同側の近い部位に接種する際，接種部位の局所反応が出た場合に重ならないように，少なくとも2.5 cm以上あける．

2 学校感染症

学校は集団生活を行う場であり，かつ狭い空間で多くの生徒，職員が時間を過ごす環境にあるため，感染症を発症した生徒は出席停止とし，他の児童に病原体が感染伝播しないように管理することが求められている．どのような感染症を予防し，かつどの程度の期間出席停止にするのか，という点に関して，学校保健安全法施行規則に記載されているので簡単にまとめる．

[※2] 「副反応」は，ワクチン接種に伴う，免疫の付与以外の反応，「有害事象」は，因果関係を問わず接種後に起こったすべての健康被害を指す

表3 ● 予防接種後副反応報告書報告基準一覧（2012年4月現在）

予防接種	臨床症状	接種後症状発生までの時間
ジフテリア 百日せき 破傷風 日本脳炎	①アナフィラキシー ②脳炎，脳症 ③その他の中枢神経症状 ④上記症状に伴う後遺症 ⑤局所の異常腫脹（肘を越える） ⑥全身の発疹または39.0℃以上の発熱 ⑦その他通常の接種ではみられない異常反応	24時間 7日 7日 ＊ 7日 2日 ＊
麻しん 風しん	①アナフィラキシー ②脳炎，脳症 ③その他けいれんを含む中枢神経症状 ④上記症状に伴う後遺症 ⑤その他通常の接種ではみられない異常反応	24時間 21日 21日 ＊ ＊
ポリオ	①急性灰白髄炎（麻痺） 　免疫不全のない者 　免疫不全のある者 　ワクチン服用者との接触者 ②上記症状に伴う後遺症 ③その他通常の接種ではみられない異常反応	 35日 1年 ＊ ＊ ＊
BCG	①腋窩リンパ節腫脹（直径1cm以上） ②接種局所の膿瘍 ③骨炎，骨髄炎 ④皮膚結核（狼瘡等） ⑤全身播種性BCG感染症 ⑥その他通常の接種ではみられない異常反応	2カ月 1カ月 6カ月 6カ月 6カ月 ＊

予防接種後上記基準に該当する臨床症状を認めた場合は直ちに「予防接種副反応報告書」を用いて市区町村長に報告する．
注1　表に定めるもののほか，予防接種後の状況が次に該当すると判断されるものは報告すること．
　①　死亡したもの
　②　臨床症状の重篤なもの
　③　後遺症を残す可能性のあるもの
注2　接種から症状の発生までの時間を特定しない項目（＊）についての考え方
　①　後遺症は，急性期に呈した症状に係るものを意味しており，数カ月後から数年後に初めて症状が現れたものは含まないこと．
　②　その他通常の接種ではみられない異常反応は，予防接種と医学的に関連あるか，または時間的に密接な関連性があると判断されるものであること．
　③　ポリオ生ワクチン服用者との接触者における急性灰白髄炎（小児麻痺）は，接種歴が明らかでない者であっても，ポリオワクチンウイルス株が分離された場合は対象に含めること．
注3　本基準は予防接種後に一定の症状が現れた者の報告基準であり，予防接種との因果関係や予防接種健康被害救済と直接結びつくものではない．
（文献3より）

❶ 学校保健安全法

　学校保健安全法は，学校における児童生徒等及び職員の健康の保持増進を図るため，学校における保健管理に関し必要な事項を定めるとともに，学校における教育活動が安全な環境において実施され，児童生徒等の安全の確保が図られるよう，学校における安全管理に関し必要な事項を定め，もって学校教育の円滑な実施とその成果の確保に資することを目的（第1条）とした法律である[5]．この法律は，平成21年4月1日学校保健法から学校保健安全法

（以下，本法）に改題され，施行されている．

本法では，校長は感染症を発症した患者，感染症の疑いのある患者，発症のおそれのある児童などに出席停止をさせることができ，学校において予防すべき感染症として平成11年の感染症法施行に伴って決められた「第一～三種」〔施行規則2) 第18条, 表4〕について，出席停止とする期間の基準〔施行規則第19条2), 表4〕が示されている[6]．この区分に関する根拠は，第一種は「感染症の予防及び感染症の患者に対する医療に関する法律（通称感染症法）」（平成10年法律第114号）第6条において一類感染症および二類感染症に属する感染症，第二種は飛沫感染するもので，児童生徒などの罹患が多く，学校において流行を広げる可能性が高い感染症，第三種は学校教育活動を通じ，学校において流行を広げる可能性がある感染症となっている．

本法における出席停止の考え方は，患者本人が感染症から回復するまで治療し休養をとらせること，他の子どもたちに容易に感染させる間は集団生活に戻ることを遠慮してもらうことである．このような考え方を基に，他に感染が成立しやすい程度に病原体が排泄されている期間を目安に出席停止期間が規定されている[7]．なお，本法にはこのほかにも健康診断の実施や換気，採光，照明，保温などの環境衛生の確保に関する記述もある．詳しくは文部科学省のウェブサイトにて確認できる．

❷ 学校保健安全法の課題

2012年9月現在本法においては，感染症にかかっている，かかっている疑いがある，かかるおそれがある児童生徒等に対し出席停止の処置の実施を決められるのは校長，学校の臨時休業を実施するのは学校の設置者となっているが，その際の医師との連携についての記載が明確ではなく，証明書の取り扱いについては各学校の判断に任されており，提出義務の有無や書式について混乱を招くことが多い．また，ワクチンで予防できる疾患について，感染予防の重要な手段としてそのワクチン接種の推奨が明記されていない，など不明瞭な点がある[8]．さらに，保育所は「保育所保育指針」（平成20年厚生労働省告示第141号）で定められているが，学習塾などは本法適応外であり，小学生と高校生が同じ基準で欠席期間を定められている，疾患ごとの明確な確定診断基準が記載されていない，など地域の感染症対策として不十分な点も散見される．本法の円滑な運用のためには，保護者，学校関係者が感染症予防についての知識を深めることが肝要であり，医師は医学の専門家として本法を理解しつつ，現状に即した対応が求められる．

3 まとめ

21世紀の医学は，これまでの治療中心の医学から予防中心の医学への転換の時代と言われている．予防接種はその中核をなすものとして，世界各国で活用されその効果が評価されている．また2009年の新型インフルエンザの流行にみられるように，集団生活を行っている幼稚園や学校は感染症の集団発生が起こりやすい環境であるため，急速な疾病の感染伝播を防ぐには，学校保健安全法に基づく対策が重要である．咳エチケットやマスク着用，手洗いの

表4 ● 学校において予防すべき感染症の種類(学校保健安全法施行規則第18条)と出席停止の期間の基準(学校保健安全法施行規則第19条)

感染症の種類	病名	出席停止期間	備考
第一種	エボラ出血熱	治癒するまで	変更なし <学校保健安全法施行規則第十八条の2> 感染症の予防及び感染症の患者に対する医療に関する法律(平成十年法律第百十四号)第六条第七項から第九項までに規定する新型インフルエンザ等感染症,指定感染症及び新感染症は,第一種の感染症とみなす.
	クリミア・コンゴ出血熱		
	痘そう		
	南米出血熱		
	ペスト		
	マールブルグ病		
	ラッサ熱		
	急性灰白髄炎		
	ジフテリア		
	重症急性呼吸器症候群 (病原体がコロナウイルス属SARSコロナウイルスであるものに限る)		
	鳥インフルエンザ (病原体がインフルエンザウイルスA属インフルエンザAウイルスであってその血清亜型がH5N1であるものに限る)		
第二種	インフルエンザ 〔鳥インフルエンザ(H5N1)および新型インフルエンザ等感染症を除く〕	発症した後5日を経過し,かつ,解熱した後2日(幼児にあっては,3日)を経過するまで	変更有
	百日咳	特有の咳が消失するまで,または5日間の適正な抗菌性物質製剤による治療が終了するまで	変更有
	麻しん	解熱した後3日を経過するまで	変更なし
	流行性耳下腺炎	耳下腺,顎下腺または舌下腺の腫脹が発現した後5日を経過し,かつ,全身状態が良好になるまで	変更有
	風しん	発しんが消失するまで	変更なし
	水痘	すべての発しんが痂皮化するまで	
	咽頭結膜熱	主要症状が消退した後2日を経過するまで	
	結核	病状により学校医その他の医師において感染のおそれがないと認めるまで	
	髄膜炎菌性髄膜炎	病状により学校医その他の医師において感染のおそれがないと認めるまで	新規項目
第三種	コレラ	病状により学校医その他の医師において感染のおそれがないと認めるまで	変更なし
	細菌性赤痢		
	腸管出血性大腸菌感染症		
	腸チフス		
	パラチフス		
	流行性角結膜炎		
	急性出血性結膜炎		
	その他の感染症		

学校保健安全法施行規則は平成24年4月1日改正された.改正後の変更の有無を備考欄に記載した.出典:文部科学省 スポーツ・青少年局学校健康教育課(一部改編)

励行など他の予防手段を併用することを大前提とし，そのうえで予防接種や学校保健安全法を正しく理解し，医師が医学の専門家としてうまくこれらを活用し，事態に対応していくことが重要である．

謝辞

本稿作成にあたり，多大なご助言，ご協力をいただきました文部科学省スポーツ・青少年局学校健康教育課学校保健対策専門官，有賀玲子先生，国立感染症研究所感染症情報センター，多屋馨子先生，安井良則先生に深謝いたします．

文　献

1) 『予防接種実施者のための予防接種必携　平成24年度（2012）』（予防接種ガイドライン等検討委員会），公益財団法人予防接種リサーチセンター，2012
2) 『予防接種ガイドライン（2011年度版）』（予防接種ガイドライン等検討委員会），公益財団法人予防接種リサーチセンター，2011
3) 多屋馨子：わが国の予防接種後副反応報告制度について～2011年12月時点～．日本小児科学会雑誌（日本小児科学会予防接種・感染対策委員会），116：116-129，2012
4) 『日本小児科学会の予防接種の同時接種に対する考え方』（日本小児科学会），http://www.jpeds.or.jp/saisin/saisin_1101182.pdf
5) 学校保健安全法，http://law.e-gov.go.jp/htmldata/S33/S33HO056.html
6) 学校保健安全法施行規則，http://law.e-gov.go.jp/htmldata/S33/S33F03501000018.html
7) 岡部信彦：新しい学校保健法施行規則に基づいた学校伝染病の種類・登校停止期間・予防法．小児科，41：1180-1187，2000
8) 伊藤嘉規，菱木はるか，神谷元，山口徹也，藤原充弘：ワクチン予防可能疾患に関する学校保健安全法や登校停止について―現状と課題―．小児科臨床，64：511-515，2011

◆著者プロフィール

神谷 元（Hajime Kamiya）：国立感染症研究所感染症情報センター主任研究官．専門分野：予防接種，感染症疫学，予防医学．疫学的アプローチに基づいた予防接種政策，公衆衛生対応への寄与を目指し同僚やFETP（Field Epidemiology Training Program）生と日々頑張っています．興味のある方は是非ご連絡を！

第2章

いざというとき困らないための処置のコツ

第2章 いざというとき困らないための処置のコツ

1. 小児のCPR（心肺蘇生）
迅速心肺評価法と心肺蘇生の実際

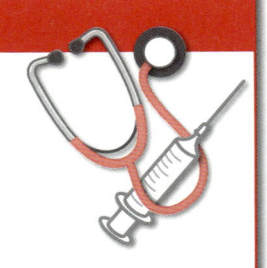

太田邦雄

ポイント
- 救命率の向上には呼吸障害とショックの早期認識がカギ
- 一次救命処置，二次救命処置とも「質の高い胸骨圧迫」が重要
- "その時"のためにチームとして準備を

1 小児の評価法と初期治療

「防ぎ得る子どもたちの死」を減らすためには，心肺蘇生の手技や集中治療の質の向上のみならず，事故予防の普及啓蒙や切迫心停止の早期認識に基づく介入，すなわち心停止の予防が重要である．小児の救急蘇生法の習得にあたっては，適切な介入がなければ心肺機能不全に陥る呼吸・循環障害を判別する方法とも言うべき小児の評価法をまず学んでほしい．

たとえ病名診断がつかなくとも，生理学的状態の把握に基づく迅速な評価を行い，適切な初期治療を直ちに開始することが，小児の救命率向上に不可欠である．

❶ 呼吸障害とショック

心肺機能不全を経て心停止に至る病態はさまざまであるが，最終的には不整脈，もしくは低酸素血症とアシドーシスが原因で心停止に至る．低酸素血症とアシドーシスを引き起こす主な原因が呼吸障害とショックであり，この病態と重症度を迅速に判断できることが大事である．なお呼吸数，心拍の参考値と血圧の許容下限値を表1に示す．

a）呼吸窮迫と呼吸不全

呼吸障害のうち，呼吸数増加や陥没呼吸，鼻翼呼吸など呼吸仕事量を増加させて，血液の酸素化や換気を正常またはそれに近くに維持されている状態を呼吸窮迫といい，正常に保たれない程度まで悪化した状態を呼吸不全という．

b）ショック

組織の代謝需要と比較して酸素と栄養が十分に供給されないことから生じる危険な状態である．酸素供給が低下すると，体に正常な血流を維持しようと代償機能が働く．代償機序によるショックの一般的徴候は表2の通りである．代償機転によって収縮期血圧が維持されて

表1 ● 呼吸数・心拍，血圧下限

年齢（歳）	呼吸数（/分）	心拍（/分）
0～1	30～60	80～160
1～3	20～40	80～130
3～6	20～30	70～110
6～15	15～20	60～110
成人	10～30	60～110

各年齢における収縮期血圧の許容下限値	
1カ月以内	60 mmHg
1カ月～1歳未満	70 mmHg
1歳～10歳未満	70+2×年齢 mmHg
10歳以上	90 mmHg

表2 ● ショックの徴候

代償機序	臓器	徴候
心拍数増加	心臓	頻拍
体血管抵抗上昇	皮膚循環	冷感，蒼白 毛細血管再充満時間延長 脈圧現象
内臓血管抵抗上昇	腸管 腎臓	イレウス，嘔吐 乏尿

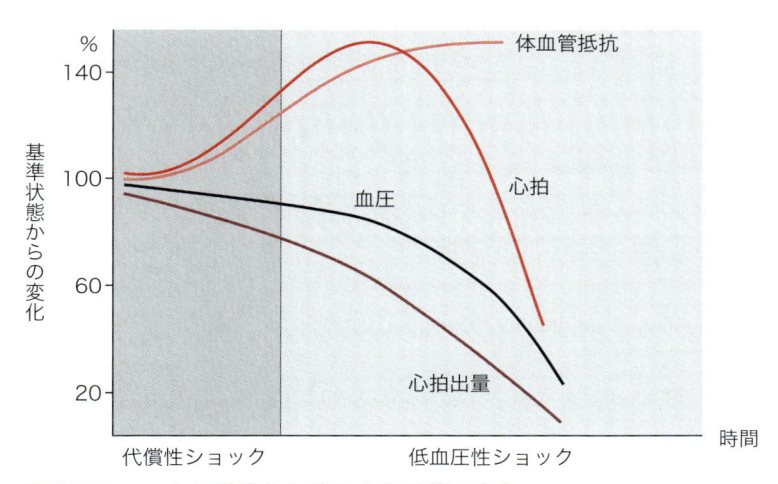

図1 ● ショックの重症化に伴う血行動態の変化

いる状態を代償性ショック，代償機能の限界を超えて収縮期血圧が保たれなくなってしまった状態を低血圧性ショックという（図1）．

❷ 系統的な初期評価のアプローチ（図2）

a）第一印象

　患児が視野に入ってから触れる直前までの数秒で，視覚的・聴覚的におおまかな全身状態を，"ぱっと診て"評価し緊急度を判断する．呼吸運動を含めた体動がないか普段通りの呼吸でないときは，心停止が示唆されるので，直ちに小児心停止アルゴリズムに従う．呼吸はしているが全身状態が不良のときは，すぐに"ヒト，酸素，モニタ"を指示し，一次評価を開始する．全身状態が良好のときは，そのまま一次評価に入る．

①ヒト：応援要請および必要資器材の準備

図2 ● 小児の評価

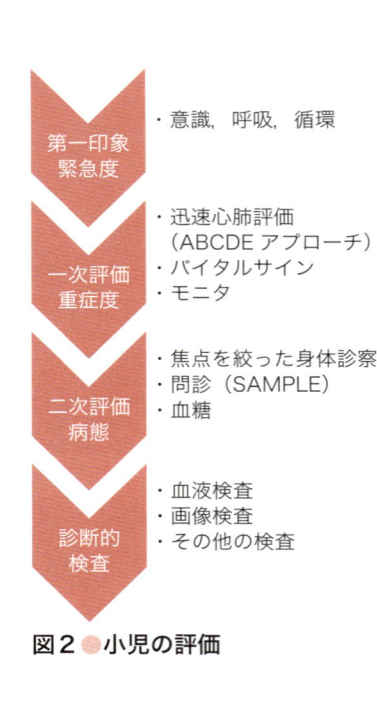

```
第一印象    ・意識，呼吸，循環
緊急度
  ↓
一次評価    ・迅速心肺評価
重症度       （ABCDEアプローチ）
           ・バイタルサイン
           ・モニタ
  ↓
二次評価    ・焦点を絞った身体診察
病態        ・問診（SAMPLE）
           ・血糖
  ↓
診断的      ・血液検査
検査        ・画像検査
           ・その他の検査
```

表3 ● 一次評価（ABCDEアプローチ）

A：Air Way 気道	気道の開通
B：Breathing 呼吸	呼吸数 呼吸パターン 胸壁の動き 呼吸音（異常音の有無）
C：Circulation 循環	皮膚色 中枢の脈拍の強さ/脈拍数 末梢の脈拍の強さ 末梢冷感/冷汗 Capillary Refill Time 血圧測定
D：Disability 神経	意識レベル（AVPUスケール） 瞳孔径 対光反射
E：Exposure 外表	外表所見 体温

②酸　素：リザーバ付きマスクによる高流量（10 L/分以上）の酸素投与
③モニタ：パルスオキシメータと呼吸心拍モニタの装着

　初期診療はチームで進めることが不可欠である．役割分担し，協働して初期診療にあたることが求められる．

b）一次評価

　気道（A），呼吸（B），循環（C），神経（D），外表（E）の異常の有無（ABCDEアプローチ）（表3）によって，呼吸・循環障害の重症度（表4）を迅速に判定する．詳細な診察に時間を費やさない（30秒～数分以内に完了）．意識レベルはまずAVPUスケールの4段階（表5）で簡潔に評価する．モニタが示す数値に過度に依存せず，身体診察を重視する．一次評価によってバッグ・マスク換気，輸液路確保，気管挿管/輸液/蘇生薬の準備などの必要性を判断する．

　なお評価のいずれの過程でも，心停止，完全気道閉塞，循環不全を伴う徐拍（60回/分未満）などを認めた場合は，評価を中断して蘇生を優先する．

c）二次評価

　以下の評価に基づいて呼吸障害，ショックの部位を判定し，介入の必要性や特異的治療を判断する（表4）．

①詳細な身体診察

　一次評価で判明した異常に焦点を絞り，頭のてっぺんからつま先まで診察する（表6）．意識レベルの評価には，開眼，言語，運動で評価できるGCS（Glasgow Come Scale）が有用である（表7）．血糖の測定も行う．

表4 ● 重症度と部位

	重症度	部位
呼吸	呼吸窮迫 呼吸不全	上気道閉塞 下気道閉塞 肺組織（実質）病変 呼吸調節の障害
循環	代償性ショック 低血圧性ショック	循環血漿量減少性ショック 心原性ショック 血流分布異常性ショック 心外閉塞・拘束性ショック

表5 ● AVPUスケール

A：Alert	意識清明
V：responsive to Verbal stimuli	呼びかけに反応する
P：responsive to Painful stimuli	痛み刺激に反応する
U：Unresponsive	反応しない

表6 ● Head-to-Toeアプローチ

頭頸部	胸部	腹部	皮膚	意識レベル
大泉門 眼球の陥凹 鼻閉・鼻汁 口腔内所見 頸静脈怒張 気管偏位 皮下気腫	呼吸数 呼吸パターン 胸壁の動き 呼吸音 心音 鼓音/濁音	腹部膨満 肝腫大	Turgor低下 下腿浮腫 皮下気腫	GCS

②病歴の聴取

漏れがないようSAMPLE（表8）に従って行うとよい．

d）診断的検査

血液検査やX線単純写真，超音波検査などによって病態の判定をより確実にすることができる．評価を阻害しない範囲で，二次評価の間に施行してもよい．

❸ 迅速な初期治療

a）呼吸障害に対する初期治療

呼吸障害があれば，直ちに気道を確保して酸素投与を開始する．高濃度酸素を投与するためには，リザーバつき非再呼吸マスクなどを用い，患児の顔面に密着させて，十分な酸素流量（通常10 L/分以上）を投与する．

①バッグ・マスク換気

小児医療従事者は，自己膨張式バッグのみならず，流量膨張式バッグを用いた換気法に習熟してほしい．酸素源がないと使用できないし，ある程度習熟が必要であるが，重症の小児・乳児では以下の理由から有用である．

流量膨張式バッグの利点
- 100％酸素の投与が可能
- 肺のコンプライアンスが推測できる
- 自発呼吸にタイミングを合わせやすい
- 呼気終末陽圧（PEEP）をかけた補助呼吸が可能

表7 ● GCS

	乳児	幼児〜学童	成人
開眼（E）			
4	自発的に		
3	呼びかけにより		
2	痛み刺激により		
1	開眼しない		
言語反応（V）			
5	笑い，喃語	年齢相応な単語，会話	見当識あり
4	持続的な啼泣・叫び声	混乱した単語，会話	混乱した会話
3	痛み刺激で啼泣	不適当な言葉	
2	痛み刺激でうめき声	うめき声	意味不明な発声
1	発声を認めない		
運動反応（M）			
6	自発的に目的をもって動く	指示に従う	
5	（触れる/つかむ）から逃避する	疼痛部へ手足をもっていく	
4	痛み刺激から逃避する		
3	異常屈曲		
2	異常伸展		
1	体動なし		

表8 ● 病歴聴取

S : Signs and Symptoms	自他覚症状
A : Allergies	アレルギー
M : Medications	薬剤服用歴/投与歴
P : Past history	既往歴
L : Last meal	最終経口摂取
E : Events	今回の経過

表9 ● ショック時の輸液の方法

ショックの分類	投与量	投与速度
循環血漿量減少性 血流分布異常性 心外閉塞・拘束性	20 mL/kg 必要に応じて反復	急速 5〜10分かけて
心原性	5〜10 mL/kg 必要に応じて反復	より緩徐に 10〜20分かけて
糖尿病性 ケトアシドーシス	10〜20 mL/kg	1時間かけて
中毒	5〜10 mL/kg 必要に応じて反復	より緩徐に 10〜20分かけて

b）循環障害に対する初期治療

ショックの原因にかかわらず，初期治療では生理食塩液や乳酸リンゲル液などの等張晶質液を急速投与する．ショックでは，組織の酸素需要が酸素供給を上回っているので，酸素投与も行う．

①輸液路確保

蘇生の現場では輸液路確保が困難な場合があるが，末梢静脈路確保に固執することなく，すみやかに骨髄路確保に変更する．骨髄針の刺入部位は脛骨前面近位端が第一選択である．

②輸液製剤の選択と投与量

ショックにおける初期輸液として，生理食塩液や乳酸リンゲル液などを使用する．低張液は使用しない．病態に応じて10〜20 mL/kgを急速投与する（表9）．投与後は再評価を行い，必要に応じて等張晶質液の追加投与を繰り返す．

2 小児の一次救命処置（図3）と二次救命処置（図4）

❶ 意識・呼吸の確認

心肺停止が疑われたら意識の確認をする．反応がなければ，大声で叫び，ベッドサイドの院内緊急コールシステムを始動させるなどして，応援要請と資器材手配を依頼する一方，CPRの手順を開始する．

気道確保を行って，胸から腹部を観察し呼吸の有無を確認する．患児の呼吸を観察しながら脈拍を確認する．10秒以内に脈の触知を確信できなければ脈はないと判断しCPRを開始する．

❷ 胸骨圧迫と人工呼吸

ただちに胸骨圧迫から開始し，バッグ・バルブ・マスク（BVM）などの準備ができしだい，気道確保ののち2回の人工呼吸を行う．人工呼吸は約1秒かけて，患児の胸が上がることが確認できる程度である．質の高い胸骨圧迫を行うことが重要である．

> **診療のコツ**
>
> 質の高いCPRの実施のためには，まず強く，速く胸骨を圧迫することが重要である．深さは胸の厚さの約1/3，1分間あたり少なくとも100回のテンポで行う．
> また冠動脈灌流圧が高いほど高い自己心拍再開率が得られるが，胸骨圧迫の中断ごとに灌流圧が低下することから，できる限り中断を少なくする．乳児に対しては胸郭包み込み両母指圧迫法を用いるのも，適切な深度・強度の圧迫が一定して行え，より高い冠動脈灌流圧を発生させることが示されているからである．
> 一方救助者の疲労のために胸骨圧迫の質が低下することが知られているので，交代できる場合には1〜2分ごとに交代するが，この場合も中断を最小にする．

乳幼児の心肺停止は呼吸原性である可能性が高いので，心肺停止の危険性がある患者の場合は，BVMなど直ちに人工呼吸が開始できる準備を整えておきたい．

2人でCPRを行う場合は15：2の圧迫：換気比で行う．1人の場合は小児・乳児も成人と同じ30：2の圧迫：換気比である．乳児に対して2人以上で救助にあたる場合は，胸郭包み込み両母指圧迫法を用いる．

❸ リズムチェックと電気ショック

除細動器が到着したらリズムチェックを行う．乳児用パドルは体重約10 kg，およそ1歳を

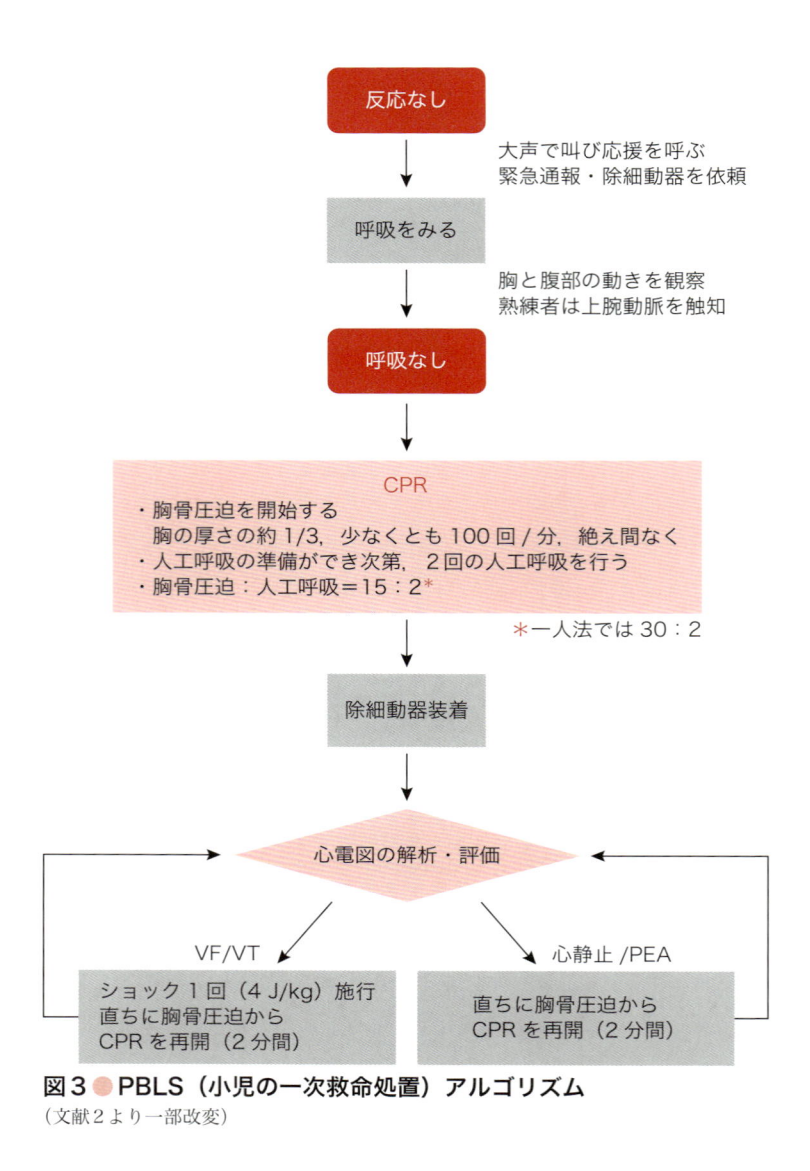

```
          反応なし
            ↓          大声で叫び応援を呼ぶ
                       緊急通報・除細動器を依頼
          呼吸をみる
            ↓          胸と腹部の動きを観察
                       熟練者は上腕動脈を触知
          呼吸なし
            ↓
          CPR
          ・胸骨圧迫を開始する
            胸の厚さの約1/3，少なくとも100回/分，絶え間なく
          ・人工呼吸の準備ができ次第，2回の人工呼吸を行う
          ・胸骨圧迫：人工呼吸＝15：2*
                              *一人法では30：2
            ↓
          除細動器装着
            ↓
        心電図の解析・評価
          ↙         ↘
       VF/VT       心静止/PEA
   ショック1回（4 J/kg）施行  直ちに胸骨圧迫から
   直ちに胸骨圧迫から       CPRを再開（2分間）
   CPRを再開（2分間）
```

図3 ● PBLS（小児の一次救命処置）アルゴリズム
（文献2より一部改変）

上限指標として使用する．心室細動/無脈性心室頻拍（VF/無脈性VT）であれば，4 J/kgで電気ショックを1回行い，直ちに胸骨圧迫からCPRを2分間行う．無脈性電気活動（PEA：pulseless electrical activity）や心静止であれば，直ちに胸骨圧迫からCPRを2分間行う．

❹ ショックが必要なリズム　VF/無脈性VT

初回の電気ショック後から約2分間のCPRを完了後，再度リズムチェックを行う．VF/無脈性VTが持続していれば再び同じエネルギー量（4 J/kg）で電気ショックを行い，アドレナリン（0.01 mg/kg）をできるだけすみやかに投与する．薬剤投与のタイミングは電気ショックの前でも後でもよいが，リズムチェックまでの約2分間のCPR中にあらかじめ準備をしておくことが望ましい．

さらに約2分間のCPRを行った後のリズムチェックでも，依然としてVF/無脈性VTであ

```
                    反応なし
                無呼吸または死戦期呼吸
                         │
                         ▼
                   CPR（15：2）
                   除細動器装着
                         │
         ショック要       心電図        ショック不要
        ┌──────────── リズムチェック ────────────┐
        ▼                                        ▼
   VF/無脈性VT                              心静止/PEA
        │                                        │
        ▼                                        ▼
   除細動 4 J/kg                      アドレナリン 0.01 mg/kg
                                           4分毎
   CPR 2分間                            CPR 2分間
   リズムチェック                       リズムチェック
```

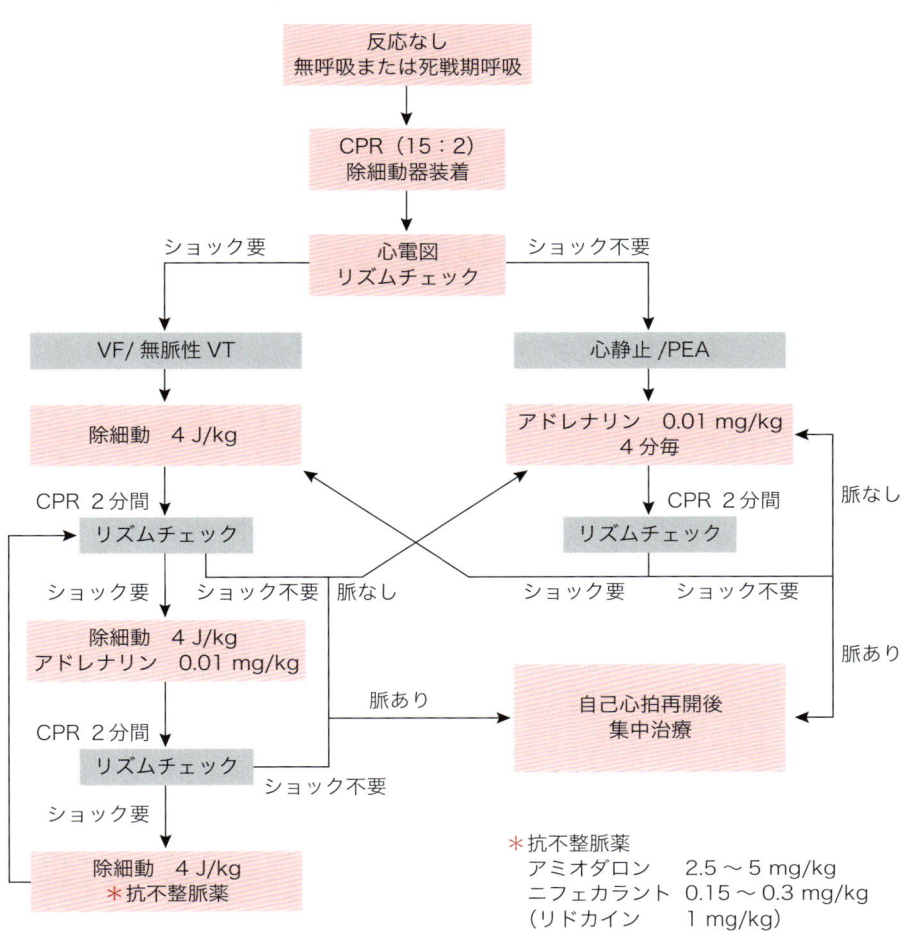

図4 ● PALS（小児の二次救命処置）アルゴリズム

*抗不整脈薬
アミオダロン　2.5～5 mg/kg
ニフェカラント　0.15～0.3 mg/kg
（リドカイン　1 mg/kg）

れば，電気ショック（4 J/kg）に加えて抗不整脈薬を投与する．アミオダロン2.5～5 mg/kg（最大300 mg），あるいはニフェカラント0.15～0.3 mg/kgを投与する．アミオダロンやニフェカラントが使用できない場合には，効果は劣るがリドカインを使用してもよい．投与量は1回1 mg/kg，最大3 mg/kgまでとする．

❺ ショックが不要なリズム　PEA/心静止

PEAないし心静止であれば，高濃度酸素を用いたCPRを継続するとともに，心停止を引き起こした可逆的原因を4H4T（表10）に従い検索し是正を目指す．アドレナリン0.01 mg/kg（最大1 mg）を3～5分毎に投与する．繰り返す際にも高用量は使用しない．

蘇生や不整脈に対して用いられる主な薬剤の投与量を表11に示す．

❻ 心拍再開後の集中治療

心拍再開の可能性があるQRS波形が認められた場合は脈拍を確認する．脈拍を触知すれば心拍再開後のモニタリングと管理を開始する．

表10 ● 心停止の可逆的原因となる4つのHと4つのT（4H4T）

Hypoxia（低酸素症）
Hypovolemia（循環血液量の減少）
Hypo/hyperkalemia/metabolic（低カリウム血症，高カリウム血症，代謝性アシドーシス）
Hypothermia（低体温）
Tension pneumothorax（緊張性気胸）
Tamponade, cardiac（心タンポナーデ）
Toxins（中毒）
Thrombosis（coronary：急性冠症候群，pulmonary：肺血栓塞栓症）

＊さらにHypoglycemia（低血糖）やTrauma（外傷）なども原因として考慮する

表11 ● 小児の心停止，不整脈に用いられる主な薬剤

薬剤	用量	用法
ATP	初回 0.1 mg/kg（最大 6 mg） 2回目以降 0.2 mg/kg（最大 10 mg）	心電図モニター 急速静注
アドレナリン	0.01 mg/kg IV/IO （0.1 mL/kg 1：10,000）	心停止，CPRで改善しない徐脈 3～5分毎に投与可 アナフィラキシーに用いる場合は0.01 mg/kg筋注，または同量を10倍希釈して静注
アミオダロン	2.5～5.0 mg/kg（最大 300 mg）	
ニフェカラント	0.15～0.3 mg/kg	
アトロピン硫酸塩	0.02 mg/kg IV/IO 最小投与量 0.1 mg 最大投与量 0.5 mg	迷走神経刺激による徐脈 有機リン酸中毒では高用量を考慮
リドカイン	1 mg/kg IV/IO 最大投与量 100 mg 持続投与量 20～50 μg/kg/分	
プロカインアミド	15 mg/kg IV/IO 30分以上かけて	心電図，血圧 QT延長に注意
ブドウ糖液	0.5～1 g/kg IV/IO	50％ 1～2 mL/kg 25％ 2～4 mL/kg 10％ 5～10 mL/kg
硫酸マグネシウム	25～50 mg/kg IV/IO 10～20分以上かけて	
グルコン酸カルシウム	60～100 mg/kg IV/IO （0.6～1.0 mL/kg）	ゆっくり静注

IV：静注，IO：髄注

表12 ● 気管チューブサイズの目安

年齢	カフなし	カフ付き
乳児：3.5 kg以上1歳未満	3.5 mm	3.0 mm
小児：1～2歳	4.0 mm	3.5 mm
小児：2歳以上	年齢/4＋4 mm	年齢/4＋3.5 mm

❼ 高度な気道確保

　バッグ・マスク換気が有効に実施されていれば，蘇生中に気管挿管を急ぐ必要はない．VF/無脈性VTならば少なくとも最初の電気ショックまでに行わない．気管チューブ（表12）の位置確認には，聴診，視診による身体所見と併せて呼気CO_2モニタや比色式CO_2検知器を使用する．気管挿管後は非同期でCPRを行うが，過換気を避けるために10回/分の換気回数とする．

文　献
1) 『JRC蘇生ガイドライン2010』（日本蘇生協議会・日本救急医療財団/監），へるす出版，2011
2) 『改訂4版　救急蘇生法の指針2010　医療従事者用』（日本救急医療財団心肺蘇生法委員会/監），へるす出版，2011
3) Berg MD et al : In-hospital pediatric cardiac arrest. Pediatr Clin North Am. 55：589-604, 2008
4) 厚生労働科学研究費事業「平成21年度循環器疾患等の救命率向上に資する効果的な救急蘇生法の普及啓発に関する研究班報告書」
5) 太田邦雄：特集・新しい小児救急医学に向けた変革「1．予防」，救急医学，34：999-1001, 2010

Column

小児院内心停止の原因

　心停止の原因は，成人ではVFなどの心原性が多いのに対し，小児では呼吸原性が多いと言われていますが，実際にはどうなのでしょう．表は米国の小児院内心停止についてまとめたものです[3]．小児の院内心停止の原因は，循環不全（低血圧），呼吸不全，不整脈，代謝電解質異常の順でした．したがってショックや呼吸不全に対する対応が重要になるわけですが，一旦心停止に陥ると救命することは困難であることも事実です．本稿で述べたように，放置すれば心肺停止に陥る呼吸・循環障害を早期に認識して適切に介入すること，すなわち心肺停止の予防が救命率の向上のために最も重要であることを再度強調したいと思います．一方で初期心電図調律は，心静止40％，PEA 41％，VF/無脈性VT 24％でした．電気ショックが必要な不整脈も決して少なくないことも示しています．小児医療従事者もVF/無脈性VTに対する準備を怠ってはいけません．
　これら小児院内心停止の原因は国内のパイロットスタディの結果においても同様の傾向でした[4]．小児・乳児に対して心肺蘇生が必要なケースは多くありませんが，いざというときにチームとして高いパフォーマンスが得られるように，本稿を参考にしながらシミュレーション教育などを通して準備してほしいと思います．

表　小児の院内心停止　880例のまとめ

	人数	（割合）
年齢		
平均（SD）	5.6	(6.4)
中央値（幅）	1.8	(0-17.0)
性		
男	473	(54)
女	407	(46)
初期心電図		
心静止	350	(40)
VF/無脈性VT	120	(14)
VF	71	(8)
無脈性VT	49	(6)
PEA	213	(24)
不明	197	(22)
直接原因		
不整脈	392	(49)
呼吸不全	455	(57)
低血圧	483	(61)
代謝/電解質異常	95	(12)
肺水腫	33	(4)
気道閉塞	41	(5)

（文献3より）

◆著者プロフィール

太田邦雄（Kunio Ohta）：金沢大学大学院医薬保健学総合研究科小児科

第2章 いざというとき困らないための処置のコツ

2. 耳鼻咽喉科小児救急疾患への対応のコツ

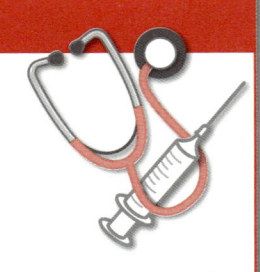

田山二朗

ポイント

救急対応においては3つの要素が重要である.
①緊急度：今すぐすべきか，後日の専門医受診でよいか
②診断・治療の難易度：対応可能か，専門的知識や技術が必要か
③診断・治療能力：自分の能力と医療機関の能力をそれぞれ判断

具体的には，次のように行動する
1）自分に「できる」処置であれば，速やかに「実行」すればよい.
　　専門医受診までの応急的な処置でよい場合もある.
2）「できない」場合には，
　　直ちに「すべき」状況か，「しなくてもよい」状況かをまず判断する
　　①「すべき」状況
　　　「できる」医師を要請するか，可能な医療機関へ依頼する.
　　②すぐに「しなくてもよい」状況
　　　すぐに処置が必要でないこと，また専門医による処置が望ましいことを説明する.
なお「できない」のは，必ずしも個人の能力が劣っていることを示すわけではない.治療に必要な器具，スタッフや設備など治療環境が整ってない場合もあり，それを恥じる必要はない.

1 はじめに

　耳鼻咽喉科領域の診断は，症状の把握と視診・触診が重要になるが，小児においてはこれらの情報を得ることが非常に難しい.また，救急診療においては患者の容態から緊急度を判断し，的確な対応が要求される.正確な診断を下せるよう，小児に発症する基本的な疾患に対する知識を身に付け，局所所見の把握と家族からの情報収集に努める.判断に迷う場合，患者の状態が思わしくない場合には，ためらわず専門医へコンサルトすべきであろう.
　本稿では，耳鼻咽喉科領域の小児救急で多い疾患をいくつか取り上げて解説する.

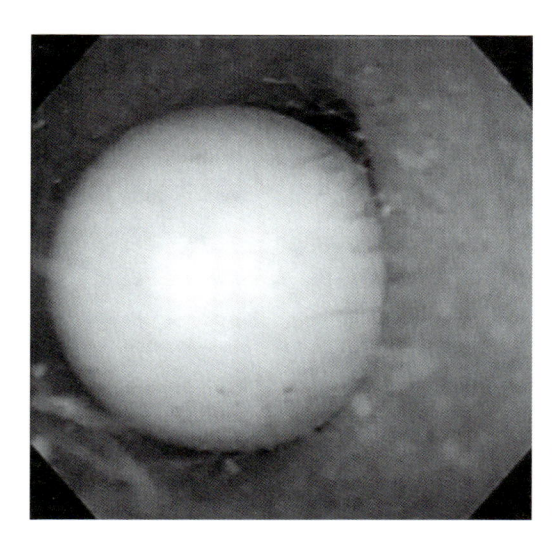

図1 ●外耳道異物
玩具（BB弾）の外耳道異物．滑るので，摘出する際に押し込まないように注意する（巻頭「Color Atlas」図1参照）

2 異　物

診療のコツ

> まずいつ，どこで，どんな状況で，何が入ったかを確認する．小児の場合エピソードがはっきりしない場合も多い．「異物の可能性がある」ことを常に念頭に置くことが診断の第一歩である．異物を確認した後，素早く安全に摘出する．摘出が不可能であると判断したら耳鼻咽喉科の専門医に送る．

❶ 診察のポイントと治療

耳鼻咽喉科領域で遭遇する異物を部位別に解説する．なお，気管支異物については第4章-4「気道異物」で，食道異物については第2章-3の「異物誤飲」で触れるのでここでは省略する．

a）外耳道異物

外耳道に入る大きさであれば，なんでも異物となりうるが，昆虫，小石，玩具などが多い．昆虫は摘出時に動いて疼痛を引き起こすため，8％キシロカイン®を噴霧し殺虫後に摘出する．処置のできる手持ちの耳鏡を使用し，耳鼻科用の耳用鉗子か耳用摂子を用いて摘出する．外耳道に密着した丸い玩具などは鉗子でも滑ってつかみにくく，かえって奥へ押し込むこともある（図1）．取れなければ緊急性がないことを説明し，専門医の受診を勧める．

b）鼻腔異物

玩具，ティッシュペーパー，綿花などが異物となりうる．2～4％キシロカイン®を噴霧し鼻腔粘膜を麻酔，5,000倍エピネフリン（アドレナリン）で粘膜腫脹を解除したのちに摘出

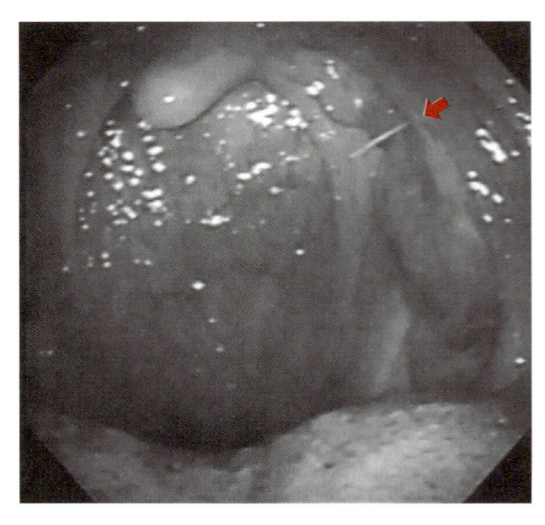

図2● 咽頭異物
左扁桃に魚骨（アジの骨）が刺さっている（巻頭「Color Atlas」図2参照）

する．奥に押し込むと摘出しにくいばかりか，誤嚥や誤飲の可能性も出るので注意する．

c) 咽頭異物

　魚骨が多い．口蓋扁桃に刺さるのが圧倒的であり，この部分を注意深く観察する（図2）．異物による傷のみでも違和感や痛みを訴えることがある．症状があるからといって必ずしも異物が存在するわけではないが，舌根・下咽頭など下方に存在する可能性があり確認できないときには，専門医に送る．

3 耳漏，耳痛

> **診療のコツ**
> - **急性中耳炎**（図3），**外耳道炎**（および湿疹）（図4）を考えるが，症状のみで両者の鑑別は難しい．
> - 急性中耳炎は上気道感染に伴い生ずることが多い．起炎菌は肺炎球菌とインフルエンザ菌が主体．
> - 外耳道炎は外耳道の刺激によって生ずる．耳かきの後や水泳の後によくみられる．起炎菌は黄色ブドウ球菌が多い．

❶ 診察のポイント

❶上気道感染，特に鼻・咽喉頭の炎症の有無
❷外耳道損傷（綿棒，耳かきなど）の有無
❸外耳道入口部付近の圧痛や耳介の牽引痛があるときは外耳道炎を疑う
❹耳内を清掃して外耳道と鼓膜所見をチェックする

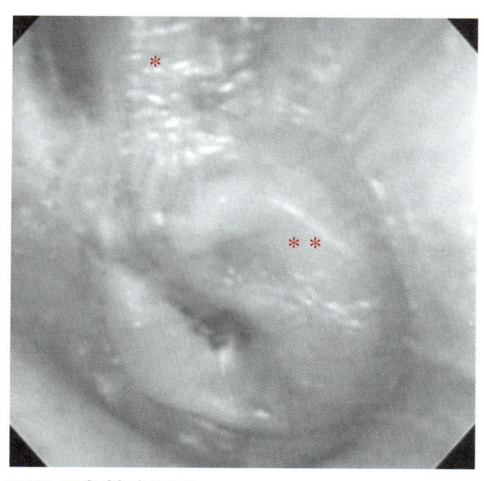

図3● 急性中耳炎
鼓膜の腫脹（＊＊）と，外耳道も含めて発赤（＊）が認められる（巻頭「Color Atlas」図3参照）

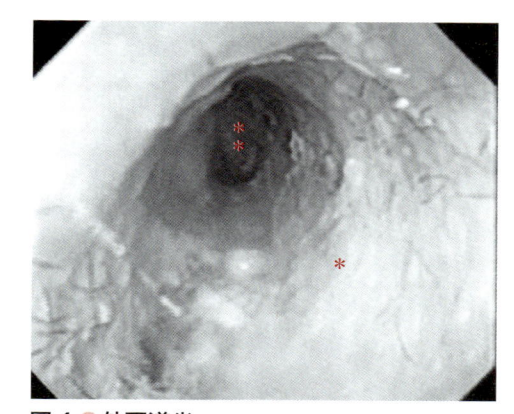

図4● 外耳道炎
外耳道全体が汚染され，皮膚に腫脹を認める（＊）．奥の鼓膜にも発赤が認められる（＊＊）（巻頭「Color Atlas」図4参照）

❷ 治 療

a）保存的治療を先行

外耳道の細菌感染には清掃と，抗菌薬の点耳薬や軟膏を使用する．高度なものは抗菌薬の内服を併用する．急性中耳炎は抗菌薬の内服を行う．また原因となる上気道感染などに対しての処置や内服．強い痛みには消炎鎮痛薬を投与する〔アセトアミノフェン（アンヒバ®坐

◆ 外耳道昆虫異物を殺すには　　　　　　　　　　　　　Column

昆虫を生きたまま取ろうとすると，暴れて奥に入り，患者も痛がって暴れます．まずは虫を殺すこと．「油を使う」と記載している教科書もありますが，これは間違い．すぐには死なず，油自体診療室では手に入りません．救急カートに8％キシロカイン®スプレーがあるので，これを使います．学生に質問したら，「殺虫剤」との答えも…人に向けるなと注意書きにあります！

◆ 外耳道の BB 弾

「あ，見えた」，でもどうやって取る？ 丸いところに丸い物，隙間がない！ 綿棒に瞬間接着剤でくっつけて…でも乾くまで子供はじっとしている？ ところで，いったいいつ入れたのか，母親も記憶にない．今すぐ取らなくてもよいなら，潔く専門家に任せては．「取れません」というのは医師としてどう？ 正解は「特殊な道具が必要ですから耳鼻咽喉科医に任せましょう」．もちろん今すぐ取らなくても大丈夫なことは説明したうえで．

◆ 行方不明になった鼻腔 BB 弾異物

BB弾を鼻腔に詰めたお子さんが救急外来を受診されました．確認できたので摂子で取り出そうとしたところ滑って奥に移動し見えなくなってしまいました．耳鼻科医が呼ばれて鼻腔内を内視鏡も用いて検査しましたが，どこにも見当たりません．となると行き先は，気道か食道…もし気道に入ったら….
BB弾はX線透過性のため，単純X線検査では確認できません．処置時に咳嗽反射もなく，呼吸状態も変化ないので，おそらく食道へ落ちたものと判断しましたが…丸いものは滑るので，不用意に摂子でつかみにいかないこと．

剤，アルピニー®坐剤，カロナール®など）：10 mg/kg：1歳未満 50 mg，1～2歳 50～100 mg，3～5歳 100 mg，6～12歳 100～200 mg〕．

b）鼓膜切開→専門医へ任せる

中耳炎で鼓膜の腫脹が激しく薬物投与に反応しない場合，鼓膜切開をして排膿すると痛みなどの症状が消失する．

c）急性中耳炎から滲出性中耳炎に移行することもあるため，その後の経過を専門医でチェック

4 鼻出血

診療のコツ

出血の量，出血部位の推定を行い，全身状態を把握する．ほとんどは鼻中隔前方（**キーゼルバッハ部位**）よりの出血（図5）であり，圧迫で止血することができるが，まれに血液疾患や全身性疾患が原因となるので注意を要する．

❶ 診察のポイント

❶**出血傾向のチェック**：基礎疾患や薬物内服の有無，皮下出血などの症状
❷**出血の動機**　　　　：鼻をかむ，こする，ほじるなど
❸**出血状態のチェック**：止血されるか，反復するか，大量か
❹**出血部位のチェック**：キーゼルバッハ部位，左右の確認
❺多量の出血がある場合には，バイタルをチェックする

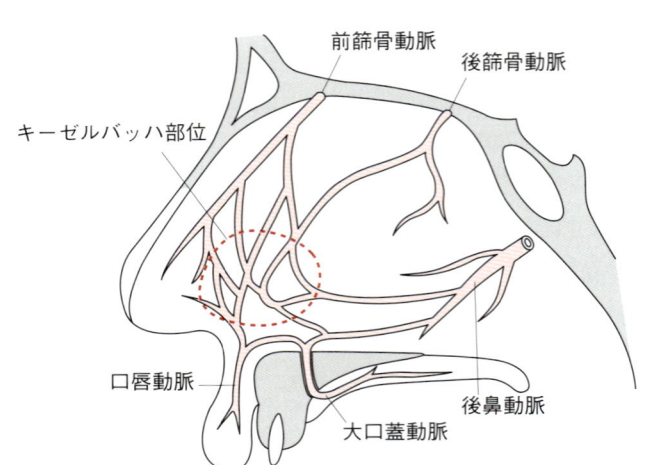

図5 ●キーゼルバッハ部位
鼻中隔前方は血管の吻合する部位で，鼻出血を起こしやすい（文献6を参考に作成）

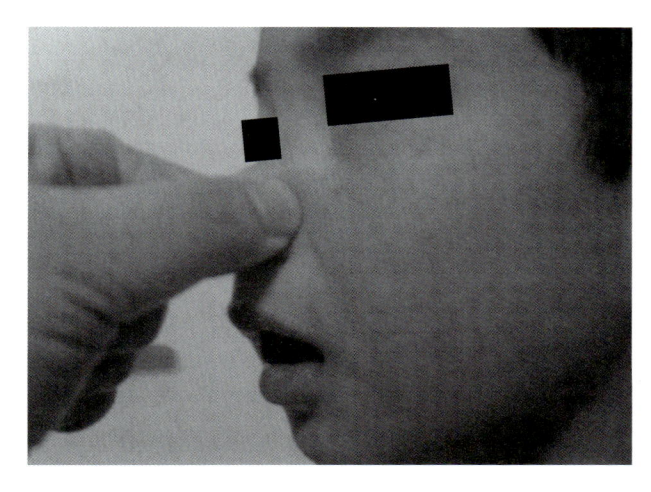

図6 ●鼻出血止血法
鼻翼を圧迫して止血する．ノドに回った血液は吐き出させる
（巻頭「Color Atlas」図5参照）

❷ 治　療

　5,000倍エピネフリン（アドレナリン）と4％キシロカイン®を含んだ綿もしくはガーゼを鼻腔の前方に挿入する．鼻翼（いわゆる小鼻）を指でつまみ圧迫止血する（図6）．この操作によって止血されれば，ほぼキーゼルバッハ部位からと考えて問題ない．止血操作を保護者に説明し，後日専門医の受診を勧める．指での刺激が考えられるときには，爪切りなどを指導する．

　止血されない場合，特に出血が多量な場合には点滴ラインを確保し，専門医へコンサルトもしくは搬送する．

　鼻出血については，第3章-6「鼻血，皮下出血」の項も参照．

文　献
1）『今日の治療指針2002年版』（多賀須幸男，尾形悦郎/監，山口　徹，北原光夫/総編集），医学書院，2002
2）『耳鼻咽喉科の救急疾患．ENTNow No.5』（高橋　姿/編），メジカルビュー社，2003
3）『特集/外来処置ハンドブック－局所療法の実際』JOHNS, 15（4），東京医学社，1999
4）『特集/救急療法の実際』JOHNS, 1（7），東京医学社，1985
5）『特集/小児と耳鼻咽喉科』JOHNS, 3（7），東京医学社，1987
6）『フローチャート耳鼻咽喉・頭頸科診療』（太田文彦，他/編），金原出版，1985

◆ 処置には愛情を　　　　　　　　　　　　　　　　　　　Column

　学生講義で鼻出血の対応について質問すると，「指で鼻を摘ませる」との答え．確かにそうですが，それは自宅でできる処置．次に「ガーゼを詰めて圧迫止血」．これは薬品を用いるという発想に欠如しています．「ボスミン®に浸したガーゼを使う」．だんだん医師らしくなってきましたが，処置をするときになるべく痛みを取るという姿勢に欠如しています．4％キシロカイン®も混ぜてできるだけ患者の苦痛を取り除くと処置もやりやすくなります．

◆著者プロフィール

田山二朗（Niro Tayama）：国立国際医療研究センター耳鼻咽喉科・頭頸部外科

第2章　いざというとき困らないための処置のコツ

3. 異物誤飲
前もって資料，薬品，器具をそろえておく必要がある

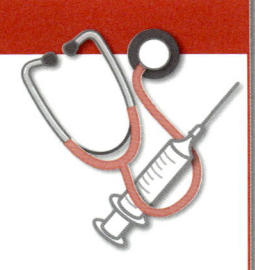

山中龍宏

ポイント

- 乳幼児の誤飲の診療には必ず遭遇する．
- 誤飲したものは9割以上が家庭用品と医薬品で，経口摂取が96％となっている．乳幼児の誤飲は重症化することは少ないが，何が危険かを知っておく必要がある．
- 重症度が高いものは，毛髪用化粧品の染毛剤1液やパーマ液第2剤，有機リン含有殺虫剤，灯油，ボタン電池の誤飲である．
- 処置について，有効性が認められたガイドラインはない．

1 はじめに

　生後5カ月を過ぎると，乳児は手にしたものは何でも口にもっていく．そして誤飲が発生する．乳児の事故のうち，最も頻度が高いものは異物の誤飲である．

　2011年1月から12月の1年間に，日本中毒情報センターが受信した総件数は36,818件（単純計算で21.4分に1件）であった．この数値には「たばこ専用応答電話」の利用件数9,265件は含まれていない．そのうち0～5歳の相談が79.6％を占め，1歳未満が7,973件，1～5歳が21,323件であった．0～5歳の電話の問い合わせは，91％が一般家庭からであり，事故発生から問い合わせまでの時間は，10分以内が44％，1時間以内が85％であった．摂取物質は1種類だけのことが多い．問い合わせ時に何らかの症状が認められたものは5～7％，物質や摂取量から判断して症状が出現する可能性がある場合は全体の13％であった．その内訳では，農薬が35％と最も高く，次いでアルコールなどであった．5歳以下で誤飲した物質のなかで一番多いのは化粧品，続いてたばこ関連品，医薬品，洗剤，殺虫剤の順となっていた．

　医療機関を受診するような誤飲の発生率は，1歳5カ月までは4％，0～3歳未満は5％と報告されている．

　臨床の場では，誤飲の症例に必ず遭遇すると考えておくべきである．そのためには，ふだんから資料をそろえ，基本的な処置法を知っておく必要がある．

2 前もってそろえておくべき資料

・「新・絵で見る中毒110番」（内藤裕史 他／著），保健同人社，1992

- 「急性中毒処置の手引き－必須272種の化学製品と自然毒情報－」（鵜飼 卓/監，日本中毒情報センター/編），じほう，1999
- 「中毒百科－事例・病態・治療－」（内藤裕史/著），南江堂，2001

3 問い合わせ先

- 中毒110番（情報提供料無料，通話料のみ）
  - 大阪　　　072-727-2499（365日，24時間対応）
  - つくば　　029-852-9999（365日，9時～21時対応）
- 医療機関専用有料電話（情報提供料：1件につき2,000円）
  - 大阪　　　072-726-9923（365日，24時間対応）
  - つくば　　029-851-9999（365日，9時～21時対応）
- たばこ専用応答電話（情報提供料：無料，通話料のみ，テープによる情報提供）
  - 072-726-9922（365日，24時間対応）
- 日本中毒情報センターホームページ：http://www.j-poison-ic.or.jp

そのほか，病院，企業，行政などの賛助会員のみに電話番号を通知する賛助会員専用電話システムがある．

4 基本的な処置

❶ 催　吐

患児をうつぶせとし，大人は立て膝をして大腿の上に子どものおなかを乗せ頭を低くする．のどの奥を指やスプーンで押し下げて吐かせる．これは，誤飲に気付いた時点で行うことが望ましい．吐かない場合は，水，牛乳などを飲ませてから吐かせる．ナフタリンなどの脂溶性の化学製品の場合は牛乳を飲ませることは禁忌である．

嘔吐させることが禁忌の場合
- 意識混濁があるとき
- 石油製品の誤飲の場合
- 強酸や強アルカリの誤飲の場合
- けいれんを起こしている場合
- 吐物が血性であるとき

❷ 付着物の洗浄

農薬のなかには，皮膚や粘膜から吸収されるものがあり，石けんで洗浄する．皮膚が水で濡れていると通過しやすい．口，鼻腔粘膜は大量の水で洗浄する．眼は生理食塩液で15分間洗浄する．

❸ 胃洗浄

誤飲したものが不明，あるいは大量の場合に行う．基本的には服毒から1時間以内に実施しなければ効果は少ない．患児は左側臥位とし，頭部を少し下げて抑制する．太めの胃内チューブを挿入する．微温湯か温めた生理食塩液を1回あたり15 mL/kg流し込む．洗浄液の総量は500～2,000 mLとなる．意識障害がある場合は，気管内挿管をしてから行う．

胃洗浄は，気道内への誤嚥，食道・胃の損傷などの合併症を起こすことがある．なお，活性炭に吸着されないとわかっている毒物以外は活性炭の投与を，下剤投与の適応があるかぎり下剤を併用する．

❹ 吸着剤，解毒剤の投与

一般には，牛乳，生卵を飲ませる．酸の嚥下時には重炭酸ナトリウムなどのアルカリで，アルカリの嚥下時には酢などの酸による中和が言われているが，反応熱の発生による損傷の拡大と，大量のガス発生による消化管の穿孔の危険があるため禁忌である．酸・アルカリいずれもpHの正常化には，牛乳や卵が優れている．

活性炭（activated charcoal）は，多くの薬毒物と結合する吸着剤で，服用した薬毒物と消化管内で結合する．活性炭それ自身は体内に吸収されないため，服用した薬毒物の体内吸収を減少させる．活性炭にはすでに血中に吸収されている薬毒物の排泄促進効果もあり，禁忌および活性炭に吸着しない物質以外のすべての中毒で活性炭治療が推奨される．投与量は，活性炭を1 g/kg投与する．活性炭は反復して投与できる．

❺ 下剤の投与

毒物の腸管通過時間を早めるため，35％ソルビトール，クエン酸マグネシウム，硫酸マグネシウムを用いる．

❻ 腸洗浄，腹膜透析，血液透析，交換輸血

パラコートや有機リンなど，生命に危険がある化学製品の誤飲や，多臓器障害がみられる例で行われる．

5 検体の保存

血液，尿（30～50 mL），吐物，胃内容物，胃洗浄液などを保存しておき，物質の同定を行う．また重症例では，定期的に血中濃度測定を行う．

6 診断と評価

まずはじめに，何時に，何を，どのくらいの量を食べた，あるいは飲んだかを確認する．しかし，摂取量は不明なことが多い．目安としては，液体の場合の1回の嚥下量は，1歳3カ月～3歳6カ月児では4.5 mLとされている．飲んだものの最大摂取量を推定する．誤飲した

表 小児が誤飲しても問題のないもの

㋐	インク……………………10 mL以下		洗剤………………………1口以下（台所用，洗濯用合成洗剤）
	おむつかぶれ軟膏………10 g以下		鮮度保存剤………………中毒の心配はない
㋕	蚊取り線香………………2巻以下	㋙	体温計水銀………………中毒の心配はない
	蚊取りマット……………30枚以下		たばこ……………………3 cm以下
	紙おむつ…………………中毒の心配はない		チャコ……………………30 g以下
	口紅………………………30 g以下		チョーク…………………1本以下
	クリーム（化粧用）……10 g以下	㋠	乳液………………………10 g以下
	クレパス…………………1本以下		ぬれナプキン……………2,3枚以下 窒息に注意
	クレヨン…………………1本以下		粘土………………………1口以下
	消しゴム…………………中毒の心配はない 窒息に注意		糊…………………………中毒の心配はない
㋚	しゃぼん玉………………濃度によるが1口程度なら心配ない	㋩	肥料（固形）……………1口以下
	植物活力剤………………中毒の心配はない		ファンデーション………10 g以下
	シリカゲル………………中毒の心配はない		ボールペンインク………1本以下
	水彩絵の具………………1/2本以下	㋮	マジックインキ…………なめた程度なら心配ない
	スタンプインク…………10 g以下			
	石けん……………………10 g以下		マッチ……………………15本以下
	線香………………………中毒の心配はない	㋻	ろうそく…………………1本以下

日本中毒情報センターの資料より

ものの残りや，空のびん，メーカーの説明書などがあれば持参してもらう．目撃していない場合，置いてあったものがないというだけで誤飲したとあわてる保護者もいる．

　6歳以上の中毒物質の誤飲はまれであり，虐待を考慮する．思春期では，自殺企図で複数の中毒物質を摂取することがある．

　たばこの誤飲の70％は0歳児で，8カ月児が最も多い．症状の出現は14％程度で，嘔気，嘔吐，流涎，顔面蒼白などが2～3時間後に認められる．

　医薬品の誤飲では，剤形と小児の発達段階に相関がみられ，軟膏や外用液剤は0～1歳児に多く，錠剤やカプセル剤は1～2歳児，シロップ剤は2～3歳児に多い．びん入りの薬は，0歳児でも1/3は手で開けることができ，1歳児の半数はPTP包装の錠剤を取り出すことができる．医薬品全体でみると，誤飲によって症状が出現するのは18％で，その内訳では，向精神薬，抗てんかん薬，下剤が多い．

　胃内の固形異物（針なども含む）は，3日以内に60％，1週間以内に80％が排泄されるので，自然排泄を待つ．3週間以上腹部に停滞するときは外科的治療を考える．

　何を誤飲したか不明である場合，臨床症状から中毒物質を推定する．小児が誤飲しても問題がないものを表に示した．身のまわりにある化学物質は膨大な数にのぼり，また新しい製品も日々増加している．手もとの資料に記載のないものは，製造した企業に問い合わせる必要がある．

> **診療のコツ**
>
> **ボタン電池を飲んだかも…**
> ボタン電池の誤飲は緊急事態と考える必要がある．食道穿孔をきたして死亡した例も報告されている．ボタン電池を飲んだ可能性がある場合は，すぐにX線写真を撮り，食道もしくは咽頭異物となっていたときは，電池の種類や大きさにかかわらず，全例緊急に摘出する必要がある．特に，起電力の大きなリチウム電池は1時間以内に組織障害を生じる危険があり，超緊急の対応が必要とされる．胃内に電池があった場合は，直径11.6 mmのアルカリマンガン電池の場合は経過観察し，自然排出を待つ．ただし，48時間以上胃内に滞留した場合は摘出する．直径20 mmのリチウム電池は径が大きいため胃内に滞留する危険が高く，起電力も高いので早期摘出を原則とする．腸管内の電池は経過観察し，自然排出を待つ．吐血や腹膜刺激症状があるときは，電池の種類，時間経過にかかわらず摘出する．

7 治療

　誤飲した物質を同定し，その最大量を推測して，手もとの資料で物質の体内における動態を調べる．治療の原則は，毒物を除去，あるいは体内吸収を減少させ，排泄を促進し，特異的な解毒剤，拮抗剤があればその投与を行う．バイタルサインを評価しつつ，その安定を図ることが最も大切となる．

8 たばこ誤飲の症状と対処法

　症状の出現頻度は14％程度とされている．最も頻度が高い症状は嘔気，嘔吐で，嘔吐は10〜60分以内にみられる．その他の症状もほとんどは2〜4時間以内に出現する．嘔吐以外の消化器症状として，口腔の灼熱感，唾液分泌の増加，腹痛，下痢などがある．その他，顔面蒼白，頭痛，四肢の振戦，冷汗，眩暈，羞明，視力障害，呼吸促迫，血圧上昇などがある．重症では呼吸困難，全身のけいれん，呼吸停止がみられることがあるが非常にまれである．

● **初期治療**

　気付いた時点で，すぐに吐かせることが原則である．たばこが口腔内にあれば指で掻き出す．その後，患児をうつぶせとし，大人は立て膝をして大腿の上に子どものおなかを乗せ頭を低くする．子どもの口角から歯肉の外側に沿って指を入れ，臼歯が出るあたりからのどの奥を押し下げて強く刺激する．

　消化管内でたばこからニコチンが溶出して吸収されるのを促進するおそれがあるため，たばこの葉や吸いがらを誤食した場合は水や牛乳は飲ませない．たばこが浸っていた溶液を飲んだ場合は，水，または牛乳など（小児では10 mL/kg程度）を飲ませてから吐かせる．

　乳幼児がたばこを口に入れていても実際の嚥下量は少なく，またたばこの催吐作用のため初期に嘔吐される．したがって，3 cm以下のたばこの誤飲では特に処置を必要とせず，4時

間観察して症状が出現しなければ問題ない．外来で診察，あるいは処置を行い，帰宅させた場合は，4時間後，24時間後に電話で症状の有無を確認するとよい．親への見せしめとしてたばこを誤飲した全例に胃洗浄を行っている医師がいるが，また誤飲を反復する例も多く，意味がない．

　米国では，たばこの中毒量はたばこ2本（吸いがら6本）以上とされ，それ以下では処置しないと報告されている．

　灰皿の水や灰皿代わりにしたジュース缶の溶液にたばこが溶け出た水を飲んだ場合は中毒作用が強く，胃洗浄，活性炭や下剤の投与，入院加療が必要となる．ニコチンに対しては拮抗剤はなく，対症療法が主体となる．

文　献
1) 日本中毒情報センター：2011年受信報告．中毒研究，25：129-161，2012
2) 石沢淳子：中毒センターからみた小児の誤飲事故．日児誌，98：1833-1836，1994
3) 山下衛，他：小児の中毒－発生状況－．中毒研究，7：113-120，1994
4) 新谷茂：情報提供者からみたわが国の中毒．中毒研究，8：121-128，1995
5) 木下博行，他：小児の誤飲事故の発生頻度の検討．第21回日本中毒学会総会抄録集：45，1999
6) 木下博行，他：当院における誤飲事故2,756件の検討．第45回日本小児保健学会講演集：648-649，1998
7) 高野陽，他：小児の異物誤飲事故について．日児誌，94：1299-1304，1990
8) 水田隆三：異物誤飲．小児科，32：883-892，1991
9) Goto K et al：Accidental poisoning of children in Japan：A report from the Japan Poison Information Center. Acta Paediatr Jpn, 35：193-200, 1993
10) 新谷茂，他：小児のタバコ誤飲事故発生原因に関する電話追跡調査．小児科臨床，45：373-380，1992
11) 飯沼光生，田村康夫：乳幼児の口腔容積の検討．チャイルドヘルス，10：160-162，2007
12) 山中龍宏，他：乳幼児の誤飲に対する介入研究の結果報告．『平成15年度厚生労働科学研究（子ども家庭総合研究事業）報告書「地域における新しいヘルスケア・コンサルティングシステムの構築に関する研究」』，pp207-209，2004

◆ 誤飲を予防する方法はないのでしょうか？　Column

　乳幼児の誤飲は発達と密接な関係があり，誤飲を予防するカギは「発達の理解」です．畳や床の上に生活用品を置いているわが国では，乳児の発達に伴って必然的に誤飲が発生します．家庭内には物があふれています．ある調査によると，30代前半の夫婦2人の家庭の家の中の物（食品を除く）を調べると，1,115種類，4,323個でした．その90％は20 cm未満の大きさの物であり，4 cm未満の物が占める割合は80種類（7％），511個で12％を占めていました．乳幼児の誤飲や窒息の危険性が高いことがわかります．

　日本人小児の最大開口距離，ならびに口腔容積を計測し，その計測値のうち3歳児のデータに基づいてスケールを作製しました[11]．この中に入るものは，乳幼児の口の中にも入る可能性があります．これを，誤飲，窒息予防のスケールとして「誤飲チェッカー」という名称をつけ，乳児の誤飲予防の介入研究を行いました．3カ月健診で誤飲チェッカーを手渡して指導し，1歳6カ月健診時に医療機関を受診した誤飲の経験について調査しました．その結果，誤飲チェッカーによる予防効果は認められませんでした[12]．誤飲を予防する有効な方法の開発が急務です．

◆著者プロフィール

山中龍宏（Tatsuhiro Yamanaka）：緑園こどもクリニック，産業技術総合研究所デジタルヒューマン工学研究センター傷害予防工学研究チーム．

第2章 いざというとき困らないための処置のコツ

4. 外傷（事故・虐待など）
常に虐待の可能性を考えて診療する

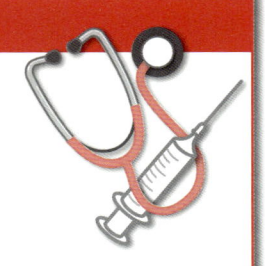

山中龍宏

ポイント

- 医療機関を受診した事故で，最も多いものは転倒・転落による外傷である．
- 重症度が高いものは，交通事故や高所からの転落である．
- 乳幼児の外傷を診たときは，常に虐待の可能性を考えて診察する必要がある．

1 はじめに

　外傷は，1歳以上の小児の死亡原因の第1位となっている．外傷の大部分は鈍的外傷であり，自動車乗車中や歩行中に遭遇した交通事故によるものが多い．外傷による死亡は，中枢神経系の傷害によるものがほとんどである．多発外傷では虐待を疑う必要がある．

　外傷はその傷害の程度によって処置はさまざまである．プライマリケアの場で知っておくべき基本的な知識と，治療の原則について述べる．

2 頭部外傷

　小児は頭部の大きさが体に比して大きいため，外力は頭部に強くはたらきやすい．小児では，転倒，転落，交通事故などによることが多い．

　頭蓋骨は薄く，変形しやすいために骨膜や硬膜は剥離や損傷を受けやすく，硬膜外血腫が生じやすい．また骨縫合が離開しやすいため，頭蓋内圧が緩和されて症状の発現が遅れることもある．

❶ 診断と評価

　外傷が起こった時間，その状況，外傷後の意識状態，けいれんや嘔吐の有無などについて聞く．既往歴として，けいれんの有無，投薬歴，年長児では，受傷する前にアルコールや薬物を飲用したかどうかを聞く．複数の関係者から聴取した病歴が矛盾する，身体所見が病歴に一致しない，1歳未満の乳児で大きな外傷の既往がなく，頭蓋骨骨折や頭蓋内損傷を認めるときは虐待を疑う．

　まず，呼吸状態，循環状態の評価を行い，必要があれば気道を確保する．小児の頭皮は薄く，皮下組織が弱いため開放創を生じやすく，血流が豊富なため出血量が多くなりやすい．

耳漏，鼻漏の有無にも注意する．神経学的評価として，大泉門の触診，瞳孔，眼球運動，その他の神経学的所見により，脳神経機能の評価を行う．左右差があれば巣症状があることを示している．眼底検査により，出血やうっ血乳頭の有無を調べる．意識障害のある例では，意識障害の評価法を用いて経時的にチェックする．乳児の頭蓋内血腫では，はっきりした神経症状がなく，元気がない，機嫌が悪い，嘔吐するなどの非特異的症状だけで，時間経過とともに急速に悪化する場合がある．

検査としては，頭部単純X線検査（一般2方向，接線方向），頭部CT検査，MRI検査を行う．

診療のコツ

頭部外傷の事例ではCT検査をすることがある．わが国ではCT機器が普及しているため，ほぼ全例に検査をしているところもある．英国のNational Institute for Clinical Excellence（NICE）には，検査をするかどうかのガイドラインがある．無用な被曝を軽減することにもなるので，これを参考にして検査の必要性を判断するとよい．
① 5分以上の意識消失
② 5分以上の健忘
③ 傾眠傾向
④ 連続しない3回以上の嘔吐
⑤ 虐待の疑い
⑥ 外傷後のけいれん
⑦ 意識レベルがGCS13以下．1歳未満はGCS14以下
⑧ 開放骨折，陥没骨折の疑い．大泉門膨隆
⑨ 頭蓋底骨折の疑い（耳出血，髄液漏，パンダの目徴候，バトル徴候）
⑩ 神経学的所見陽性
⑪ 1歳以下で頭部に5 cm以上の打撲痕，腫脹，挫創
⑫ 危険な受傷機転（高エネルギー外傷：高速での交通事故，3 m以上からの転落など）

❷ 処置と治療

頭部の開放創からの出血に対しては圧迫止血を行い，必要があれば縫合する．軽症の頭部外傷の場合は帰宅させ，2時間毎に患児を起こして，意識状態の変化，頭痛，めまい，嘔吐の有無などを観察し，変化があれば脳神経外科のある施設を受診するよう勧める．

重症の例では，気道を確保し，呼吸と循環を維持し，砂嚢などで頸椎を固定する．頭蓋内圧亢進症状に対しては，気管内挿管による過換気療法とともに，輸液量の制限，グリセオール®の投与など積極的な治療を行う．

頭蓋内に血腫があれば血腫除去術が行われる．最近では，低体温療法も試みられている．

3 胸部外傷

自動車事故によるものが多いが，小児ではまれである．胸部には，肺，気道，食道，心臓，大血管，胸郭，縦隔，横隔膜，胸椎，軟部組織などがあり，初期に的確な評価をする必要がある．

❶ 診断と評価

まず，バイタルサインをチェックし，視診によって胸郭の動きの非対称，運動に異常がないか，皮下気腫の有無などをみる．触診によって，骨折の有無をみる．打聴診により無気肺や血胸，気胸，縦隔気腫，心タンポナーデを推測する．また全身のチェックを行い，他部位の損傷の有無を確認する．

検査としては，胸部X線検査，胸部CT検査を行い，血算，動脈血ガス分析を行う．

❷ 処置と治療

緊急治療を必要とするものとして，肋骨の骨折に対しては胸郭の固定をし，血気胸の合併の有無をみる．気胸，血胸があり，バイタルサインに異常をきたすものに対しては胸腔穿刺を行い，排気，排液を行う．気道の閉塞をきたすものがあれば除去する．心タンポナーデに対しては心嚢穿刺を行う．いずれにしても，一時的処置の後，外科に依頼する．

4 腹部外傷

小児の腹壁は発達が未熟であり，成人に比して小さな外力によって臓器損傷をきたしやすい．自動車事故，転落，虐待などの鈍的外傷による．肝，脾，腎などの実質臓器の破裂，腸管，膀胱の破裂，膵臓の損傷などがよくみられる．

❶ 診断と評価

バイタルサインを経時的にチェックし，腹痛の有無，圧痛部位，筋性防御の有無などに注意する．

腹部単純X線検査，腹部CT検査，腹部超音波検査を行い，貧血の有無，ならびに経時的な変化，血尿の有無，尿中ならびに血中のアミラーゼを調べる．腹腔内遊離ガスがあれば，消化管破裂がある．時に，MRI，血管造影，肝脾シンチグラムを行う．血尿が続く場合は静脈性腎盂造影を行う．

❷ 処置と治療

診断が確定するまで，経口摂取を禁止し，輸液を開始する．

消化管の破裂があれば，外科に依頼する．アミラーゼ値が高ければ，急性膵炎の治療を行いながら経過を観察する．

5 虐　待

近年，小児への虐待が激増し注目されている．児童虐待は，保護者（親権を行う者，未成年後見人その他の者で，児童を現に監護するもの）がその監護する児童（18歳に満たない者）に対して行う行為で，身体的虐待，養育の放棄・拒否，性的虐待，心理的虐待の4つに分類されている．事故との鑑別が必要な虐待は身体的虐待が主となる．

2000年11月，「児童虐待の防止等に関する法律」が施行された．この法律では，虐待を発見，あるいは疑った医師は児童相談所または福祉事務所に通告しなければならないことが明記された．また，通告する前に保護者の承諾を得る必要はなく，刑法などの守秘義務に関する規定の適用を受けないことが定められた．

❶ 診断と評価

虐待を早期に発見するためには，日常診療の場でも常に虐待の可能性を考慮して診療する必要がある．虐待行為を疑う症状を表1に示した．これらの症状が乳児や2歳未満の幼児にみられ，家庭内での外傷で，症状が反復してみられる場合は虐待の可能性が高くなる．

また虐待に気付かせる要点を表2に示した．診察時の観察，診察のポイントについては表3に示した．初診時に把握することは難しいが，虐待のリスク要因を表4に示した．これらリスク要因の情報は，虐待の治療を進める場合に必要となる．

虐待では，時には心肺停止状態で搬入される場合もある．明らかな外傷があってもなくても，医師法第21条にもとづき警察に異状死体として届け出る義務がある．死体検案が行われ，司法解剖や行政解剖となる場合がある．

❷ 処置と治療

まず症状に対する治療を優先する．特にバイタルサインに異常がみられる場合は迅速な治療が必要となる．虐待の可能性があれば，症状の重症度にかかわらず，児を保護するために入院させる．

表1 ● 虐待行為を疑う症状

❶意識障害，けいれんなど
　新旧さまざまな形態の頭蓋内出血（硬膜下出血，硬膜内出血など）
　頭蓋骨骨折，脳挫傷
❷骨・軟部組織の腫脹など
　体表や軟部組織の多発性損傷，新旧入り交じった骨折
　皮膚外傷（打撲傷，裂傷，刺傷）
　骨折（胸部・体幹部に近い上腕・大腿部，顔面の骨折など）
❸熱傷・火傷
　主に体幹部（胸部，背部，陰部，臀部，上腕，大腿部など）
　たばこやアイロンなどによる火傷は強く疑う
❹腹部外傷
　内臓出血，内臓損傷など
❺体重増加不良
❻精神運動発達遅滞

表2 ● おかしいと思うポイント

❶病歴から推測される重症度と実際の外傷（病気）の重症度が違う
❷反復する似たような外傷歴
　　火傷を繰り返すなど
❸正当な理由なしに受診の遅れがある
❹受診の不適当
　　例：喘息などで専門医を紹介しても発作時に救急室しか来ない，夜間に受診
❺病歴が不明瞭・不一致
　　養育者と患児，親とベビーシッターなど
❻健診の未受診，予防接種未接種など
❼外見の（衣服の）不相応
　　夏に冬の洋服を着ている
❽皮膚の不潔
　　ひどいオムツかぶれなど
❾子どもの反応が不適当
　　異様に泣き叫ぶ，無反応，親や大人と目を合わせないなど
❿親（養育者）が変
　　協力的でない態度，変におろおろしている，病歴をきっちり説明しないなど

表3 ● 診察上のポイント

❶診察中の親の子どもに対する様子
　　子どもの抱き方・オムツのつけはずしなど
❷身体所見は必ず全身を診る（洋服をきちんと取る）
❸主訴に関する養育者のかかわりを聞く
❹発育状況（可能なら母子手帳を利用しながら）
　　妊娠中の状況・出生時の状況・入院歴・体重増加・発達状況・健診の受診・予防接種など
❺養育状況
　　保育園などに預けているか，職業（共稼ぎか）など

表4 ● リスクのある家庭環境

❶周産期の要因
　・望まぬ妊娠（未婚，多産など）
　・10代の妊娠
　・NICU入院歴
　・多胎妊娠
　・その他
❷子どもの状況
　・先天異常
　・行動異常，情緒異常
　・発育の遅れ
　・慢性疾患（喘息，アトピー，糖尿病など）
　・その他
❸親（養育者）の状況
　・経済的問題（低収入，失業など）
　・家庭内不和（離婚問題，再婚など）
　・家族形態の問題（母子家庭，父子家庭など）
　・養育者の病気（精神疾患，慢性疾患など）
　・養育者の知的障害
　・養育者の生育歴
　・育児ノイローゼ，社会からの孤立など
　・薬物依存（アルコール，シンナー，麻薬など）
　・その他

虐待を疑った場合，まず最初に児童相談所に通告するのが原則であるが，時には虐待を扱う窓口が福祉事務所であったり，市役所の担当窓口であったりする場合もある．したがって，まず最初に連携すべき地域の虐待担当窓口がどこであるかを確認することが重要である．治療には長期間を要し，解決が難しいことも多い．最近では，子どもの虐待防止のための民間団体が各地に設立され積極的に活動しているので，これらの団体と連携してもよい．

文　献

1) 『改訂子ども虐待－その発見と初期対応』（柳澤正義/監），母子保健事業団，1999
2) 『児童虐待の早期発見と防止マニュアル－医師のために』（日本医師会/監），明石書店，2002
3) 雨田立憲：救急外来における虐待・ネグレクト－発見のための手がかりと対応．小児内科，34：1408-1412, 2002

◆ 統計的に身体的虐待を予測する　Column

　近年，深刻な社会問題となっている子どもへの虐待は，早期発見と適切な処置が重要です．しかし虐待の科学的な判別基準はなく，経験や勘に基づいて判断しているのが現状です．

　これまでに事故に関する詳細な情報を継続的に収集する「傷害サーベイランスシステム」をわれわれは確立しました．そのなかで，地理情報システム（GIS）の考え方を応用した人体表面の傷害の位置情報を記録し管理する「身体地図情報システム（Bodygraphic Information System：BIS）」を開発しました．このシステムで収集したデータを重ね合わせると，身体上に存在する負傷の存在確率が算出可能となります．この機能を用いることで，新たに入力された負傷部位が，不慮の事故によって負った傷害か，虐待によるものであるかどうかを過去のデータをもとに確率的に示す統計的身体的虐待診断ソフトウェアを開発しました．
（問い合わせ先：info@cipec.jp）

◆著者プロフィール

山中龍宏（Tatsuhiro Yamanaka）：緑園こどもクリニック，産業技術総合研究所デジタルヒューマン工学研究センター傷害予防工学研究チーム．

第3章

よくある症候別，小児の診断と治療の進め方

第3章 よくある症候別，小児の診断と治療の進め方

1. 発　熱
重症細菌感染を見逃すな！

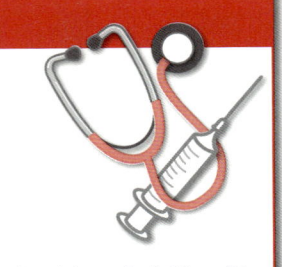

細谷要介，麻生誠二郎

まず考えること，すべきこと

- 小児の救急外来を訪れる発熱した子どもの多くは軽症の急性上気道炎だが，少数ながら混在する細菌性髄膜炎や敗血症などの重症感染症を見逃してはならない．
- 全身状態の評価は鑑別診断と同様，あるいはそれ以上に大切である．
- 専門医にコンサルテーションを行うポイントは，年齢，全身状態の良否，項部硬直などの重要身体所見の有無などである．
- 軽症例として帰宅させる場合にも，以後の経過観察が重要であり，その旨を保護者にもよく説明する．

1 はじめに

　小児の救急外来には，常に多くの熱を出した子どもたちがやってくる．多くは感染症で，そのほとんどは軽症の急性上気道炎である．しかしその多数の軽症患者のなかにいる，細菌性髄膜炎や敗血症などの重症細菌感染症患者を見逃してはならない．また感染症以外にも，発熱の原因疾患は多岐にわたる（表1）．小児の救急外来診療では，これらの疾患の鑑別，処遇，治療，保護者への説明や指導などを，的確に，しかも限られた時間のなかで効率的に行うことが求められる．

　研修医が小児救急の舞台に立ったとき，何をどの順序で考え，実際にどこまでするべきなのだろうか．まずは小児科専門医がどのように対応しているのかを実際の診療に即して解説し，次いで上記の問題について回答したい．

2 症　例

症例 1

8カ月　女児（生まれて初めての発熱）

日中は普段と変わりなく過ごしていたが，夜間になり急に38.5℃に発熱したため，心配になって救急外来を受診した．生まれて初めての発熱である．咳嗽，鼻汁などの感冒症状はみられない．便はやや軟らかいが回数は1日2～3回程度で，嘔吐はみられない．飲食（哺乳，離乳食）は普段通りで機嫌も良かった．

表1 ● 発熱の原因疾患

感染症	①呼吸器：感冒，咽頭炎，扁桃炎，咽後膿瘍，喉頭炎，気管支炎，細気管支炎，肺炎，胸膜炎，中耳炎，副鼻腔炎，ほか ②消化管：急性胃腸炎（ウイルス性，細菌性），虫垂炎，ほか ③肝，胆道：肝炎，肝膿瘍，胆嚢炎，ほか ④尿路：腎盂腎炎，巣状細菌性腎炎，ほか ⑤中枢神経：髄膜炎，脳炎，脳腫瘍，ほか ⑥循環器：亜急性心内膜炎，心筋炎，ほか ⑦発疹性疾患：麻疹，風疹，突発性発疹，伝染性紅斑，手足口病，水痘，その他のウイルス感染症，溶連菌感染症，ほか ⑧その他 　a）全身感染：敗血症，伝染性単核症，インフルエンザ，ムンプス，結核，マラリア，リケッチア，ネコひっかき病，ほか 　b）局所感染：骨髄炎，関節炎，臍炎，蜂窩織炎，リンパ節炎，ほか
膠原病および類似疾患	リウマチ熱，若年性関節リウマチ，スティル病，アレルギー性亜敗血症，SLE，皮膚筋炎，潰瘍性大腸炎，ほか
血液，腫瘍性疾患	白血病，悪性リンパ腫，固形腫瘍，血球貪食症候群，ほか
内分泌疾患	甲状腺機能亢進症，ほか
脱水，高温環境	脱水，熱射病，ほか
心因性	心因性発熱（ストレス性高体温症）
その他	川崎病，亜急性壊死性リンパ節炎，薬剤熱，薬物中毒，ほか

（文献1より）

現　　症：活気　良好

体温38.5℃，呼吸数30回/分，心拍数100回/分，SpO_2 98％，毛細血管再充満時間（capillary refill time：CRT，「CRTとは」参照）1秒

胸腹部所見：正常

咽頭所見：扁桃および軟口蓋部に中等度の発赤あり

鼓膜所見：正常

項部硬直：なし

大泉門隆起：なし

発疹：なし

検査所見：検査の必要なしと判断した．

処遇・治療：解熱薬としてアセトアミノフェンを処方し帰宅させた．解熱薬は全身状態が

◆ CRTとは？　Column

● 毛細血管再充満時間（capillary refill time：CRT）
・末梢循環の状態を素早く評価することができる，非侵襲的な方法．
・四肢末梢の皮膚（指腹，爪床，手背，足背など）を，検者の母指で5秒間圧迫する．
・測定部は，被検者の心臓の高さよりも高くする．
・母指を離してから，圧迫部の皮膚色が正常化するまでの時間を測定する．
・小児の正常値は2秒以内．

良好であれば，あえて使用しなくともよいと説明した．翌日にはかかりつけ医あるいは当科の外来を必ず受診するよう保護者に指示した．
以後の経過：外来にて経過をみたところ，発熱は3日続き，解熱後に全身に発疹が出現したことから，突発性発疹と診断した．

症例 2

8カ月　女児（生まれて初めての発熱）

前日の朝より38.5℃の発熱が続いている．生まれて初めての発熱で，咳嗽，鼻汁などの感冒症状はみられなかった．哺乳量は普段通りで機嫌も良かった．前日の日中にかかりつけの小児科を受診し，「かぜ」か「突発性発疹」の可能性が高いと言われ，2日分の薬をもらって帰宅した．本日午後から経口摂取量が減少し，機嫌も悪くなった．さらに嘔吐がみられ，ぐったりしてきたため，夕方に救急外来を受診した．

現　　症：体温38.5℃，呼吸数70回/分，心拍数200回/分，SpO_2 98％，CRT 3秒
　　　　　胸腹部所見：正常
　　　　　咽頭所見：咽頭，扁桃に軽度の発赤あり
　　　　　鼓膜所見：正常
　　　　　項部硬直：あり
　　　　　大泉門隆起：あり
　　　　　発疹：なし
検査所見：血液検査で白血球数の増加，CRP高値がみられた．細菌性髄膜炎を疑い髄液検査を行ったところ，髄液細胞数の増加（多核球優位）がみられた．
処遇・治療：細菌性髄膜炎と診断し，入院加療，抗菌薬投与を行った．

症例の解説

症例1と2は両者とも生まれて初めての発熱の児で，初期の変化は同様であるが，症例1は突発性発疹であり，自然治癒が期待され，合併症のリスクは少ない．一方，症例2は細菌性髄膜炎の症例で，見逃してはならない重症細菌感染症である．症例1と症例2の比較から，小児救急で発熱した子どもたちの治療にあたる場合の重要なポイントのいくつかを学ぶことができる．このような発熱患者に対して，どのような順序でどんなポイントに着目してアプローチしていくのかについて，以後の項目で詳しく解説していく．

3 全身状態（重症度・緊急度）の評価

・全身状態の良否の判断は，鑑別診断と同様，あるいはそれ以上に大切である．
・評価は，待合室での様子や診察室に入ってくる様子を観察することから始まり，病歴，現症，検査所見などを総合して行う．
・速やかに初期の生理学的評価を行うにあたり，PAT（pediatric assessment triangle）は有用な手段である（「PATとは？」参照）．

- PATで緊急性がある場合，病歴聴取と同時に一次評価（ABCDEアプローチ：気道，呼吸，循環，神経）を進め，介入を開始する（表2）．
- PATで緊急性なしと考えられる場合は，病歴を聴取しつつ，できるものから一次評価を進める．
- ABCDEアプローチを行うにあたり，頻脈や呼吸数の上昇など，バイタルサインの異常に十分に注意する（表3，4）．
- 末梢循環を評価するには，毛細血管再充満時間（CRT）が簡便でかつ有用である．
- PAT，ABCDEアプローチにより全身状態が不良と判断した場合，小児科専門医にすみやかにコンサルトする．
- 免疫不全状態にある児の場合，病態が急速に進む可能性がある．この場合も早い段階で小児科専門医にコンサルトする．

4 発熱疾患を鑑別するためのアプローチ

全身状態（重症度・緊急度）の評価と同時並行で鑑別診断を考えていく．その際に軸となるのは以下に挙げる3つのアプローチである．

◆ PATとは？ Column

PAT（pediatric assessment triangle）とは，視診と聴診のみで，迅速に生理学的評価を行う方法です．図のように，PATは
 ① appearance：外観
 ② work of breathing：呼吸状態
 ③ circulation to skin：皮膚への循環
の三要素からなり，生理学的状態，酸素化，換気，血液灌流，脳機能などの全身状態を反映します．

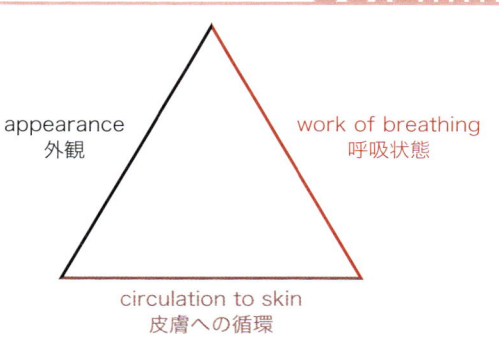

① appearance：外観

患児が目の前に現れたときから観察が始まります．観察のポイントはTICLSと覚えるとよいでしょう．
- Tone（筋緊張）
  ぐったりしていないか？ 座っていられるか？
- Interactive（周囲への反応）
  周囲に関心を示すか？ 遊んでいるか？
- Consorability（精神的安定）
  機嫌は良いか？ 保護者があやすと落ち着くか？
- Look/Gaze（視線・注視）
  視線があうか？ 眼に生気があるか？
- Speech/Cry（会話・泣き声）
  会話や啼泣の声は力強いか？ かすれていないか？ 自発的か？

② work of breathing：呼吸状態

外観の観察と同時に，聴診器を使わずとも聞こえるくらいの異常な呼吸音がないかどうか，呼吸努力のための異常姿勢をとっていないか，多呼吸，陥没呼吸や肩呼吸，鼻翼呼吸などの呼吸努力がないかどうかをチェックします．

③ circulation to skin：皮膚への循環

皮膚や粘膜の蒼白の有無，四肢の冷感，チアノーゼの有無をチェックします．

（文献2より）

表2 ● ABCDEアプローチ

気道（Airway）	気道が開通しているか否か
呼吸（Breathing）	呼吸数，呼吸努力，SpO$_2$，喘鳴，ラ音など
循環・皮膚色（Circulation）	皮膚色，皮膚温，心拍数，血圧，脈拍，CRTなど
神経学的評価（Disability）	意識状態，対光反射など
全身観察（Exposure）	紅斑，点状出血/紫斑，圧痛の有無など

各項目について評価を行い，生命を脅かす異常があった場合は，評価を中断して治療を開始する（文献2より）

表3 ● 年齢別による正常呼吸数

年齢	呼吸数（/分）
乳児（＜1歳）	30〜60
幼児（1〜3歳）	24〜40
就学期小児（4〜6歳）	22〜34
学童（6〜12歳）	18〜30
思春期（13〜18歳）	12〜16

（文献2より）

表4 ● 年齢別の正常心拍数（/分）

年齢	覚醒時	平均	睡眠時
生後3カ月	85〜205	140	80〜160
3カ月〜2歳	100〜190	130	75〜160
2〜10歳	60〜140	80	60〜90
＞10歳	60〜100	75	50〜90

（文献2より）

❶ 年齢からのアプローチ

- 乳児期前半，特に3カ月未満の発熱でも軽症のウイルス感染症の率の方が多いが，それ以上の年齢の児に比して重症細菌感染症（serious bacterial infection：SBI）[※1]の割合が多い．必要時には積極的にsepsis work-up[※2]を行っていく．
- 3カ月未満の発熱児のなかで，低リスク例をスクリーニングするツールとしてはRochester Criteria，あるいはBaucherらのSBI予測モデルが有用である（「Rochester Criteriaとは？」「BaucherらのSBI予測モデルとは？」参照）．
- 疾患の好発年齢を考慮すると，例えば6カ月〜1歳過ぎの初めての発熱で機嫌も良い場合は突発性発疹の可能性も考える．
- 3カ月から5歳も，年長児に比べると免疫学的に未熟である．

❷ 病歴からのアプローチ

- 急性の経過がほとんどであるので，1日毎（場合によっては時間毎）に経過を追い，簡潔に病歴を聴取する．
- 気道症状の有無，消化器症状の有無，尿路症状の有無は，発熱の鑑別に重要であり注意して聴取する．

※1 SBIとは，髄膜炎，敗血症，関節炎，骨髄炎，尿路感染症，肺炎，腸炎，南部組織感染症などを指す．
※2 sepsis work-upとは，血液検査，尿検査，髄液検査，各種培養などを指す．場合によっては，単純X線検査や各種迅速検査なども含まれる．

- 痛み（頭痛，耳痛，咽頭痛，腹痛，関節痛など）の有無と，その程度を聴取する．
- 基礎疾患および既往歴を聴取し，それぞれ起こりやすい発熱疾患を想起する．

先天性心疾患	➡	心内膜炎
水頭症	➡	VPシャント感染
二分脊椎	➡	尿路感染症

- 家族の感染症の罹患状況を聞く．
- 幼稚園や学校での感染症の流行状況を聞く．
- 各種予防接種の接種状況を聞く．

❸ 身体所見からのアプローチ

- 全身を丁寧に診察して，異常所見を拾い上げる．

イチゴ舌	➡	溶連菌感染症，川崎病
コプリック斑	➡	麻疹
口内炎	➡	ヘルパンギーナ，手足口病，ヘルペス性歯肉口内炎など
咽頭後壁の腫脹	➡	咽後膿瘍
発疹	➡	麻疹，風疹，水痘，伝染性紅斑，川崎病など
BCG部位の発赤	➡	川崎病
項部硬直，大泉門膨隆[※3]	➡	髄膜炎
眼球結膜の充血	➡	川崎病，アデノウイルス感染症

◆ Rochester Criteriaとは？ Column

生後60日以内の児が発熱した場合，以下の項目を満たせば低リスクと考えられます．

①**全身状態良好**
②**既往歴に問題なし**
・満期産
・周産期に抗菌薬の投与なし
・原因不明の黄疸に対する治療歴なし
・現在あるいは最近の抗菌薬投与なし
・入院歴なし
・慢性疾患あるいは基礎疾患なし
・母親より長期の産科入院なし
③**皮膚，軟部組織，骨，関節，耳に感染なし**
④**検査所見**
・末梢血白血球数5,000〜15,000/μL
・桿状核球数≦1,500/μL
・尿沈渣白血球数≦10/hpf
・便塗抹白血球数≦5/hpf（下痢があるとき）

（文献3より）

◆ BaucherらのSBI予測モデルとは？

以下の項目を順次検査・評価していき，SBIの高リスクであるかどうかを予測します．
①尿沈渣：陽性（白血球≧5/hpf）
②白血球数>20,000/μL
③体温>39.6℃
④白血球数<4,100/μL
⑤日齢<13日
いずれかに該当すれば ➡ 高リスク
すべて該当しなければ ➡ 高リスクではない

（文献3より）

※3 項部硬直や大泉門膨隆の有無の判定は，特に啼泣している乳幼児では難しい．保護者に抱っこしてもらったりして，泣き止んだ状態で所見をとれるように工夫する．

5 発熱疾患鑑別の際の注意点

❶ 感染症では穴に注意
- 「穴」に感染巣があることが多いので，穴にまつわる診察をしっかり行う．

耳	➡	中耳炎
鼻	➡	鼻炎，副鼻腔炎
口	➡	呼吸器感染症，消化器感染症
肛門	➡	消化器感染症
外性器	➡	尿路感染症

❷ 重症感染症を見逃さない
細菌性髄膜炎，敗血症など．PAT，ABCDEアプローチを駆使する．

❸ 発疹を見落とさない
衣服を脱がせ，全身をくまなくみる．

❹ 尿路感染症を見逃さない
- 乳幼児の尿路感染症では頻尿や排尿時痛が明確ではなく，発熱が唯一の症状である場合が多い．つまり尿検査を行わないと診断できない．
- 正確な診断のないまま尿路感染症を繰り返し腎障害をきたしてしまう例もある．
- 特に乳児では，他に明らかな発熱の原因がある場合を除き，なるべく尿検査を行いたい．
- 救急での採尿がうまくいかない場合，状態が許せば，抗菌薬を投与せずに翌日の外来を受診させる．

❺ 急性中耳炎を見逃さない
- 特に乳幼児期の発熱の原因として重要である．
- 発熱患者を診察する際には，労をいとわずに，鼓膜を観察する習慣をもつことが重要である．多くの鼓膜を見れば見るほど中耳炎の診断能力は上がる．
- 耳痛や耳漏がある場合はもちろんのこと，全身状態が良好で発熱をきたす疾患が不明な場合も急性中耳炎を考慮する．

❻ 3カ月未満の乳児の発熱に注意する
- 乳児，特に3カ月未満の乳児では，それ以上の年齢に比し，重症細菌感染症に罹患している率が高く，慎重な対処が必要とされる．

❼ 経過観察を怠らない
- 救急外来では，疾患の経過の一時点を見ているに過ぎない．
- 救急外来の場では診断できず，経過をみて初めて正確な診断が可能となる場合も多い．

・入院させる，あるいは翌日の外来を受診させるなどして，経過を追うことが重要である．

6 検　査

・血液検査：白血球数，CRP，赤血球沈降速度，血小板数，肝機能，血糖，電解質，など
・尿検査
・髄液検査
・胸部，腹部単純X線検査
・培養検査（咽頭培養，血液培養，など）
・迅速診断キットの利用（溶連菌感染症，アデノウイルス，RSウイルス，マイコプラズマ，インフルエンザウイルス，ロタウイルス，など）
・CTスキャン，超音波検査

発熱疾患の鑑別および重症度の評価のために諸検査を行う．血液検査では白血球数，CRP値が炎症の有無，程度の目安となる．白血球減少は通常ウイルス感染症で起こりうるが，敗血症や髄膜炎などの重症細菌感染症での白血球減少もありうるため注意が必要である．血小板減少では敗血症，DICを考える．電解質異常の有無で脱水の程度の評価をする．

尿検査，髄液検査，胸部・腹部単純X線検査を必要に応じて行う．

溶連菌感染症が疑われる場合には，咽頭培養か迅速診断を行っておく．また重症感染症や乳児早期の発熱では，抗菌薬使用前に培養用の各種検体を採取しておく．

迅速診断キットがあれば利用する（溶連菌感染症，アデノウイルス，RSウイルス，マイコプラズマ，インフルエンザウイルス，ロタウイルス，など）．

CTスキャンや超音波検査は急性の発熱疾患の鑑別のために救急外来で行われることは少ないが，膿瘍や心内膜炎の診断には不可欠である．

7 薬の選択，使用法

❶ 解熱薬

解熱薬は使用の是非自体に議論があるが，全身状態が良好な場合にはなるべく使用しない方向にある．処方する場合には，アセトアミノフェンを第一選択とし，頓用使用を原則とする．

アセトアミノフェン（ピリナジン®末，カロナール®細粒・錠・坐剤・シロップ，アンヒバ®坐剤，アルピニー®坐剤）1回10 mg/kgを使用する．投与間隔を6時間以上空けること．

❷ 熱性けいれんの予防薬

熱性けいれんの既往の児では，ジアゼパムをけいれんの予防に用いることがある．

ジアゼパム（ダイアップ®坐剤）　0.5 mg/kgを8時間ごとに2回使用

❸ そのほかの薬剤

疾患により，抗菌薬，抗ウイルス薬，鎮咳薬，去痰薬，気管支拡張薬，整腸剤などを処方する．

8 専門医へのコンサルテーション

❶ コンサルテーションが不要な条件

・年齢が1歳以上
・全身状態が良好
・軽い感冒症状以外の症状なし
・特別な身体所見なし
・発熱の持続が1〜2日

➡ コンサルテーションは不要だが，以後の経過観察が必要な旨を保護者によく説明する．

❷ コンサルテーションが必要な条件

・年齢が3カ月未満
・全身状態不良
・項部硬直などの重要な身体所見
・不明の発疹
・3〜4日以上続く発熱

などが1つでもある．

➡ 専門医にコンサルテーションが必要

9 入院の適応

入院の適応は疾患の種類，全身状態，発熱の持続日数，検査値，などにより決定する．原則として入院が必要な発熱疾患，状態を下に記す．

・下気道炎，脱水を伴う急性胃腸炎，年少児の尿路感染症，川崎病，若年性リウマチ，白血病，虫垂炎，重症感染症などの疾患
・全身状態が不良で，入院で行う処置（持続輸液，呼吸管理など）を要する場合
・抗菌薬の静注療法が必要な場合
・炎症反応が高値を示す場合
・長期間の発熱

そのほか，状態が急変する可能性のある場合や，「何となく気になる」場合も入院の適応となる．

10 保護者への説明のポイント

・家庭での看護の仕方を説明する．

> 過ごしやすい室温，湿度を整える
> 厚着はさせない
> 水分補給を十分に行う
> 食事は消化の良いものをとる
> 入浴させても構わないが，40℃以上の高温浴は避ける．

・家庭で患児の状態を観察するポイントを説明する

> ぐったりしていないか
> 笑うか，あるいは周囲に反応するか
> 顔色が悪くないか
> 異常な泣き方をしていないか
> 食欲はあるか
> 水分摂取はできているか
> 尿は十分に出ているか
> 苦しそうな呼吸をしていないか

・解熱剤は，熱を下げるためではなく，高熱や疼痛による児の不快感を軽減するために用いることを説明する．

・次回の受診の指示を行う．

診療のコツ

注意点，アドバイス

小児の発熱の診療で注意すべき事柄を再度列記する
・全身状態，重症度を的確に判断する
・重症感染症を見逃さない
・発疹を見逃さない
・尿路感染症，中耳炎を見逃さない
・3カ月未満の乳児には特に注意
・経過観察を忘れない

物言わぬ小児に対しては，「五感を駆使した診療が大切である」と言われる．発熱の診察においても同様で，視る（視診），触る（触診），聴く（聴診），嗅ぐといった感覚を研ぎ澄ましておくことが大切である．「何か気になる」といった第六感も大事にし，気になることがあれば専門医にコンサルトする．また，問題なしと考えても保護者の不安が強い場合は専門医にコンサルトした方がよい．「普段と様子が違う」といった親の直感が，実は的確な診断につながることがあるので，大切な情報として扱う．

文　献
1) 前田和一：発熱.『新小児医学体系5 小児症候診断学』(小林 登, 他/編), pp50-60, 中山書店, 1985
2)『PALSプロバイダーマニュアル』(American Heart Association), pp1-32「小児の評価」, シナジー, 2009
3) Baucher RG & Harper MB：Predictive model for Serious Bacterial Infections Among Infants Younger Than 3 Months of Age. Pediatrics, 108 (2)：311-316, 2001

Column

◆ 研修医の直感

　10カ月の男児が，軽い気道症状を伴う発熱を主訴に外来を訪れました．全身状態は良好で，軽い咽頭発赤がありました．軽症のウイルス性上気道炎として帰宅させようとしていたところ，研修医の先生が，「尿検査をしたいのですが」と言う．「尿路感染症の可能性はほとんどないと思うよ」と言いながらそれでも尿検査を出してみると，意外なことに尿白血球反応が3＋．結局その子は大腸菌による尿路感染症でした．気道症状を呈する発熱児が，絶対に尿路感染症ではないとは限らない，という教訓になりました．

◆ 好中球減少時の発熱に注意

　白血病をはじめとする悪性腫瘍に対して，多剤併用化学療法を行っている児の場合，好中球減少時に発熱することがあります．好中球減少時発熱は腫瘍性緊急事態の一つで，迅速に対応しなければ，最悪の場合敗血症性ショックが進行して命にかかわります．*Pseudomonas Aeruginosa* をカバーする抗菌薬を用いて，すみやかに empiric な治療を開始します．

◆著者プロフィール

細谷要介（Yosuke Hosoya）：聖路加国際病院小児科医師．専門は小児悪性腫瘍
麻生誠二郎（Seijiro Asoh）　：日本赤十字社医療センター小児科．専門：小児科一般，小児神経疾患．ひとこと：還暦を過ぎ，新しい知識が頭に入り難い齢になりました．目新しい情報は発信できませんが，小生の経験が多少でも役に立てば幸いです．

第3章 よくある症候別，小児の診断と治療の進め方

2. 嘔吐, 下痢, 腹痛
胃腸炎…ですか？

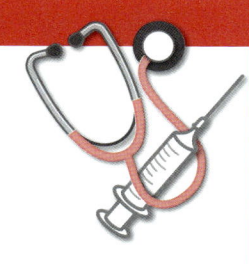

吉原宏樹

1 はじめに

　嘔吐, 下痢, 腹痛は日常の診療でとてもよくある主訴である．1つの症状しかみられないこともあれば，これらが経過のなかで出現，消退することがあり，丁寧な病歴聴取から診断を進める必要がある．多くの場合，ウイルス性の胃腸炎が原因となるが，脱水の程度によっては緊急処置が必要となる．また，同じ症状を呈しながらO-157をはじめとする細菌性腸炎，腸重積，急性虫垂炎などの早期診断，治療を必要とする疾患，髄膜炎やアレルギーなどの消化器以外の疾患も含まれるため，適切な鑑別診断が求められる．外科的処置を必要とすることもあるため，小児外科医，外科医との連携も大事である．

2 嘔吐の鑑別診断と治療

まず考えること，すべきこと

　嘔吐を主訴に外来を受診する患児は少なくない．ウイルス性の胃腸炎に伴う嘔吐のことが多いが，緊急に治療を要する疾患もあり，安易に急性胃腸炎と決めつけてはいけない．消化器疾患に由来する嘔吐，消化器以外の疾患に由来する嘔吐の両者を考慮する必要がある（表1）．また，ある程度年齢ごとに見逃してはいけない疾患があるので，それらを念頭におき診察にあたる（表2）．

❶ 問診, 身体所見の取り方のポイント

●問診のポイント
- 嘔吐の様子：回数, 内容物, 胆汁性かどうか, 脱気（空気嚥下）
- 随伴症状：発熱, 下痢, 血便, 腹痛, 頭痛, 神経症状
- 脱水の評価：経口摂取量, 排尿の量・回数
- 腹部, 頭部外傷の有無（外傷性病変による出血）
- 摂食食物の内容, 周囲の人の状況（食中毒）
- 既往歴（周期性嘔吐症）
- 薬物歴（テオフィリン, ジゴキシンなど）

表1 ● 小児で消化器症状を起こす消化器以外の原因

嘔吐	下痢	腹痛
代謝疾患の出生時異常 頭蓋内圧亢進 脳腫瘍 尿路感染症 内耳炎 副腎不全 妊娠 心因性 薬物：エリスロマイシン，化学療法，非ステロイド抗炎症薬	中耳炎 尿路感染症 尿毒症 薬物：抗菌薬 神経芽腫 心膜炎	腎盂腎炎，水腎症，腎疝痛 肺炎 骨盤内感染症 血管性浮腫 心内膜炎 全身性エリテマトーデス 登校拒否

（文献1より抜粋）

表2 ● 小児期の嘔吐の鑑別

乳児	幼児～学童	思春期
頻度の多い疾患		
胃腸炎 胃食道逆流 摂食過多 器質的閉塞 全身性感染症 百日咳症候群 中耳炎	胃腸炎 全身性感染症 胃炎 百日咳 薬物，有害物質の摂取 逆流（胃食道逆流症） 副鼻腔炎 中耳炎 器質的閉塞	胃腸炎 胃食道逆流症 全身性感染症 胃炎 副鼻腔炎 炎症性腸疾患 虫垂炎 片頭痛 妊娠 薬物，有害物質の摂取 脳震盪
頻度のまれな疾患		
副腎性器症候群 代謝疾患の出生時異常 脳腫瘍（頭蓋内圧亢進） 硬膜下血腫 食中毒 尿細管性アシドーシス 腎盂尿管移行部閉塞	ライ症候群 肝炎 消化性潰瘍 膵炎 脳腫瘍 頭蓋内圧亢進 中耳炎 化学療法 アカラシア 周期性嘔吐症（片頭痛） 食道狭窄	ライ症候群 肝炎 消化性潰瘍 膵炎 脳腫瘍 頭蓋内圧亢進 中耳炎 化学療法 胆石疝痛 腎疝痛 糖尿病性ケトアシドーシス

（文献1より抜粋）

● **身体所見のポイント**

・バイタルサイン，心肺所見
・腹部所見：腸蠕動音，筋性防御，腹部膨満，圧痛，腫瘤触知の有無
・髄膜刺激症状：意識レベル，項部硬直

表3 ● 嘔吐に伴う合併症

合併症	病態生理	病歴，身体所見，検査所見
代謝性	嘔吐による脱水	脱水
	嘔吐によるHCl喪失	アルカローシス，低Cl血症
	嘔吐によるNa，K喪失	低Na血症，低K血症
	アルカローシス→ ・Naは細胞内へ ・尿中にHCO$_3$排泄 ・尿中にNa，K排泄	尿pH 7〜8 尿Na↑，K↑
	低Cl血症→腎でCl保持	尿Cl↓
栄養	カロリーと栄養素の嘔吐，食欲不振	栄養失調，体重増加不良
マロリー・ワイス裂傷	嘔気により，胃食道接合部の小弯側で裂傷	強力な嘔吐により，吐血
食道炎	慢性嘔吐→食道粘膜への酸刺激	胸焼け，便潜血陽性
誤嚥	吐物の誤嚥，特に意識障害時	肺炎，神経障害
ショック	嘔吐あるいは合併する下痢による重度の脱水	脱水（合併する下痢がアシドーシスの原因？）
	吐血による重度の失血	循環血液量減少
縦隔気腫，気胸	胸腔内圧上昇	胸部X線
点状出血，網膜出血	胸腔内圧上昇	正常血小板数

（文献1を参考に作成）

a) 嘔吐の原因

消化管閉塞による嘔吐は，閉塞部位，先天性または後天性によって原因疾患が分けられる．上部消化管の閉塞では，先天性のものとして食道閉鎖症，肥厚性幽門狭窄症などが挙げられ，後天性では異物，アカラシアなどがある．閉塞が十二指腸下行部より遠位で生じた際は，吐物は通常胆汁性となる．先天性のものとして輪状膵，腸回転異常症など，後天性では腸重積症などが挙げられる．

嘔吐の原因となる消化管の非閉塞性病変には，急性胃腸炎，急性虫垂炎，便秘などがある．消化器以外の疾患には，中枢神経障害，代謝異常などがあり，重症で遷延する嘔吐を引き起こす（表1）．

b) 合併症

嘔吐を繰り返すと，表3のような合併症をきたす．代表的なものは脱水であり，嘔吐回数，水分摂取量などの問診，口腔内乾燥，ツルゴール低下などの身体所見からその程度を把握する．

> **診療のコツ**
>
> 啼泣している乳幼児の腹部の診察は難しいため，なるべく泣かさないように診察したい．ベッドに寝かす恐怖感を避けるために，母親に頭側にいてもらうように配慮する，あるいは母親に椅子に座ってもらい，膝の上で寝そべらせる，などの方法を試すと診察がやりやすいかもしれない．

表4 ● 嘔吐・下痢に用いられる対症療法薬

	成分名	商品名	剤形	小児投与量	成人量	備考
①制吐薬	メトクロプラミド	プリンペラン®	経口	0.1〜0.2 mg/kg/回 1日4回まで	1回5〜10 mg 1日2〜3回	中枢性制吐薬 錐体外路症状に注意
			静注	0.1〜0.2 mg/kg/回 1日4回まで	10 mg/回	
	ドンペリドン	ナウゼリン®	経口	1回0.3〜0.6 mg/kg　1日3回	1回10 mg 1日3回	1日投与量は30 mgを超えない 6歳以上1日最高用量1.0 mg/kg
			坐剤	3歳未満：10 mg 3歳以上：30 mg	30 or 60 mg	
②整腸剤	乳酸菌製剤	ラックビー® ビオフェルミン®	経口 経口	1回0.03 g/kg　1日3回 1回0.03 g/kg　1日3回	3〜6 g/日 3〜6 g/日	
	吸着剤	アドソルビン®	経口	1回0.03 g/kg　1日3回	3〜6 g/日	
	乳糖分解酵素剤	ミルラクト®	経口	0.25〜0.5 g/回		哺乳時に服用
③止痢薬	ロペラミド	ロペミン®	経口	0.02〜0.04 mg/kg/日　分2	2 mg/日 分2〜3	2歳以下は禁忌

（文献 2, 3 を参考に作成）

❷ 検査

　急性腹症など，重症化する疾患が疑われる場合は，積極的に検査を行うべきである．

　全身状態を把握するために，血算，生化学などの血液検査で脱水の程度，電解質異常，炎症反応などを評価する．嘔吐が強いときには酸塩基平衡異常を伴うため血液ガス分析も必要となる．

　画像検査では，嘔吐の原因となる消化管閉塞・穿孔を診断するために，単純X線が有用である．Niveau, free air などの所見や，先天性腸管異常症でのガス異常像（例：double bubble sign, 十二指腸閉鎖）などがみられればほぼ診断できる．超音波検査は，腸重積のtarget sign, 急性虫垂炎の描出などに優れるが，施行者によって診断が左右されることがあるため十分なトレーニングが必要である．

❸ 嘔吐に対する治療

　嘔気・嘔吐そのものに対する治療（表4）と，支持療法および非薬物療法（表5, 6）に分けて考える．

❹ 専門医へのコンサルテーション

　嘔吐の回数が1, 2回で他の症状が目立たず，水分摂取が少量ずつ可能である場合は，制吐薬などの処方と食事指導で帰宅できることが多いが，嘔吐が頻回でぐったりしている，強い腹痛を伴っている，水分摂取できない，排尿がみられていない場合は，小児科医にコンサルテーションすべきである．

　急性腹症を疑ったら，早急に診断を進め，外科医へのコンサルテーションを考慮する．具体的には，腸重積の整復困難例，急性虫垂炎，腹膜炎，腹部外傷などが挙げられる．

表5 ● 嘔吐の合併症に対する支持療法および非薬物療法

疾患	治療
脱水	水分，電解質の補液
吐血	輸血，凝固障害の補正 内視鏡：硬化療法，食道静脈瘤のバンディングなど
食道炎	H2受容体拮抗薬，プロトンポンプ阻害薬
栄養失調	慢性の際は経管栄養が有用
胎便性イレウス	ガストログラフィン浣腸
腸重積症	バリウム浣腸，空気浣腸
S状結腸捻転	大腸内視鏡による減圧
逆流	姿勢，摂取量の計測

（文献1を参考に作成）

表6 ● 軽度の嘔吐/下痢に対する治療・家庭での指導

1.	飲水・食事に関する指導	脱水が悪化しないための水分摂取を行う． ・少量（最初はお猪口1杯程度から開始するつもりで）のイオン飲料などを頻回に与える． ・少量でもすぐに嘔吐してしまう場合は，制吐薬を使用． ・母乳，ミルクは嘔吐が治まったら再開する．牛乳，オレンジなどの柑橘系フルーツは控える． 原則として固形物は控える． できれば半日から1日は固形物を与えず，徐々に消化しやすいものから開始する．
2.	脱水の目安	まずは全身状態が重要であり，明らかにぐったりしている際は，すぐに病院に連れて来るように指導する． 一般的には，排尿の回数，量で判断する．ほぼ半日排尿がなければ中等度以上の脱水と考え，再診するように指示する．来院したら，点滴・入院などを積極的に考慮する．
3.	適切な制吐薬・整腸剤の使用	経口摂取が困難であれば坐剤（ナウゼリン®）を使用する．

中等度～重症例では経口摂取を禁止して胃・腸管を安静にした方がよいが，症状が比較的軽度で自宅にいる場合は上記の点に注意するように指示をする

❺ 保護者への説明のポイント

原因疾患として何を考えているか，外来経過観察とする際は，今後どのような症状が出現したら来院すべきか（例：間欠的腹痛が増強したら急性虫垂炎を疑うなど），を説明する．

3 下痢の鑑別診断と治療

まず考えること，すべきこと

下痢は，日常診療でよくみられる症状であり，嘔吐と同様に，胃腸炎の頻度が高いが，食中毒などの細菌性腸炎の初期症状の場合もあるので，他の疾患を注意深く鑑別する必要がある．発症様式，年齢によって，考えるべき疾患が異なる（表7）．

表7 ● 下痢の鑑別診断

乳児	幼児〜学童	思春期
急性		
頻度の多い疾患		
急性胃腸炎（ウイルス＞細菌） 全身性感染症 抗菌薬関連 過量摂取	急性胃腸炎（ウイルス＞細菌） 食中毒 全身性感染症 抗菌薬関連	急性胃腸炎（ウイルス＞細菌） 食中毒 抗菌薬関連
頻度のまれな疾患		
原発性二糖類分解酵素欠損症 ヒルシュスプルング中毒性大腸炎 副腎性器症候群	毒素の摂取 溶血性尿毒症症候群 腸重積症	甲状腺機能亢進症 虫垂炎
慢性		
頻度の多い疾患		
感染症後の二次性ラクターゼ欠損症 牛乳または大豆タンパク不耐症 乳児の慢性非特異的下痢 果汁（ソルビトール）過多摂取 セリアック病 嚢胞性線維症	感染症後の二次性ラクターゼ欠損症 過敏性腸症候群 セリアック病 乳糖不耐症 果汁（ソルビトール）過多摂取 炎症性腸疾患	過敏性腸症候群 炎症性腸疾患 乳糖不耐症 下剤の乱用（神経性食思不振症） 遺糞を伴う便秘症
頻度のまれな疾患		
原発性免疫不全症 グルコース・ガラクトース吸収不全症 原発性胆汁酸吸収不全 保護者による詐病 ヒルシュスプルング中毒性大腸炎 Shwachman症候群 分泌性腫瘍	後天性免疫欠損 分泌性腫瘍 スクラーゼ・イソマルターゼ欠損 好酸球性胃腸炎	分泌性腫瘍 原発性腸管腫瘍 寄生虫感染，性病 虫垂炎膿瘍 アジソン病

（文献 1 を参考に作成）

❶ 問診，身体所見の取り方のポイント

●問診のポイント

- 下痢の性状（軟，泥状，水様性など），色，臭い（酸臭など），回数，下痢の期間，血便の有無
- 随伴症状：嘔吐，腹痛，発熱
- 脱水の評価：経口摂取量，排尿の量・回数
- 摂食食物の内容，周囲の人の状況（食中毒）
- 薬物歴（抗菌薬など）

●身体所見のポイント

- バイタルサイン，脱水所見（皮膚ツルゴール，口腔内乾燥など）
- 腹部所見：腸蠕動音，圧痛，腫瘤触知の有無

> **診療のコツ**
>
> 新生児期から乳児期の便は軟便であり1日に数回は排便するため，下痢を訴えて受診したときでも日常の便性を確認し，本当に下痢かどうかを確かめなければならない．持参したおむつがあれば，拝見するとよい．

❷ 検査

　全身状態を把握するために，血算，生化学などの血液検査で脱水の程度，電解質異常，炎症反応などを評価する．下痢の程度が強いときには，酸塩基平衡異常を伴うため血液ガス分析も必要となる．

　高熱を伴うなど全身状態が不良の場合，血便を伴う場合は，ウイルス性腸炎より細菌性腸炎が疑われるため，血液検査，便細菌検査，血液培養検査などを積極的に行い，病原体の同定を行うべきである．

　慢性の下痢は，表7のように感染性腸炎であることは少なく，症歴，家族歴などにより鑑別を進める．

❸ 下痢に対する治療

　主に整腸剤や止痢薬などの対症療法と，脱水への対応が中心になる（表4，6）．

a）軽症（1日数回の下痢のみ）

- **経口による水分補給，整腸剤投与を行う．**

　摂取水分はORS（oral rehydrated solution）として電解質などに配慮したものが望まれる．経口補水液OS-1®，ソリタ® T3顆粒などの製剤を利用することが望ましいが，通常は市販されているイオン飲料を利用しても構わない．母乳や粉ミルクは，嘔気が治まってから少量ずつ摂取を再開する．牛乳，オレンジなどの柑橘系食物は，下痢を増悪させるため避けた方がよい．

b）中等症～重症（下痢が1日10回以上，もしくは脱水の増悪）

- 脱水の程度を判断するために，血液検査や尿検査を行う．
- 脱水の程度により点滴による補液を行う．
- 重症例では腸管の安静が必要であり，経口摂取を禁止し，入院し点滴加療を行う．
- 整腸剤/止痢薬：整腸剤の投与を行ってもよいが，細菌性腸炎では病原菌の排泄が遅延するため**止痢薬で無理に下痢を止めない方がよい**．止痢薬は，安易に用いると腸管運動を抑制し麻痺性イレウスなどの合併症を誘発させ，あるいは細菌性腸炎を遷延，悪化させる．また乳幼児では中枢神経障害や腸管壊死といった重篤な副作用も報告されており，投与は控えるべきである．

❹ 保護者への説明のポイント

下痢症状の改善のためには，食事療法が大事であることを伝え，表6のように指示をする．また，脱水の増悪（尿量低下，ぐったりなど）があったらすみやかに再診するように伝える．

4 腹痛の鑑別診断と治療

まず考えること，すべきこと

小児が腹痛を訴えたとき，あるいは乳幼児で腹痛が疑われた際には，迅速な対応が必要な疾患か否かの判断が重要である．実際の一次救急や時間外診療でみる腹痛の原因疾患は，急性胃腸炎，便秘など外来で対処できるものが多数である．しかし，時に腸重積など対応を急ぐ疾患や，急性虫垂炎，鼠径ヘルニア嵌頓などの外科的処置が必要な疾患もあるため適切に診断する必要がある．

❶ 問診，身体所見の取り方のポイント

●問診のポイント
・腹痛の性質（鋭痛，鈍痛，間欠的など），疼痛の局在部位，期間
・随伴症状：嘔吐，下痢，血便，発熱，黄疸の合併の有無
・摂食食物の内容，周囲の人の状況（食中毒）
・腹部外傷の有無（外傷性病変による出血）

●身体所見のポイント
・バイタルサイン
・痛みの局在，圧痛部位（あいまいな場合は再現性があるか）
・筋性防御，腸蠕動音の亢進/減弱，腫瘤触知，肝脾腫の有無
・歩行や片足ジャンプができないほどの痛みか
・直腸診

潜在的に重篤な臓器障害を疑わなくてはいけない痛みは，以下と関連する．

> 5歳未満，発熱，体重減少，胆汁性嘔吐，血性嘔吐，黄疸，肝脾腫，背部痛・側腹部痛または臍部以外に局在する痛み，睡眠から覚醒する痛み，肩・鼠径・背部への放散痛，ESR/WBC/CRPの上昇，貧血，浮腫，炎症性腸疾患やセリアック病の強い家族歴．

虫垂炎による痛みは，初期には臍周囲で感じられ，横行結腸からの痛みは，通常恥骨上部で感じられる．痛みの移動（局在の変化）は，診断への指標となる（例：臍周囲の痛みが数時間で局在が右下腹部に移行したら，虫垂炎が考えられる）．痛みの放散も診断の助けとなりうる（例：胆石疼痛では放散痛は右肩甲骨下角に，膵臓からの痛みは背部に，腎結石の痛みは同側の鼠経部に放散する）．

表8 ● 小児で急性消化管疾患の痛みを鑑別する方法

疾患	発症形式	部位	関連痛	性質	コメント
膵炎	急性	上腹部，左上	背部	持続性，鋭い疝痛	嘔気，嘔吐，圧痛
消化管閉塞	急性または漸増	臍周囲～下腹部	背部	疝痛と無痛が交互に出現	腹部膨満，便秘，嘔吐，グル音亢進
虫垂炎	急性	臍周囲，やがて右下に限局，腹膜炎で全般化	背部または骨盤（盲腸後の場合）	鋭痛，持続痛	食欲不振，嘔気，嘔吐，限局した圧痛，腹膜炎では発熱
腸重積	急性	臍周囲～下腹部	なし	間欠的疝痛	血便，膝を抱える
尿結石	急性，突然発症	背部（一側性）	鼠径部	鋭痛，間欠的，激痛	血尿
尿路感染症	急性	背部	膀胱	鈍痛～鋭痛	発熱，CVA叩打痛，排尿障害，頻尿

（文献1を参考に作成）

診療のコツ

乳幼児で，腹痛の訴えを正しく把握することは難しい．まず，全身状態（哺乳力低下，不機嫌，ぐったりしている，など），「普通でない泣き方」という問診，入室時の様子（抱っこで入室），姿勢（足を抱えるようにしている），などを注意深く観察する必要がある．逆に，「おなかが痛い」という訴えが腹痛でないこともあり，腹部疾患以外の鑑別も進める（肺炎，尿路感染症，中耳炎など）．母親の観察力は鋭く，母親が「いつもと違う」と訴えた際は，急性腹症などが隠れていないか注意を要する．

❷ 検査

急性腹症など重症化する疾患が疑われる場合は，積極的に検査を行うべきである（表8）．血液検査で炎症反応の評価を行い，迅速に鑑別するための画像検査などを進める（単純X線，腹部超音波，腹部CT，消化管造影，内視鏡）．腸重積が疑われる際は浣腸で粘血便を確認する．

❸ 腹痛に対する治療

原疾患に対する治療が最も重要である．鎮痛薬を使用する際も，鑑別すべき疾患を常に念頭においておく必要がある．

❹ 専門医へのコンサルテーション

診察室に徒歩で入室でき，表情がよく顔色良好であれば，急いで小児科医にコンサルテーションする必要はない．しかし，腹痛の程度が強い，乳幼児が周期的に啼泣する（腹痛があると思われる），年長児が抱っこされて入室する，筋性防御・反跳痛などから急性腹症が疑われる，粘血便など他の症状を伴う場合は，小児科医にコンサルテーションすべきである．

嘔吐と同様，急性腹症を疑ったら，早急に診断を進め，外科医へのコンサルテーションを考慮する．具体的には，腸重積の整復困難例，急性虫垂炎，腹膜炎，腹部外傷などが挙げられる．

❺ 保護者への説明のポイント

腹痛の患者が帰宅する際は，家族に，腹痛が増強した際に再診する必要がある，という旨を伝えるべきである．急性虫垂炎では痛みの局在が右下腹部に移動していることがある．あるいは，腸重積を早期発見し，高圧整復を早急に行えるかもしれない．

5 症 例

症例 1 急性胃腸炎

5カ月　男児

主　訴：下痢

現病歴：第1病日，下痢が出現し，泥状〜水様性，白色〜クリーム色で，1日20回ほどみられた．第4病日に2回嘔吐した．第5病日に微熱があり，持続する下痢および排尿が少ないことを母親が心配し来院した．

現　症：体重6,650 g（罹患前から－705 g），機嫌そこそこ，CRT＜2秒，皮膚ツルゴールやや低下，腹部平坦軟，グル音正常，肝脾腫なし，四肢末梢冷感軽度あり，大泉門やや陥凹

検査所見：WBC 10,300/μL，Hb 13.3 g/dL，Ht 40.6％，Plt 400×10^3/μL，CRP 0.57 mg/dL，静脈血液ガス pH 7.266，pCO_2 27.4 Torr，HCO_3 12.0 mmol/L，ABE －13.4 mmol/L，腹部X線：腸管ガスが乏しい

経　過：生理食塩液の補液を開始し，排尿が得られた時点で，体液不足分×1/2＋維持量の輸液に変更した．入院後，禁飲食としたところ嘔吐はみられなかった．第7病日に母乳を再開し摂取良好，下痢も改善し，第10病日に退院とした．

・治療のポイント

ウイルス性胃腸炎の治療は対症療法となる．嘔吐，下痢の症状，脱水が軽度であれば，制吐薬，整腸剤などの対症療法で改善するが，症状が強い場合には，点滴による治療が必要となる．多くの場合は長期間遷延することはなく，数日内には嘔吐は消失し経口摂取もできるようになる．

> **診療のコツ**
>
> 細菌性腸炎はウイルス性より頻度が少ないものの，病原性大腸菌，サルモネラ，ブドウ球菌，カンピロバクターなどによる腸炎はめずらしくなく，O-157による溶血性尿毒症症候群（hemolytic uremic syndrome：HUS）など重篤な疾患を合併することがあり，診断を見落とすことがないように注意を要する．治療は対症療法が中心であり，また細菌性だからといって安易に抗菌

薬を投与してはならない．免疫不全状態，敗血症などの症例に限るべきであり，またO-157も菌毒素を急激に放出してしまうため，よりHUSを誘発するとも言われ慎重な投与が必要とされている．

症例 2 肥厚性幽門狭窄症

1カ月　男児

主　　　訴：嘔吐

現　病　歴：1カ月健診の後から授乳のたびに嘔吐するようになり，徐々に嘔吐回数が増えた．入院前日には臥位で噴水状嘔吐がみられた．嘔吐が続くため来院した．

現　　　症：ややぐったり，体温37.1℃，心拍数163/分，呼吸数31/分，血圧106/60 mmHg，腹部やや膨満，軟，腫瘤はっきりせず，大泉門膨隆なし

検 査 所 見：WBC 7,900/μL，CRP 0.04 mg/dL，静脈血液ガスpH 7.437，pCO_2 38.1，HCO_3 25.2 mmol/L，ABE 1.5 mmol/L

腹 部 X 線：胃泡の拡大あり（図1）

腹部超音波：幽門括約筋16×4 mm

経　　　過：入院後当初，家族の希望でアトロピンによる保存的治療を行ったが，アレルギー反応のため中止した．入院5日目にRamstedt手術を行い，10日目に退院した．

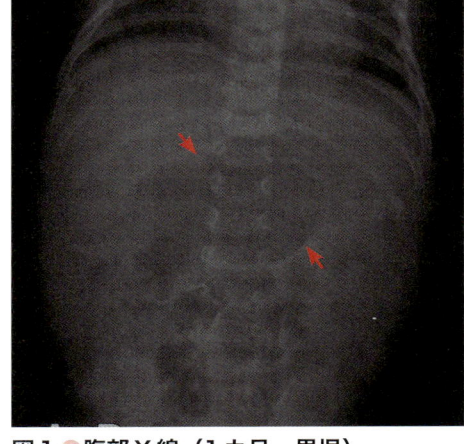

図1 ● 腹部X線（1カ月　男児）

・診断のポイント

問診で繰り返す嘔吐，噴水状嘔吐，体重増加不良がみられ，身体所見では腹部臍部右寄りにオリーブ状腫瘤を触知する．血液検査では，胃液の嘔吐による代謝性アルカローシスと脱水を認める．超音波検査で，幽門括約筋の肥厚を確認する．

症例 3 腸重積

1歳6カ月　男児

現　病　歴：入院前日の朝から不機嫌であった．午後からおなかを痛がる様子があり，30分～1時間に1回強く啼泣し，間欠期は穏やかという状態が続いた．また，嘔吐が頻回に出現した．夕方に近医を受診し，胃腸炎と診断され帰宅したが，その

現　症：後も啼泣の間隔が15分程度に短くなり，嘔吐も頻回にみられた．夜22時に大量の鮮血便があり，当院を受診した．

現　症：ぐったり，体温37.4℃，CRT＜2秒，腹部　右上腹部に10 cm大の腫瘤，肝脾腫なし，圧痛なし，項部硬直なし

検査所見：WBC 6,700/μL，CRP 1.57 mg/dL，腹部X線で右上腹部に腫瘤影（図2A），腹部超音波でtarget sign陽性

経　過：高圧浣腸を施行し（図2B），2回目2分の時点で整復された．その後，入院して経過観察を行い，再発なく食事摂取良好であることを確認し，入院3日目に退院とした．

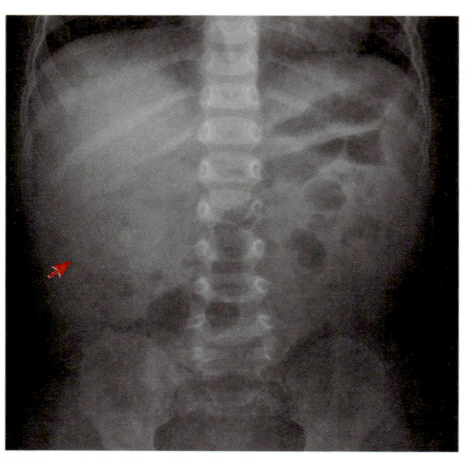

図2A●腹部X線（1歳6カ月　男児） 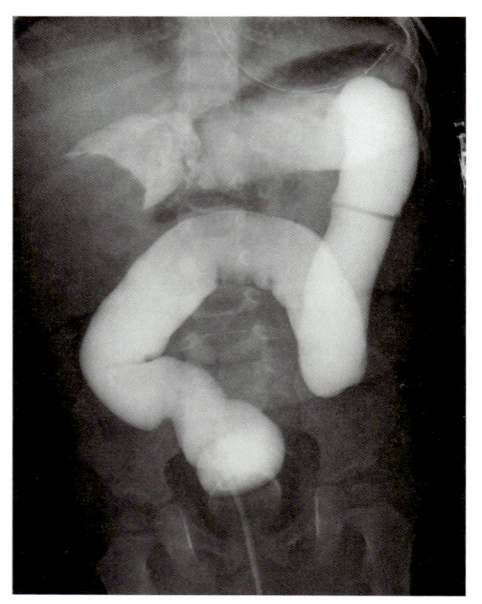　　図2B●腹部X線（同症例，高圧浣腸後）

・治療のポイント

　高圧浣腸術が行われ多くは治癒する．しかし，発症から24時間以上経過した場合は整復不可能なことが多く外科的（開腹による用手的整復，悪化したときには腸切除）に治癒する．年長児では，基礎疾患としてポリープ，憩室，腫瘍，アレルギー性紫斑病などがあり，鑑別を要する．

症例 4　急性虫垂炎

15歳　男児

現病歴：来院当日夕方から下腹部正中に腹痛が出現し，徐々に増悪し嘔気も合併した．近医で虫垂炎が疑われ，当院受診した．

現　症：苦悶様顔貌あり，歩行可能，体温38.2℃，心拍数86/分，呼吸数20/分，血圧120/70 mmHg，腹部弾性　軟，圧痛あり，McBurney陽性，反跳痛あり

検査所見：WBC 10,800/μL，CRP 0.09 mg/dL，腹部超音波で虫垂腫大あり，腹部CTで糞石と約9 mmに腫大した虫垂を認める（図3）

経　　過：腹腔鏡下虫垂切除術を行った．特に合併症なく，術後5日目に退院した．

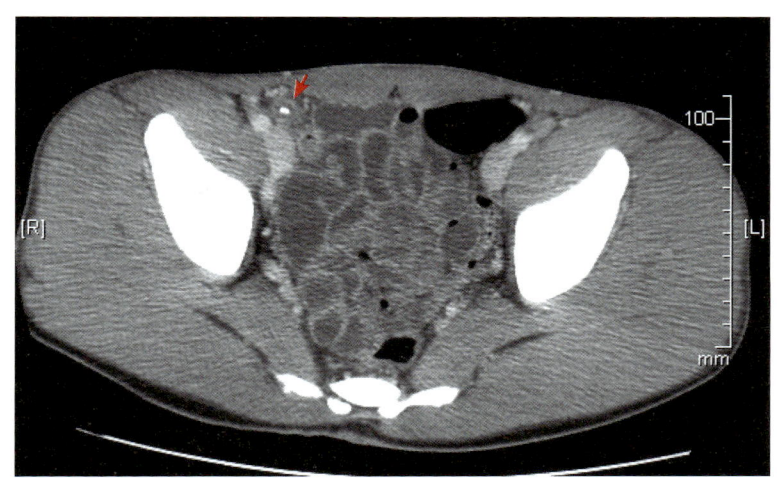

図3 ● 腹部CT（15歳　男児）

・診断のポイント

　本症の特徴的症状は右下腹部痛，悪心，嘔吐，発熱であるが，幼児期での発症は典型的な症状を呈さず，早期に診断できないことが多い．血液検査だけでは判断できず，腹部超音波・造影CT画像検査などによる虫垂結石（糞石）の有無，穿孔や腹膜炎の所見の有無を確認する．

文　献
1）Sreedharan R & Liacouras CA：Major Symptoms and Signs of Digestive Tract Disorders．『NELSON Textbook of Pediatrics. 19th』，pp1240-1249，Saunders，2011
2）Custer JW & Rau RE：『The Harriet Lane Handbook. 18th』，Mosby，2008
3）『新小児薬用量　第6版』（五十嵐 隆，他／編），診断と治療社，2012
4）『小児救急のストラテジー』（日本小児救急医学会・日本小児外科学会／監，日本小児救急医学会　教育・研修委員会／編），pp62-63，pp150-179，へるす出版，2009
5）『小児の外来診察ABC』（横田俊平／著），pp54-64，東京医学社，1996

◆著者プロフィール
吉原宏樹（Hiroki Yoshihara）：聖路加国際病院小児科

第3章 よくある症候別，小児の診断と治療の進め方

3. 鼻汁，咳嗽
発熱・呼吸困難・経口摂取の低下を伴う場合，長引いている場合は要注意

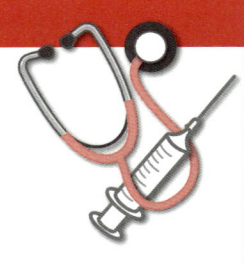

岩田 敏

まず考えること，すべきこと

　小児は訴えが不明瞭なうえに，身体所見をとったり，検査を行うことが困難な場合が多いため，**機嫌や顔つきなどによる全身状態の把握と，正確な病歴の聴取が，診断上大きなウェイトを占める**．小児の診療においては，**重症の疾患，緊急の対応が必要な疾患を見逃さないことが最も重要なポイントとなる**ので，医療面接と身体所見から，疾患としての重症度をある程度判断できる能力を身につける必要がある．

　咳嗽の原因を表1に，診断のためのフローチャートを126ページに，鑑別診断のためのポイントを130ページにそれぞれ示した．

1 はじめに

　鼻汁，咳嗽は小児科診療のプライマリーケアで出合う機会の最も多い主訴の1つである．子どもは，1年に6〜8回はかぜをひくといわれており，これにつきものなのが鼻汁，咳嗽といった呼吸器症状なのである．多くの場合，治療の選択に関係なく自然の経過で軽快するが，**経過が長引く場合や，発熱を伴うような場合には，その原因によって治療法が異なるため，適切に診断し，治療を行うことが重要となる**．

2 病態生理

　鼻汁も咳嗽も気道から異物を排除しようとする生体反応といえる．

　微生物の感染などで鼻や上気道の粘膜が刺激を受けると，化学伝達物質が放出され，局所の血管透過性が亢進して粘膜の浮腫が生じるため鼻閉が起きる．同時に局所のコリン作働性神経が刺激を受けて粘液の分泌が亢進し鼻汁が出現する．

　一方，咳嗽は，咽頭から終末細気管支までの気道粘膜に存在する咳受容体が，過剰な分泌物，異物，刺激性ガス，圧迫などの種々の刺激に反応し，その興奮が迷走神経を介して延髄下部の咳中枢に伝えられ，反射的に横隔膜や肋間筋の急激な運動を起こすために生じると考えられている．

3 医療面接,身体所見のとり方・診断のしかた

咳嗽の原因と種類には以下のようなものがある(表1).診断のためのフローチャートを次ページに示し,以下それに沿って解説する.

❶ 医療面接のポイント

❶ 症状の続いている期間
急性の症状なのか,長く続いている慢性の症状なのかによって,考えるべき疾患が異なってくる.

❷ 鼻汁,咳嗽の性状
水様の鼻汁なのか膿性の鼻汁なのかは,細菌感染の合併の有無を判断する要因になる.

表1 ● 咳嗽の原因と種類

頻度別

非常に多い	多い	まれ	非常にまれ
● ウイルス性気管支炎 ● 気管支喘息 ● 後鼻漏 　(副鼻腔炎, 　アレルギー性鼻炎)	● たばこ(受動喫煙) ● 大気汚染 ● 細菌性気管支炎 　[一次性] 　・百日咳 　・肺炎マイコプラズマ 　・肺炎クラミジア 　・ヒト結核菌 　・肺炎レジオネラ 　[二次性:ウイルス性 　　　気管支炎に合併] 　・肺炎球菌 　・インフルエンザ菌	● 気道異物 ● 反復性誤嚥 　・異常嚥下(喉頭協調運動 　　機能不全,声帯麻痺,気 　　管食道瘻) 　・胃食道逆流現象 ● 心因性咳嗽	● 化膿性肺疾患 　・嚢胞線維症 　・免疫不全症候群 　・カルタゲナー症候群 ● 気道局所所見 　・気道狭窄 　　(腫瘍,嚢胞,血管輪) 　・喉頭気管気管支軟化症

年齢別

新生児 (0〜4週)	乳児 (1〜12カ月)	幼児 (1〜3歳)	園児,児童 (4〜12歳)	中学生,思春期 (13〜18歳)
● 先天性気道奇形 　・喉頭気管気管支軟化症 　・気道狭窄 　　(血管輪) ● 異常嚥下 　・喉頭協調運動機能不全 　・声帯麻痺 　・胃食道逆流現象 ● 新生児慢性肺疾患 　(未熟児)	● ウイルス性気管支炎,細気管支炎 ● 乳児喘息 ● 新生児慢性肺疾患 　(未熟児) ● 乳児異型肺炎 　(トラコーマクラミジア) ● 異常嚥下 　・喉頭協調運動機能不全 　・声帯麻痺 　・胃食道逆流現象 ● たばこ(受動喫煙)	● 喘息 　・喘息性気管支炎 ● ウイルス性気管支炎 ● 後鼻漏 　(副鼻腔炎, 　アレルギー性鼻炎) ● 細菌性気管支炎 　(肺炎マイコプラズマ,肺炎クラミジア,百日咳) ● 気道異物	● 喘息・喘息性気管支炎 ● ウイルス性気管支炎 ● 後鼻漏 　(副鼻腔炎, 　アレルギー性鼻炎) ● 細菌性気管支炎,異型肺炎 　・肺炎マイコプラズマ 　・肺炎クラミジア	● 喘息 　・喘息性気管支炎 ● ウイルス性気管支炎 ● 後鼻漏 　(副鼻腔炎, 　アレルギー性鼻炎) ● 細菌性気管支炎,異型肺炎 　・肺炎マイコプラズマ 　・肺炎クラミジア 　・百日咳 ● 心因性咳嗽

(文献3より改変)

●診断のためのフローチャート

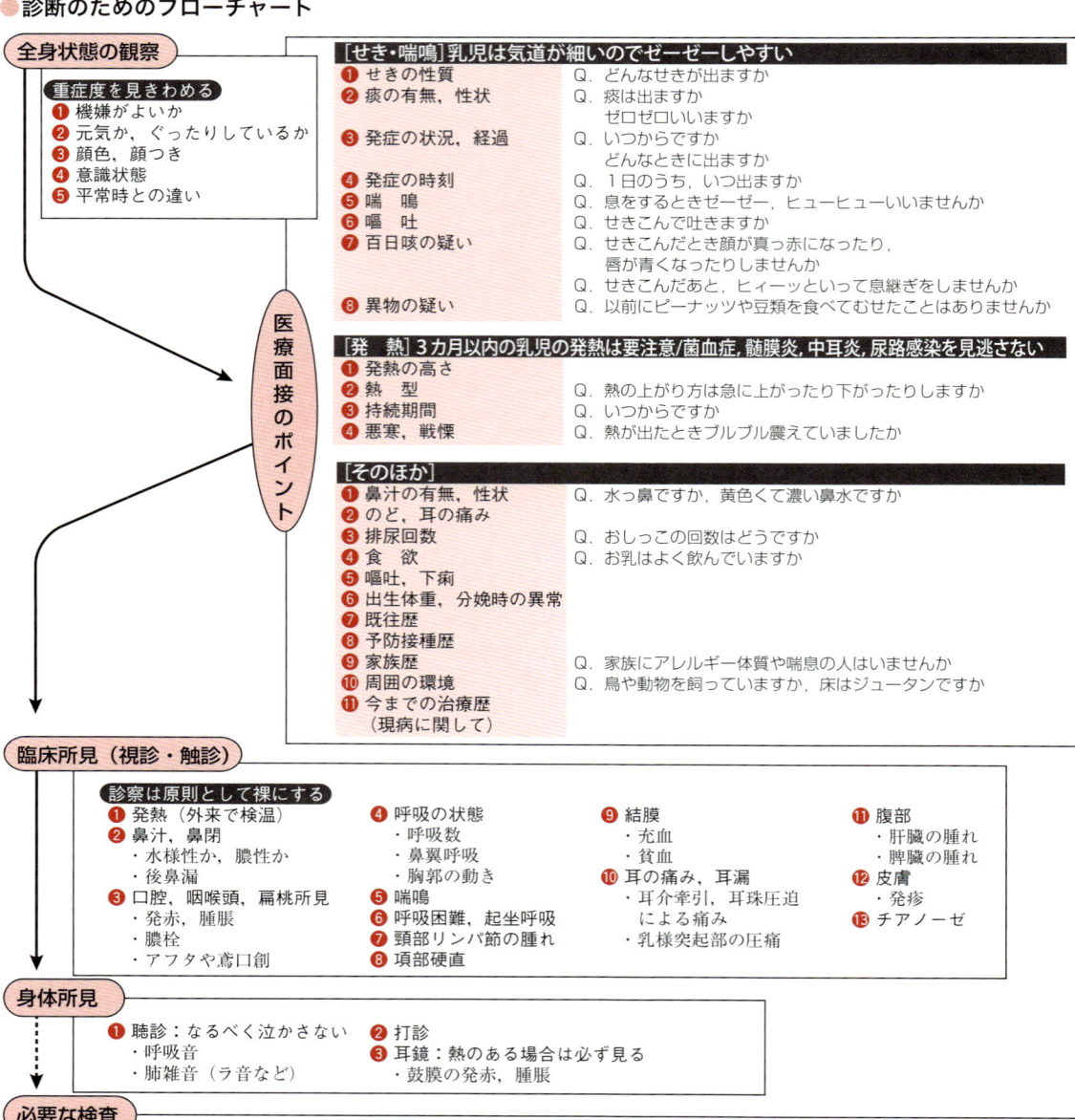

全身状態の観察

重症度を見きわめる
1. 機嫌がよいか
2. 元気か，ぐったりしているか
3. 顔色，顔つき
4. 意識状態
5. 平常時との違い

医療面接のポイント

[せき・喘鳴] 乳児は気道が細いのでゼーゼーしやすい
1. せきの性質 　　Q. どんなせきが出ますか
2. 痰の有無，性状 Q. 痰は出ますか
　　　　　　　　　　　ゼロゼロいいますか
3. 発症の状況，経過 Q. いつからですか
　　　　　　　　　　　どんなときに出ますか
4. 発症の時刻 　　Q. 1日のうち，いつ出ますか
5. 喘鳴 　　　　　Q. 息をするときゼーゼー，ヒューヒューいいませんか
6. 嘔吐 　　　　　Q. せきこんで吐きますか
7. 百日咳の疑い 　Q. せきこんだとき顔が真っ赤になったり，唇が青くなったりしませんか
　　　　　　　　　Q. せきこんだあと，ヒィーッといって息継ぎをしませんか
8. 異物の疑い 　　Q. 以前にピーナッツや豆類を食べてむせたことはありませんか

[発　熱] 3カ月以内の乳児の発熱は要注意/菌血症，髄膜炎，中耳炎，尿路感染を見逃さない
1. 発熱の高さ
2. 熱型 　　　　　Q. 熱の上がり方は急に上がったり下がったりしますか
3. 持続期間 　　　Q. いつからですか
4. 悪寒，戦慄 　　Q. 熱が出たときブルブル震えていましたか

[そのほか]
1. 鼻汁の有無，性状 Q. 水っ鼻ですか，黄色くて濃い鼻水ですか
2. のど，耳の痛み
3. 排尿回数 　　　Q. おしっこの回数はどうですか
4. 食欲 　　　　　Q. お乳はよく飲んでいますか
5. 嘔吐，下痢
6. 出生体重，分娩時の異常
7. 既往歴
8. 予防接種歴
9. 家族歴 　　　　Q. 家族にアレルギー体質や喘息の人はいませんか
10. 周囲の環境 　　Q. 鳥や動物を飼っていますか，床はジュータンですか
11. 今までの治療歴（現病に関して）

臨床所見（視診・触診）

診察は原則として裸にする
1. 発熱（外来で検温）
2. 鼻汁，鼻閉
   ・水様性か，膿性か
   ・後鼻漏
3. 口腔，咽喉頭，扁桃所見
   ・発赤，腫脹
   ・膿栓
   ・アフタや鵞口瘡
4. 呼吸の状態
   ・呼吸数
   ・鼻翼呼吸
   ・胸郭の動き
5. 喘鳴
6. 呼吸困難，起坐呼吸
7. 頸部リンパ節の腫れ
8. 項部硬直
9. 結膜
   ・充血
   ・貧血
10. 耳の痛み，耳漏
    ・耳介牽引，耳珠圧迫による痛み
    ・乳様突起部の圧痛
11. 腹部
    ・肝臓の腫れ
    ・脾臓の腫れ
12. 皮膚
    ・発疹
13. チアノーゼ

身体所見
1. 聴診：なるべく泣かさない
   ・呼吸音
   ・肺雑音（ラ音など）
2. 打診
3. 耳鏡：熱のある場合は必ず見る
   ・鼓膜の発赤，腫脹

必要な検査

病因診断を行ってから抗菌薬を投与する
1. 上気道症状［のどの痛み・発赤，頸部リンパ節腫脹］が強い場合
   ・分離培養（咽頭ぬぐい液）
   ・迅速診断（A群溶連菌，アデノウイルス，インフルエンザウイルス）
   ・抗体価（ASLO，ASK，EBウイルスなど）
2. せきが強い，あるいは続く場合
   1）異常な聴診所見
   2）せきが1週間以上続く
   ・胸部単純X線（正面，側面）
   ・一般血液検査（赤沈，CRP，白血球数と分画，血液生化学）
   ・分離培養（鼻咽腔または咽頭ぬぐい液）
   　＊喀痰の採取が困難な場合が多い
   ・迅速診断（RSウイルス，クラミジア，肺炎球菌）
   ・抗体検査（肺炎マイコプラズマ，クラミジアなど）
   ・寒冷凝集反応
   ・ツベルクリン反応
   ・遺伝子診断（結核，肺炎マイコプラズマ，クラミジア，百日咳）
3. 気管支喘息が疑われる場合
   ・IgE RAST
   ・呼吸機能検査
4. 鼻・耳症状がある場合
   ・分離培養（耳漏，中鼻道膿汁，鼻咽腔ぬぐい液）
5. そのほか（呼吸器症状のない発熱）
   ・尿路感染症 ⇒ 尿検査（沈渣，培養）
   　＊先天性尿路奇形に注意
   ・髄膜炎，脳炎 ┐
   ・膠原病 　　　├⇒ 専門医へ転送
   ・悪性腫瘍 　　┘

喀痰を伴わない乾性咳嗽か喀痰を伴う湿性咳嗽かは，咳嗽の原因が下気道にあるのか上気道にあるのか，アレルギー性疾患や心因性疾患の関与があるかどうか，などの判断材料となる．

犬吠様咳嗽は喉頭気管気管支炎（仮性クループ）に特徴的である．

連続性咳嗽やwhoopを伴う咳嗽は百日咳を疑わせる．

❸ 発熱を伴っているかどうか
感染に伴う症状かどうかの判断に有用である．

❹ 喘鳴を伴っているかどうか（ゼーゼーしているかどうか）
喘鳴は気管支喘息，気管支炎，気管支異物を疑わせる症状である．

❺ 咳嗽が起きる時間帯
気管支喘息などの気道過敏性に起因する咳嗽は昼間より夜間から早朝にかけてに強い．

❻ ピーナッツなどの豆類の摂取歴
ピーナッツなどの豆類を食べてむせたりしたエピソードは，誤嚥による**気管支異物**を疑わせる．

❼ 嘔吐の有無，水分が摂取可能かどうか
重症度を判定するうえでの参考となる．

❽ 予防接種歴
DPTワクチンの接種歴は百日咳の鑑別に重要である．

❾ 家族歴
家族のアレルギー歴は，アレルギー性鼻炎，気管支喘息の診断に有用である．

❿ 家族や保育園，幼稚園，学校などの集団内での流行状況
インフルエンザ，マイコプラズマ肺炎，クラミジア肺炎など，集団内で流行しやすい感染症の診断に役立つ．

❷ 身体所見のとり方のポイント

検温による

- ・体温のチェック
- ・全身状態の観察
- ・呼吸状態の観察

をまず行い，続いて胸部および腹部の身体所見をとり，

発熱のある場合は

- ・Kernig徴候
- ・項部硬直

などの髄膜刺激症状のチェックを行う．**小児が診察を嫌がる咽頭所見と鼓膜所見のチェックは診察の最後に行う**ようにする．

鼻汁，咳嗽といったかぜ症状の小児をみる場合は，呼吸器系の異常所見を十分に観察する必要があるのはいうまでもないことである．**診察のポイントとしては，**

- 鼻翼呼吸や陥没呼吸などの呼吸困難の所見の有無に注意すること
- 胸部の聴診はなるべく患児を泣かさないようにして診察し，呼吸音や肺雑音を正確に聴取すること
- 深呼吸させたいときはティッシュペーパーなどをフーッと吹かせてみること
- 咽頭所見では咽頭の発赤，扁桃の腫脹，膿栓の有無，後鼻漏の有無に注意すること

などが挙げられる．

❸ 診断のしかたのポイント

前述のとおり，**重症の疾患，緊急の対応が必要な疾患を見逃さないことが重要なポイントとなる．具体的には肺炎，気管支異物などがその代表的疾患である**が，いずれも胸部X線写真で診断が可能なので，臨床経過，問診所見，身体所見から疑わしいと思ったときには，積極的に胸部X線写真を撮影するようにする．肺炎では浸潤影や無気肺を伴うconsolidationが，気管支異物では呼気相での患側肺の過膨張が特徴的である．著者は，

- 高熱を伴い呼吸音の減弱，肺雑音，喘鳴，呼吸困難が認められる場合
- 乳児で強い喘鳴や呼吸困難が認められる場合
- 発熱の有無にかかわらず咳嗽が長引いている場合
- 呼吸音に明らかな左右差がある場合

などに，積極的に胸部X線撮影を実施している．また，後鼻漏が認められる症例で咳嗽が長引く場合には，副鼻腔炎と気管支炎が合併している可能性があるので，**ウォータース法による副鼻腔のX線撮影**も忘れてはならない．

感染症が疑われた場合には，適切な治療を行うための病因診断を実施することが重要である．

細菌の場合は各種培養検査，肺炎マイコプラズマ，肺炎クラミジアなどの非定型細菌やウイルスの場合には血清診断により診断するのが一般的であるが，最近は**細菌やウイルスの抗原を検出する迅速診断キット**が普及しており，ベッドサイドでの診断に有用である．現在のところA群溶血性連鎖球菌，肺炎球菌，クラミジア，インフルエンザウイルス，アデノウイルス，RSウイルスの迅速診断が可能である．救急外来においても，抗菌薬や抗ウイルス薬を開始する場合には，投与を開始する前に病因診断のための検査を実施することが好ましい．一般にかぜ症候群，仮性クループ，細気管支炎などの気道感染症の原因は，ほとんどがライノウイルス，アデノウイルス，パラインフルエンザウイルス，RSウイルス，インフルエンザウイルスといったウイルスである．細菌に関しては，上気道感染症ではA群溶血性連鎖球菌，下気道感染症では肺炎球菌，インフルエンザ菌，肺炎マイコプラズマ，肺炎クラミジアなどが重要で，肺炎の場合年齢によって頻度の高い原因菌が異なっているのが特徴である（表2）．鑑別診断のためのポイントを130ページにまとめる．

4 治　療

細菌感染症以外は，鼻汁，咳嗽に対する対症療法が基本となる．すなわち

表2 ● 呼吸器感染症の主な原因菌

咽頭炎・扁桃炎	A群溶血連鎖球菌，黄色ブドウ球菌
中耳炎	肺炎球菌，インフルエンザ菌
喉頭炎	インフルエンザ菌
気管支炎	肺炎球菌，インフルエンザ菌，トラコーマ・クラミジア（新生児・乳児），肺炎クラミジア（幼児・学童），肺炎マイコプラズマ
肺炎	肺炎球菌，インフルエンザ菌，黄色ブドウ球菌（新生児・乳児），B群溶血連鎖球菌（新生児），大腸菌（新生児），緑膿菌（コンプロマイズドホスト），トラコーマ・クラミジア（新生児・乳児），肺炎クラミジア（幼児・学童），肺炎マイコプラズマ
百日咳	百日咳菌

・抗ヒスタミン薬
・鎮咳薬
・去痰薬
・気管支拡張薬

を用いて臨床症状の軽減をはかる．
　細菌感染症が疑われる場合には抗菌薬を併用するが，その目安としては，

・著明な咽頭発赤
・膿性鼻汁
・中耳炎
・副鼻腔炎
・気管支炎
・肺炎

の存在などが挙げられる．具体的な抗菌薬の選択に関しては第1章-3-3）「小児の抗菌薬の選び方」を参照していただきたい．
　呼吸困難の有無，経口摂取が可能かどうかは，重症度を見きわめるポイントとなるが，

・強い喘鳴
・多呼吸
・陥没呼吸
・チアノーゼ
・哺乳力低下
・水分摂取低下
・頻回の嘔吐

などが認められる場合には，重症度が高いと判断し，入院治療の適応や専門医へのコンサルテーションを考慮するべきである．また，重症度は高くなくても，鼻汁や咳嗽が長期間続くような場合には，アレルギー疾患や，結核，クラミジア感染症などの慢性に経過する呼吸器感染症の可能性を考え，やはり専門医へのコンサルテーションを考慮する必要がある．

● 鑑別診断のためのポイント

疾患名	鑑別ポイント	せき乾性	せき湿性	喘鳴	発熱	そのほかの臨床症状	身体所見	胸部X線所見	検査所見	診断のポイント
①急性咽頭炎・扁桃炎		▲			●	咽頭痛，嚥下痛，腹痛，嘔気	咽頭発赤，扁桃膿栓，頸部リンパ節腫大	所見なし	咽頭培養，A群溶連菌抗原迅速診断	A群溶連菌感染症の鑑別が重要
②急性喉頭炎（クループ症候群）		●犬吠様	▲	●吸気性	●	嗄声，呼吸困難，陥凹呼吸	喉頭蓋の発赤，喉頭部の狭窄音	所見なし	細菌性（インフルエンザ菌）では白血球数↑，CRP↑	細菌性は重篤だがまれ，多くはウイルス性
③急性気管支炎		▲	●	▲	●	かぜ症状が先行	乾性または湿性ラ音	所見なし，時に過膨張所見	細菌感染を伴う場合は白血球数↑，CRP↑ RSウイルス抗原迅速診断	小児は気道が細いので喘鳴を生じやすい．多くはウイルス性
④細気管支炎		▲	●	●	●	呼吸困難，チアノーゼ	呼気性喘鳴	過膨張所見，無気肺	RSウイルス抗原迅速診断	多くはウイルス性（主にRSウイルス）
⑤細菌性肺炎			●		●	悪寒，胸痛，呼吸困難，腹痛，嘔気	湿性ラ音	区域性または非区域性の浸潤影，胸水貯留，pneumatocele（ブドウ球菌性）*	白血球数↑，CRP↑	乳児では呼吸器症状に乏しい場合がある．胸部X線検査が重要
⑥マイコプラズマ感染症		▲	●	▲	●	時に発疹	聴診所見に乏しい 時に湿性ラ音	肺胞性または間質性陰影，無気肺	白血球数正常，CRP↑，マイコプラズマ抗体価↑	流行性あり 幼児・学童に多い
⑦クラミジア感染症		●	▲	▲		眼脂，多呼吸	聴診所見に乏しい 時に湿性ラ音	肺胞性または間質性陰影	白血球数正常，CRP →or↑ クラミジア抗原検査（+）	乳児ではC.trachomatis，幼児期以降ではC.pneumoniae**が重要
⑧百日咳		●発作性連続性	▲	▲		whoopを伴うチアノーゼ，無呼吸発作，嘔吐，痙攣	聴診所見に乏しい	所見なし，肺炎を併発した場合は浸潤影	白血球数（リンパ球数）↑↑ 百日咳凝集素価↑ 百日咳（+）(鼻咽腔)	特有の咳嗽発作と白血球増多が特徴，DPTワクチン接種歴
⑨気管・気管支異物		▲	▲	●	▲	呼吸困難，反復性肺炎	呼吸音の左右差	呼気時の患側の過膨張所見，肺炎を併発した場合は浸潤影	気管支ファイバースコープ，肺換気・血流シンチで確認	3歳以下の乳児が90%，ピーナッツ等の豆類の摂食歴が重要
⑩気管支喘息		▲	●	●発作時		呼吸困難，アレルギー性鼻炎，アトピー性皮膚炎	乾性ラ音	時に過膨張所見	血清IgE↑，好酸球数↑	春・秋，夜～朝，運動後に喘息発作が多い

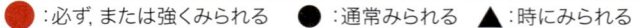

● ：必ず，または強くみられる　　● ：通常みられる　　▲ ：時にみられる

* ：ブドウ球菌性肺炎の特徴である肺の空洞
** ：C.pneumoniaeは家族内感染，集団内感染がある

● **ウイルス性肺炎**
胸部X線所見でvolume lossを伴う陰影，白血球数正常

● **咽頭結膜熱**
結膜充血，咽頭発赤を伴う

● **EBウイルス感染症**
扁桃膿栓が真珠色，抗菌薬が無効

● **肺結核**
持続する咳嗽，ツベルクリン反応（+），喀痰，胃液検査で結核菌（+），排菌患者との濃厚接触あり

● **神経性咳嗽（チック）**
身体所見，胸部X線所見，検査所見に乏しい．せきばらいを繰り返す

● **アレルギー性鼻炎**
季節性あり．血清IgE高値，好酸球増多

● **急性副鼻腔炎**
後鼻漏，頭痛を伴う．副鼻腔X線写真で副鼻腔に陰影あり

● **急性中耳炎**
かぜ症状に引き続く発熱，耳痛，乳児では不機嫌，鼓膜の発赤，腫脹，膨隆を伴う

● **尿路感染症**
呼吸器症状を伴わない発熱の場合に鑑別が必要．確定診断には検尿，尿培養が重要

5 症例

発熱を伴わない咳嗽を主訴に来院し，X線検査により的確な診断がなされた代表的な症例を呈示する．

❶ 肺炎クラミジアによる肺炎

症例 1

症例は10歳8カ月の女児で，基礎疾患として気管支喘息を有していたが，5月8日ごろから激しい乾性咳嗽を認めたため，5月11日にK病院小児科に受診した．初診時は身体所見に乏しかったが，全身倦怠感および眼脂を認めるようになり，5月15日には胸部ラ音を聴取し，胸部X線写真で右下肺野に浸潤影を認めた（図1）ため入院となった．家族歴では同時期に弟に咳嗽が認められていた．入院時現症では発熱はなく，眼脂，胸部ラ音以外に特別な異常所見は認められなかった．

検　査：検査成績は表3に示したとおりで，血液生化学検査では赤沈28 mm/時間，CRP 0.75 mg/dL，白血球数9,100/μL（好酸球17％）と軽度の炎症所見と好酸球増多を認めたのみで，肝機能障害などはなく，寒冷凝集反応は32×で肺炎マイコプラズマや各種ウイルス抗体価の有意な上昇は認められなかった．5月15日および5月20日の上咽頭擦過検体から，IDEIA®クラミジア（IDEIA®）によりクラミジア抗原が，クラミジアの外膜タンパクの遺伝子配列から合成したCM1-2をプライマーとするPCR法により肺炎クラミジア由来と考えられるDNAがそれぞれ検出された．また同一検体から，HL細胞を用いた分離培養法により，10代継代培養後に肺炎クラミジアが分離された．

経　過：患児の臨床経過を図2に示した．クラリスロマイシン（クラリス®，クラリシッド®），ミノサイクリン（ミノマイシン®）を計2週間投与したところ臨床症状は軽快し，鼻咽腔擦過検体からの肺炎クラミジア分離およびクラミジア抗原の検出はいずれも陰性化したが，初回治療終了後17日目（6月15日）に咳嗽の出現とともにクラミジア抗原が再度陽性化し再発が疑われた．Micro-IF法により測定した肺炎クラミジア抗体価はIgM抗体価が64×，IgG抗体価が32×→64×→128×→256×といずれも有意な上昇を示した．経過中，肺炎マイコプラズマ抗体価の有意な上昇は認められなかった．

一方患児の家族について肺炎クラミジアの分離状況およびIgG抗体価について検討したところ，患児と同時期に咳嗽を認めていた弟から肺炎クラミジアが分離され，この弟と両親のIgG抗体価は著明に上昇しており，家族内での流行が確認された．

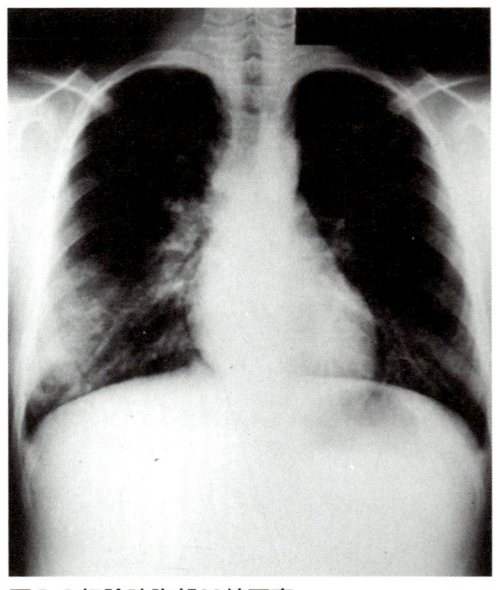

図1 ● 初診時胸部X線写真
（10歳8カ月女児，クラミジア肺炎）

表3 ● 初診時検査成績
（10歳8カ月女児，クラミジア肺炎）

RBC	499×10⁴/μL	TP	7.8 g/dL
Hb	13.4 g/dL	GOT	18 IU/L
Hct	40.0 %	GPT	9 IU/L
Plt	30.7×10⁴/μL	ALP	368 IU/L
WBC	9,100/μL	LDH	447 IU/L
Stab	1 %	BUN	9 mg/dL
Seg	37 %	CRTNN	0.4 mg/dL
Eosino	17 %	Na	141 mEq/L
Lymph	30 %	K	4.0 mEq/L
ESR	28 mm/時間	Cl	109 mEq/L
CRP	0.75 mg/dL	寒冷凝集反応	32×
シアル酸	90 mg/dL	肺炎マイコ	IHA 40×
		プラズマ	CF <4×
		クラミジア抗原	
		EIA（IDEIA®）	（+）
		PCR	（+）
		クラミジア分離	
		肺炎クラミジア	（+）

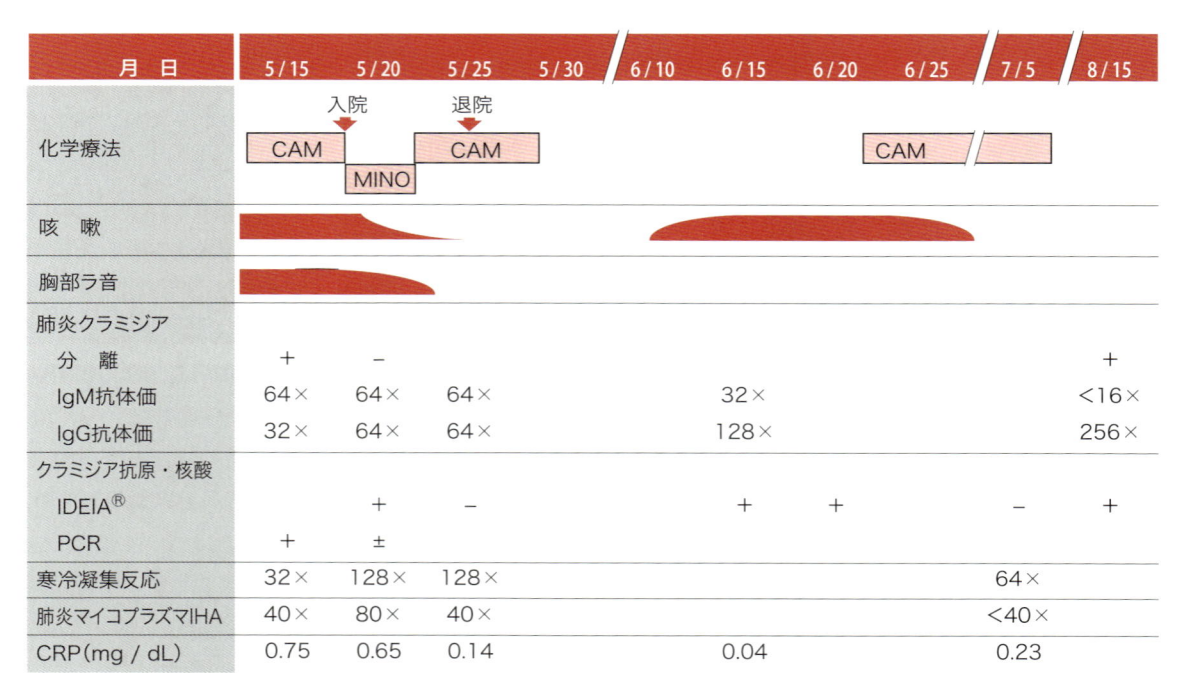

$RBC \; 499 \times 10^4/\mu L$ の表記では、RBC・Plt の単位に $10^4/\mu L$ が含まれる。

月 日	5/15	5/20	5/25	5/30	6/10	6/15	6/20	6/25	7/5	8/15
化学療法	CAM	MINO	CAM					CAM		
咳嗽	■■■■	■■			■■■	■■■■■	■■■			
胸部ラ音	■■■	■								
肺炎クラミジア										
分離	+	−								+
IgM抗体価	64×	64×	64×			32×				<16×
IgG抗体価	32×	64×	64×			128×				256×
クラミジア抗原・核酸										
IDEIA®		+	−			+	+		−	+
PCR	+	±								
寒冷凝集反応	32×	128×	128×					64×		
肺炎マイコプラズマIHA	40×	80×	40×					<40×		
CRP（mg/dL）	0.75	0.65	0.14		0.04			0.23		

入院：5/20　退院：5/25

図2 ● 臨床経過（10歳8カ月女児，クラミジア肺炎）
CAM：クラリスロマイシン，MINO：ミノサイクリン

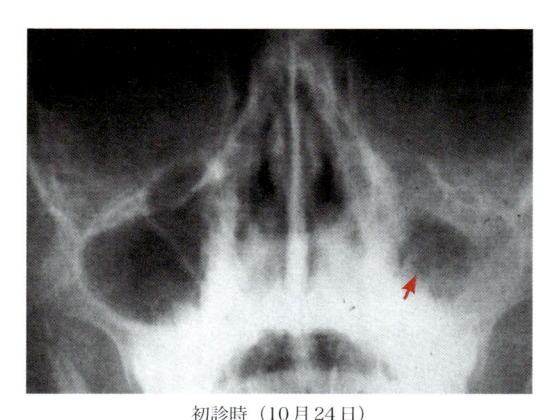

初診時（10月24日) 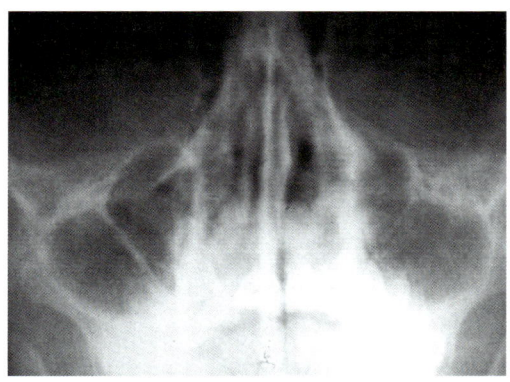　　　　　　　　　　クラリスロマイシン投与3週間後（11月14日）

図3● 副鼻腔気管支炎（8歳0カ月，女児）

❷ 副鼻腔気管支炎

症例 2

　症例は8歳の女児で，8月ごろから咳嗽を認めていたが，発熱，喘鳴はなく，10月24日にK病院小児科に受診した．胸部聴診および胸部X線検査では異常は認められなかったが，後鼻漏があり，副鼻腔X線検査で左上顎洞に副鼻腔炎の所見が認められた（図3→）．鎮咳去痰薬とともにクラリスロマイシン（クラリス®，クラリシッド®）を計4週間投与し軽快した．

診療のコツ

　鼻汁，咳嗽は小児のプライマリーケアにおける最もポピュラーな症状であるが，鑑別診断をよく理解したうえで，重症疾患，緊急処置の必要な疾患，抗菌薬などによる治療が可能な疾患を見逃すことなく，適切な診断と治療を行うことが必要である．

文　献

1) Disorders of the respiratory tract.『Nelson Textbook of Pediatrics 18th ed』（Kliegman RM, Behrman RE, Jenson HB, Stanton BF ed），pp1742-1849, Saunders, 2007
2) 泉 信夫：咳嗽．『小児科研修医ノート』（柳澤正義/監），pp356-358，診断と治療社，1999
3) 市川光太郎：小児救急医療．『小児科研修ノート』（五十嵐 隆，金子一成，田原卓治，渡辺 博/編），pp83-88，診断と治療社，2009
4) 尾内一信：咳が続く．「子どもによく見られる病気～症状から診断へ～」（武内可尚/編），pp19-25，医薬ジャーナル社，2000
5) 岩田 敏，他：肺炎クラミジア感染症 I 肺炎クラミジア（Chlamydia pneumoniae）感染症の臨床．モダンメディア，45：33-40，1999

◆著者プロフィール

岩田 敏（Satoshi Iwata）：慶應義塾大学医学部感染制御センター教授．感染症指導医，抗菌化学療法指導医，小児科専門医，ICD（インフェクションコントロールドクター）として感染症診療，感染制御に関する臨床，研究，卒前・卒後教育に携わっている．

第3章 よくある症候別，小児の診断と治療の進め方

4. 喘鳴, 呼吸困難
呼吸の異常の鑑別診断

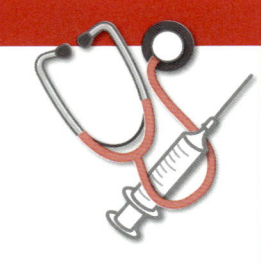

岡田賢司, 西間三馨

1 はじめに―呼吸の異常

　　　喘鳴は，気道の浮腫，気管支平滑筋の攣縮，気管支分泌物の増加，異物などさまざまな要因による気道狭窄のため聴かれる異常呼吸音を指す．「ゼイゼイ，ヒューヒュー」の呼吸音が，聴診器を使わず患者本人や周囲の人々に聴こえる．聴取できる呼吸相により，狭窄部位が推定できる（表1）．呼吸困難は，通常，自覚症状で定義され，不快感あるいは苦痛を伴った努力性呼吸のことを指す．乳幼児では自覚症状を表現できないため，本稿では不快感あるいは苦痛を推測させる他覚症状を認めるものも含む．呼吸困難をきたす疾患の鑑別を図1に示す．

まず考えること，すべきこと

● 喘鳴が聴かれたとき，狭窄部位を推定する．
　　Stridorは喉頭など上気道狭窄により発生し，主に吸気相で聴かれる．**Wheeze/Rhonchi**は，胸腔内気道，主として気管支の狭窄により発生し，吸気相よりも呼気相で強い．Wheezeは，高調性連続性ラ音に分類され，ピーピーという音から笛声音とも呼ばれる．Rhonchiは低調性連続性ラ音に分類され，グーグーという音からいびき（様）音と呼ばれている．
● **呼気性喘鳴をきたす疾患および吸気性喘鳴をきたす疾患の鑑別を図2に示す．**
　・問診上のポイント：出生直後からの喘鳴か，生後しばらくしてからの喘鳴か，突然の発症か，発熱の有無，誤嚥のエピソードなど
　・視診上のポイント：顔貌特に下顎の発育，陥没呼吸/鼻翼呼吸/チアノーゼの有無など

2 見逃してはならない呼気性喘鳴をきたす疾患の診断と治療

❶ 気管支喘息[2]

　　　小児の気管支喘息（以下，喘息）は，発作性に起こる気道狭窄によって，喘鳴や呼気延長，呼吸困難を繰り返す疾患である．これらの臨床症状は自然ないし治療により軽快，消失するが，ごく稀には致死的となる．気道狭窄は，気道平滑筋収縮，気道粘膜浮腫，気道分泌亢進を主な成因とすると定義されている．小児においても気道リモデリングが認められる．日常

表1● 喘鳴の鑑別

	Stridor	Wheeze	Rhonchi
聴取される呼吸相	吸気相	呼気相に強い	呼気相に強い
音の特徴	カラスの鳴くような高調音	ピーピーという笛を吹くような高調音	グーグーといういびき様の低調音
発生機序	上気道壁の振動	下気道壁の振動	下気道壁の振動
原因疾患	上気道狭窄（上気道異物，クループなど）	下気道狭窄（気管支喘息など）	下気道狭窄（気管支喘息など）

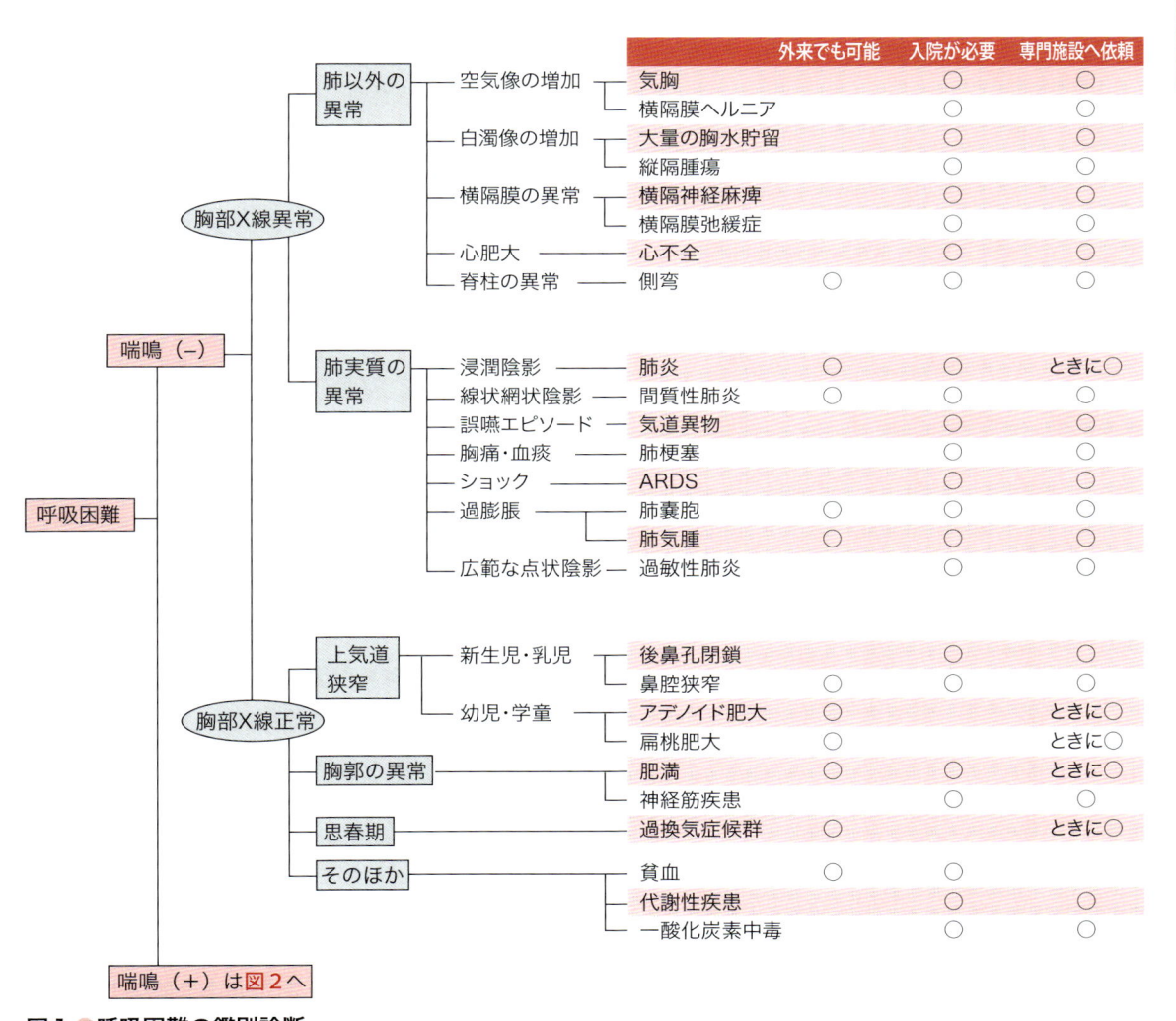

呼吸困難

喘鳴（−）

胸部X線異常

分類	所見	疾患	外来でも可能	入院が必要	専門施設へ依頼
肺以外の異常	空気像の増加	気胸		○	○
		横隔膜ヘルニア		○	○
	白濁像の増加	大量の胸水貯留		○	○
		縦隔腫瘍		○	○
	横隔膜の異常	横隔神経麻痺		○	○
		横隔膜弛緩症		○	○
	心肥大	心不全		○	○
	脊柱の異常	側弯	○	○	○
肺実質の異常	浸潤陰影	肺炎	○	○	ときに○
	線状網状陰影	間質性肺炎	○	○	○
	誤嚥エピソード	気道異物		○	○
	胸痛・血痰	肺梗塞		○	○
	ショック	ARDS		○	○
	過膨脹	肺嚢胞	○		
		肺気腫	○	○	○
	広範な点状陰影	過敏性肺炎		○	○

胸部X線正常

分類	所見	疾患	外来でも可能	入院が必要	専門施設へ依頼
上気道狭窄	新生児・乳児	後鼻孔閉鎖		○	○
		鼻腔狭窄	○		
	幼児・学童	アデノイド肥大	○		ときに○
		扁桃肥大	○		ときに○
胸郭の異常		肥満	○		ときに○
		神経筋疾患		○	○
思春期		過換気症候群	○		ときに○
そのほか		貧血	○	○	
		代謝性疾患		○	○
		一酸化炭素中毒		○	○

喘鳴（＋）は図2へ

図1● 呼吸困難の鑑別診断
（文献1を一部改変）

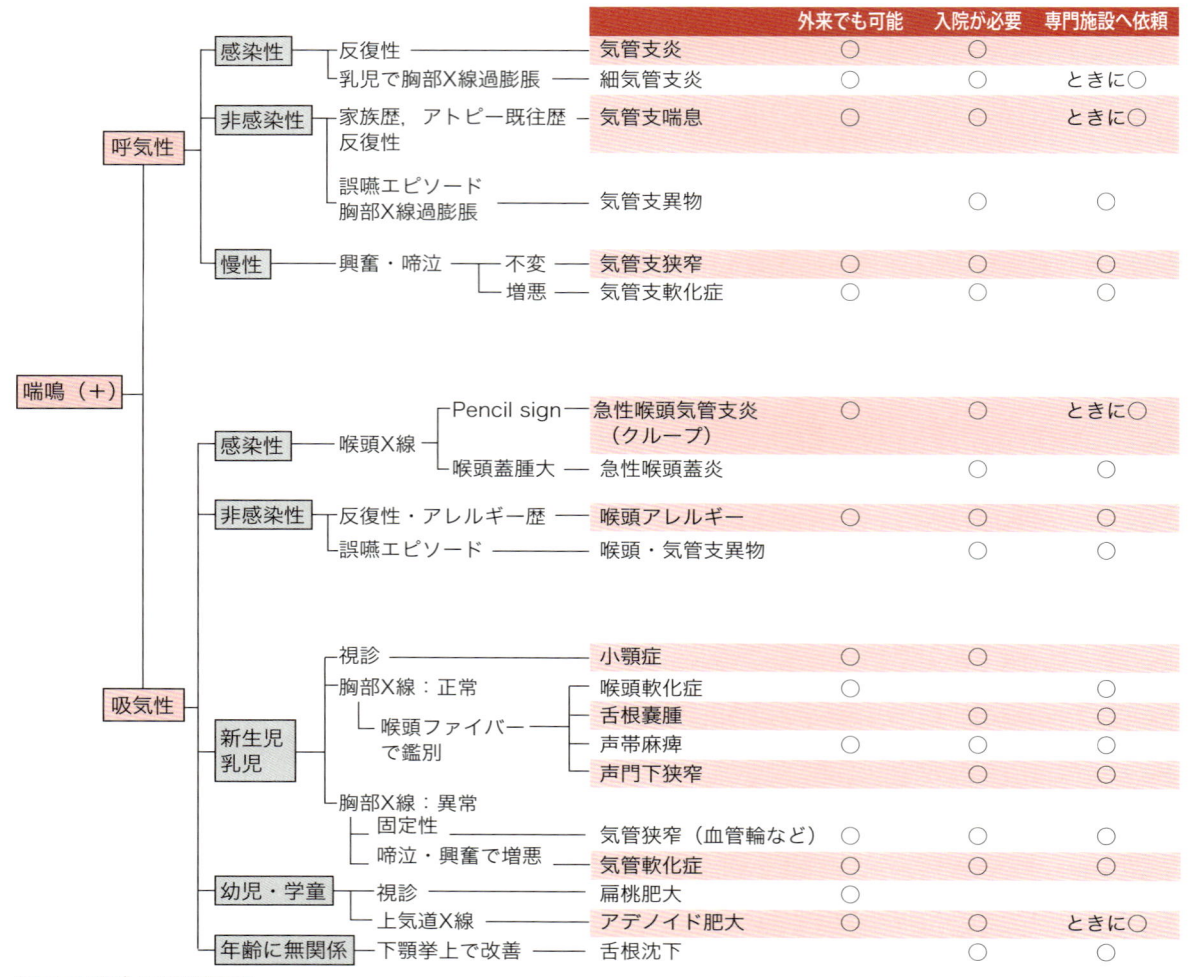

図2 ● 喘鳴の鑑別診断

喘鳴(+)						外来でも可能	入院が必要	専門施設へ依頼
呼気性	感染性	反復性			気管支炎	○	○	
		乳児で胸部X線過膨脹			細気管支炎	○	○	ときに○
	非感染性	家族歴，アトピー既往歴 反復性			気管支喘息	○	○	ときに○
		誤嚥エピソード 胸部X線過膨脹			気管支異物		○	○
	慢性	興奮・啼泣	不変		気管支狭窄	○	○	○
			増悪		気管支軟化症	○	○	○
吸気性	感染性	喉頭X線	Pencil sign		急性喉頭気管支炎（クループ）	○	○	ときに○
			喉頭蓋腫大		急性喉頭蓋炎		○	○
	非感染性	反復性・アレルギー歴			喉頭アレルギー	○	○	
		誤嚥エピソード			喉頭・気管支異物		○	○
	新生児 乳児	視診			小顎症	○	○	
		胸部X線：正常		喉頭軟化症		○		○
			喉頭ファイバーで鑑別	舌根嚢腫			○	○
				声帯麻痺		○	○	
				声門下狭窄			○	○
		胸部X線：異常	固定性		気管狭窄（血管輪など）	○	○	○
			啼泣・興奮で増悪		気管軟化症	○	○	○
	幼児・学童	視診			扁桃肥大	○		
		上気道X線			アデノイド肥大	○	○	ときに○
	年齢に無関係	下顎挙上で改善			舌根沈下		○	○

（文献1を一部改変）

臨床では，すべてを確認できないため，遺伝素因，アトピー素因，臨床症状，呼吸機能検査などを参考に総合的に判断する．類似症状を示す気道系，心血管系の疾患を除外する必要がある（表2）．

a）発作時の治療とその後の対応

小児喘息の発作程度は小，中，大発作および呼吸不全の4段階に区分され，呼吸状態と生活状態の障害程度によって判定する（表3）．

急性発作で受診した場合は，下記事項を把握し，より適切かつ安全な治療を行うよう心がける．

・発作強度の把握：外来治療か入院治療が必要か
・発症からの時間と増悪の原因

表2 ● 気管支喘息と鑑別すべき疾患

先天異常，発達異常に基づく喘鳴	その他
・大血管奇形 ・先天性心疾患 ・気道の解剖学的異常 ・喉頭，気管，気管支軟化症 ・線毛運動機能異常	・過敏性肺炎 ・気管支内異物 ・心因性咳嗽 ・声帯機能異常 ・気管，気管支の圧迫（腫瘍など） ・肺浮腫 ・アレルギー性気管支肺アスペルギルス症 ・cystic fibrosis ・サルコイドーシス ・肺塞栓症
感染症に基づく喘鳴	
・鼻炎，副鼻腔炎 ・クループ ・気管支炎 ・細気管支炎 ・肺炎 ・気管支拡張症 ・肺結核	

（文献2を改変して転載）

表3 ● 発作強度の判定基準

		小発作	中発作	大発作	呼吸不全
呼吸の状態	喘鳴 陥没呼吸 呼気延長 起坐呼吸 チアノーゼ 呼吸数	軽度 なし〜軽度 なし 横になれる なし 軽度増加	明らか 明らか あり 座位を好む なし 増加	著明 著明 明らか† 前かがみになる 可能性あり 増加	減少または消失 著明 著明 あり 不定
覚醒時における小児の 正常呼吸数の目安			<2カ月 <60/分 2〜12カ月 <50/分 1〜5歳 <40/分 6〜8歳 <30/分		
呼吸困難感	安静時 歩行時	なし 急ぐと苦しい	あり 歩行時著明	著明 歩行困難	著明 歩行不能
生活の状態	話し方 食事の仕方 睡眠	一文区切り ほぼ普通 眠れる	句で区切る やや困難 時々目を覚ます	一語区切り 困難 障害される	不能 不能
意識障害	興奮状況 意識低下	正 なし	やや興奮 なし	興奮 ややあり	錯乱 あり
PEF	（吸入前） （吸入後）	>60％ >80％	30〜60％ 50〜80％	<30％ <50％	測定不能 測定不能
SpO₂（大気中）		≧96％	92〜95％	≦91％	<91％
PaCO₂		<41 mmHg	<41 mmHg	41〜60 mmHg	>60 mmHg

判定のためにいくつかのパラメーターがあるが，全部を満足する必要はない．
†多呼吸のときには判定しにくいが，大発作時には呼気相は吸気相の2倍以上延長している．
注）発作強度が強くなると乳児では肩呼吸ではなくシーソー呼吸を呈するようになる．呼気，吸気時に胸部と腹部の膨らみと陥没がシーソーのように逆の動きになるが，意識的に腹式呼吸を行っている場合はこれに該当しない．

（文献2を改変して転載）

表4● 医療機関での喘息発作に対する薬物療法プラン（2〜15歳）

発作型	小発作	中発作	大発作	呼吸不全
初期治療	β_2刺激薬吸入	酸素吸入 （SpO$_2$≧95％が目安） β_2刺激薬吸入反復[*1]	入院 酸素吸入・輸液 β_2刺激薬吸入反復[*1] または イソプロテレノール持続吸入[*3] ステロイド全身投与 アミノフィリン持続点滴（考慮）[*2]	入院（意識があれば人工呼吸管理） 酸素吸入・輸液 イソプロテレノール持続吸入[*3] ステロイド全身投与 アミノフィリン持続点滴[*2]
追加治療	β_2刺激薬吸入反復[*1]	ステロイド全身投与 アミノフィリン点滴静注および持続点滴（考慮）[*2]，入院治療考慮	イソプロテレノール持続吸入（増量）[*3] 人工呼吸管理	イソプロテレノール持続吸入（増量）[*3] 人工呼吸管理 アシドーシス補正 （下記考慮） 麻酔薬

[*1]：β_2刺激薬吸入は改善が不十分である場合に20〜30分ごとに3回まで反復可能である．
[*2]：アミノフィリン持続点滴はけいれんなどの副作用の発現に注意が必要であり，小児の喘息治療に精通した医師のもとで行われることが望ましい．
[*3]：イソプロテレノール持続吸入を行う場合は人工呼吸管理への移行を念頭に置く必要がある．
（文献2を改変して転載）

・これまでの服薬状況：家庭あるいは前医で使用した薬物および長期管理薬の内容と時間
・喘息による入院の既往の有無と救急外来の受診状況
・薬物アレルギーの有無

（1）小発作に対する治療（表4）

β_2刺激薬吸入で改善することが多い．十分に改善しない場合は，他疾患の鑑別や長期管理薬を処方されている場合は家庭での治療内容も考慮して中発作に対する治療に移行する．

（2）中発作に対する治療（図3，表4）

外来治療で改善が期待できるが，①発作状態が前日から持続し，夜間睡眠障害があった場合，②すでに家庭で頻回にβ_2刺激薬の吸入や内服を用いている場合，③重篤な発作の既往歴がある場合，④乳幼児，⑤合併症がある場合，などは早期に入院治療に移行する．

　1）初期治療

　　❶酸素投与：まずSpO$_2$を測定し，95％以上が維持できるように酸素投与を行う．
　　❷β_2刺激薬：ネブライザーで吸入させる．生理食塩液（2 mL）またはDSCG吸入液（1アンプル=2 mL）に，乳幼児では0.1〜0.3 mL，学童以上では0.3〜0.5 mLが用いられる．吸入後15〜30分で効果を判定するが，改善が不十分であれば20〜30分ごとに3回まで反復することができる．β_2刺激薬吸入を反復する必要がある場合には追加治療開始を考慮する．

　2）追加治療

　　β_2刺激薬吸入を反復しても十分に改善しない場合，下記治療を追加する．外来では2〜3時間程度を目安に治療を行い，その間に入院の適応を考慮する．

　　❶ステロイド：治療ステップ3以上（文献2を参照）の長期管理がなされている患児，

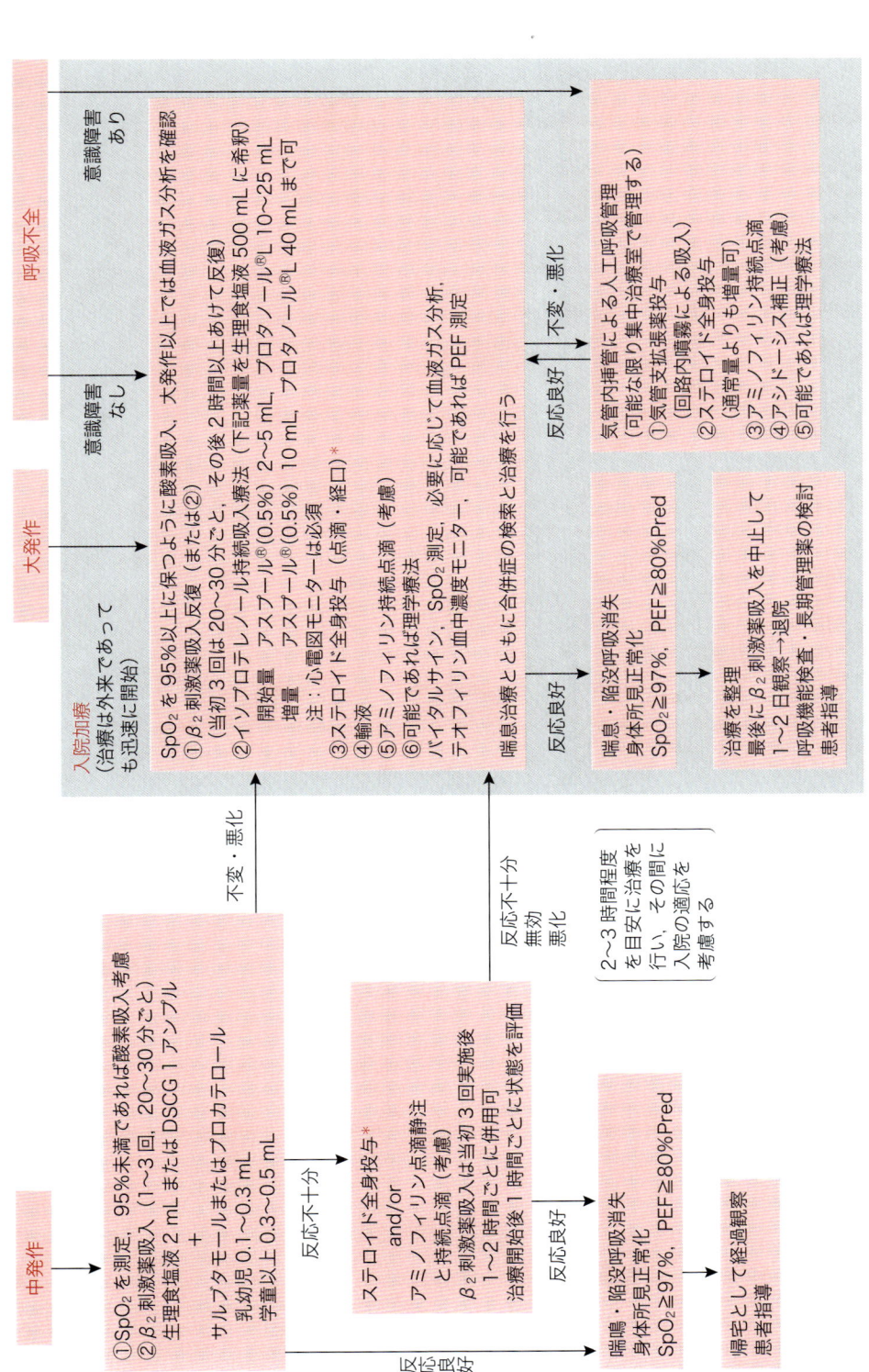

図3 ● 喘息発作時の医療機関での対応（2〜15歳）

中発作

① SpO₂ を測定．95％未満であれば酸素吸入考慮
② β₂刺激薬吸入（1〜3回，20〜30分ごと）
生理食塩水2 mL または DSCG 1アンプル
＋
サルブタモールまたはプロカテロール
乳幼児 0.1〜0.3 mL
学童以上 0.3〜0.5 mL

反応不十分 →

ステロイド全身投与*
and/or
アミノフィリン点滴静注
（考慮）
と持続点滴
β₂刺激薬吸入は当初3回実施後
1〜2時間ごとに併用可
治療開始後1時間ごとに状態を評価

反応良好 →

喘鳴・陥没呼吸消失
身体所見正常化
SpO₂≧97％，PEF≧80％Pred

反応良好 →

帰宅として経過観察
患者指導

不変・悪化 →（入院加療へ）

（2〜3時間程度を目安に治療を行い，その間に入院の適応を考慮する）

大発作 / 呼吸不全（意識障害なし／意識障害あり）

入院加療
（治療は外来であっても迅速に開始）

SpO₂ を95％以上に保つように酸素吸入．大発作以上では血液ガス分析を確認
① β₂刺激薬吸入反復（または②）
（当初3回は20〜30分ごと，その後2時間以上あけて反復）
② インプロテレノール持続吸入療法（下記薬量を生理食塩液500 mLに希釈）
開始量　アスブール®(0.5%)　2〜5 mL，プロタノール®L 10〜25 mL
増量　アスブール®(0.5%)　10 mL，プロタノール®L 40 mLまで可
注：心電図モニターは必須
③ ステロイド全身投与（点滴・経口）
④ 輸液
⑤ アミノフィリン持続点滴（考慮）
⑥ 可能であれば理学療法
バイタルサイン，SpO₂測定，必要に応じて血液ガス分析，
テオフィリン血中濃度モニター，可能であれば PEF 測定

喘息治療とともに合併症の検索と治療を行う

反応良好 →

喘息・陥没呼吸消失
身体所見正常化
SpO₂≧97％，PEF≧80％Pred

→ 治療を整理
最後に β₂刺激薬吸入を中止して
1〜2日観察→退院
呼吸機能検査・長期管理薬の検討
患者指導

不変・悪化 →

気管内挿管による人工呼吸管理
（可能な限り集中治療室で管理する）
① 気管支拡張薬投与
（回路内噴霧による吸入）
② ステロイド全身投与
（通常量よりも増量可）
③ アミノフィリン持続点滴
④ アシドーシス補正（考慮）
⑤ 可能であれば理学療法

---

*：膳注：ヒドロコルチゾン 5〜7 mg/kg，以後 0.5 mg/kg，6時間ごと，またはプレドニゾロン 初回 1〜1.5 mg/kg，以後 0.5 mg/kg，6時間ごと，またはメチルプレドニゾロン 1〜1.5 mg/kg を4〜6時間ごと
経口：プレドニゾロン 0.5〜1 mg/kg/日（分3）．困難な場合はベタメタゾンシロップまたはデキサメタゾンエリキシル 0.5 mL/kg/日（分2）
ステロイド全身投与は呼吸困難が改善したら中止し，できる限り短期の使用にとどめる．中止においで漸減の必要はない．

注：小発作は β₂刺激薬吸入（反復を含む）で対応できる場合が多い．
（文献2を改変して転載）

過去1年間に喘息発作による入院歴がある患児，意識障害を伴う喘息発作や気管内挿管をされたことがある患児は，治療早期からステロイド併用を考慮すべきとされている[2]．ただし，ステロイドには即効性がなく，効果発現に数時間を要することを認識しておく必要がある．標準的な投与量を図3に示す．

❷アミノフィリン：気管支拡張作用をもち，発作時の治療として有効であるが，安全に使用できる有効血中濃度域が狭く，かつ副作用発現の可能性がある濃度と近接している．このため安全かつ有効に使用するためには血中濃度測定を原則とする．けいれんなどの副作用の発現に注意が必要であり，小児の喘息治療に精通した医師のもとで行われることが望ましい．

3）中発作に対する治療に反応良好の場合

・咳嗽，喘鳴，陥没呼吸がほぼ消失し，呼吸数が正常に戻っている
・SpO_2 が 97 % 以上，PEF 値が自己最良値，または予測値の 80 % 以上である

上記のような状態となると帰宅可能と判断できる．

帰宅時には以下の指導を行う．

・家庭での適切な対応，注意すべき点を伝える
・家庭で $β_2$ 刺激薬（吸入または内服または貼付）を数日間使用すること
・必要に応じて内服のステロイドを処方する．ただしこの場合，間隔を空けずに（できれば翌日に）再度受診する
・帰宅後の悪化時の対応，悪化がない場合の再診日の設定
・家庭に発作時の $β_2$ 刺激薬がなければ処方
・必要であれば発作誘因の検討と対策，および長期管理薬の見直し

4）中発作に対する治療に反応不十分・不良の場合

❶入院治療

追加治療まで行っても反応良好でない場合には，入院治療（紹介を含む）を行う．入院治療の適応を以下に示す．

・受診時から大発作の状態
・外来で追加治療を含む治療を2時間行っても，反応良好とならない場合
・外来治療中に悪化がみられた場合
・肺炎，無気肺，縦隔気腫，皮下気腫などの合併症がある場合

❷合併症検索・他疾患の鑑別

改善が思わしくない場合には，再度合併症や他疾患の鑑別を考慮する必要がある．

（3）大発作・呼吸不全に対する治療（入院での対応）（図3）

大発作・呼吸不全は，早急に入院治療を行う．血液ガス分析で状態把握を行い，皮下気腫，縦隔気腫，気胸，無気肺，肺炎など合併症の検索を行う．呼吸不全とは"酸素非投与下で PaO_2 が 60 mmHg 以下の状態"を指す．$PaCO_2$ が 45 mmHg 未満の場合は，酸素化の障害であり，酸素投与での対応が可能である．$PaCO_2$ が 45 mmHg 以上は換気障害であり，意識障害を

きたし，治療的にも酸素投与以上に二酸化炭素管理を軸とした対応が求められる．

発作強度が強い場合，一般には過呼吸となるが，$PaCO_2$ が低下していない場合は呼吸不全への進行を予測させる．具体的な治療は文献1を参照．

❷ 乳児喘息

乳幼児の喘息を考える場合，2歳未満の喘息を乳児喘息と定義すると理解しやすいことから，本稿でもガイドライン[2]に従って，この定義でその病態・治療・管理をまとめた．

a）特徴

小児の喘息発症年齢のピークが1〜2歳にあり，2歳までに約60％が発症し，6歳までに80〜90％が発症している[3]．よりよい予後を確立するためには，発症早期からの適切な診断に基づいた治療・管理（早期介入：early intervention）が重要である．

b）病態生理

喘息の本態は，好酸球が中心的な役割を果たす気道の炎症であり，乳児喘息でも同様の可能性が高い．好中球の関与が大きいとする報告もある[4]．これらの炎症細胞が気道炎症を引き起こし，気道が傷害される．喀痰中に剝離した気道上皮の集塊であるクレオラ体が存在する場合には，乳児喘息であることが多い[5]．

乳幼児は年長児に比し①気道内径が狭い，②肺弾性収縮力が低い，③気管支平滑筋が少ない，④粘液分泌腺や杯細胞が過形成，⑤側副換気が少ない，⑥横隔膜が水平に付着して呼吸運動が小さいことなどから，気道の狭窄が生じやすい．

このようなことから，2歳未満児は気道狭窄が強く現れやすく，症状の進行が速いことが特徴である．

c）診断

初期には必ずしも容易ではなく，確定された診断基準は存在しない．乳児喘息を広義に捉えると，「気道感染の有無にかかわらず，明らかな呼気性喘鳴を3エピソード以上繰り返した場合に乳児喘息と診断する．エピソードとエピソードの間に無症状期間が1週間程度以上あることを確認する」とされている[2]．呼気性喘鳴は医師の診察によって判断することが望ましいが，保護者への指導を十分に行ったうえで，保護者が判断することも可能である．広義の乳児喘息は，ウイルス感染などに伴った喘鳴群を含む可能性があり，表5に掲げる事項がより正確な診断の助けとなる．

このようなリスクファクターを有する場合には，本格的な喘息に進展するハイリスク群であることが多く，早期介入の必要性を積極的に考慮する．

乳児喘息は，国際的にもウイルス感染により誘発された一過性の喘鳴あるいは喘息〔episodic (viral) wheeze または virus induced asthma〕とアトピー型の喘息（multiple-trigger wheeze または allergen-induced asthma）に大別されている．前者にはロイコトリエン受容体拮抗薬（LTRA）による治療，後者には吸入ステロイド（ICS）による治療がそれぞれ有効とされて

表5 ● 乳児喘息の診断に有用な所見

- 両親の少なくともどちらかに，医師に診断された気管支喘息（既往を含む）がある．
- 両親の少なくともどちらかに，吸入抗原に対する特異的IgE抗体が検出される．
- 患児に，医師の診断によるアトピー性皮膚炎（既往を含む）がある．
- 患児に，吸入抗原に対する特異的IgE抗体が検出される．
- 家族や患児に，高IgE血症が存在する（血清IgE値は年齢を考慮した判定が必要）．
- 喀痰中に好酸球やクレオラ体が存在する（鼻汁中好酸球，末梢血好酸球の増多は参考にする）．
- 気道感染がないと思われるときに呼気性喘鳴をきたしたことがある．
- β_2刺激薬吸入後の呼気性喘鳴や努力性呼吸の改善，または酸素飽和度の改善が認められる．

いる[6)7)]．

乳児喘息に対しても，急性増悪（発作）時だけでなく定期的な経過観察を行い，その発作の強度と重症度を把握する．発作強度の評価にあたっては，患児が呼吸困難を訴えることは困難なため，機嫌，生活の状態，喘鳴，多呼吸，鼻翼呼吸，肩呼吸，シーソー呼吸，陥没呼吸，呼気の延長，チアノーゼなどの有無とその程度，SpO_2などを総合して，評価する．

d）鑑別診断

喘鳴をきたした回数によって，急性喘鳴（1回だけのエピソード）と反復性喘鳴（2回以上）の2群に大別して考えると理解しやすい．はじめての喘鳴の多くが，急性細気管支炎で冬期のRSウイルス感染によることが多い．パラインフルエンザウイルス，ヒトメタニューモウイルス，アデノウイルス感染などでも発症する．数日間の感冒症状後に喘鳴や多呼吸が出現し，3カ月未満児では無呼吸発作を伴うこともある．また，6カ月未満児や基礎疾患児（心疾患や早産児など）は重症化しやすい．RSウイルス感染の有無は抗原迅速キットで確認できる．

気管支炎や肺炎など下気道に分泌物が貯留する病態でも乳児では喘鳴を伴うことがあるが，このエピソードを繰り返す場合には反復性喘鳴としての鑑別が必要になる．

ピーナッツなどによる気道異物は，誤嚥から時間が経過している場合には保護者からそのエピソードの申告がない場合もあり，鑑別診断にあたっては十分な問診と聴診が大切である．反復性喘鳴の鑑別は，新生児期における呼吸器障害の既往や先天性心疾患などの基礎疾患を有する児では比較的容易であるが，血管輪などによる気道狭窄や胃食道逆流症による喘鳴などの鑑別には，これらの疾患を念頭に置いての診療が大切となる．

e）急性発作への対応（図4，表6）

急性発作時，患児は自覚症状を訴えることができないため，家族ならびに医療者が他覚的所見を的確に捉え，発作の出現やその強度を正確に判断する必要がある．また乳児は，呼吸器の生理的・解剖学的特徴から，発作が急激に悪化しやすく，β_2刺激薬への反応性も年長児に比べると低いことが多いことに留意する．

（1）小発作に対する治療

❶症状，身体所見，検査値

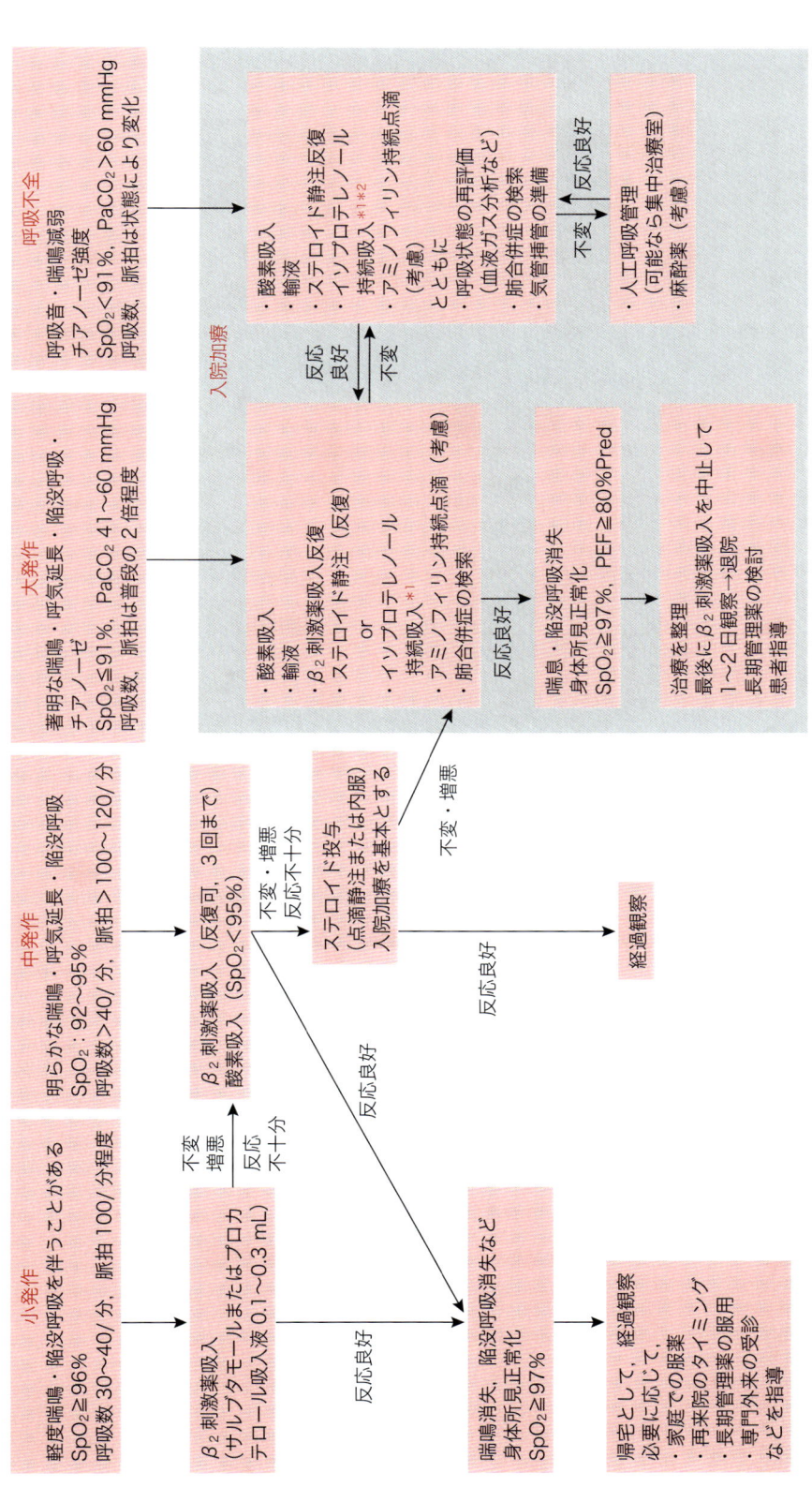

図4 ● 急性発作に対する医療機関での対応のフローチャート（2歳未満）

小発作
軽度喘鳴・陥没呼吸を伴うことがある
SpO₂≧96%
呼吸数 30〜40/分、脈拍 100/分程度

中発作
明らかな喘鳴・陥没呼吸・呼気延長
SpO₂：92〜95%
呼吸数>40/分、脈拍>100〜120/分

大発作
著明な喘鳴・陥没呼吸・呼気延長・チアノーゼ
SpO₂≦91%、PaCO₂ 41〜60 mmHg
呼吸数、脈拍は普段の2倍程度

呼吸不全
呼吸音・喘鳴減弱
チアノーゼ強度
SpO₂<91%、PaCO₂>60 mmHg
呼吸数、脈拍は状態により変化

小発作：
β₂刺激薬吸入
（サルブタモールまたはプロカテロール吸入液 0.1〜0.3 mL）

↓ 反応良好 → 喘鳴消失、陥没呼吸所見正常化 SpO₂≧97% → 帰宅として、経過観察。必要に応じて、家庭での服薬、再来院のタイミング、長期管理薬の服用、専門外来の受診などを指導

↓ 不変・増悪／反応不十分 →

中発作：
β₂刺激薬吸入（反復可、3回まで）
酸素吸入（SpO₂<95%）

↓ 不変・増悪／反応不十分 →
ステロイド投与
（点滴静注または内服
入院加療を基本とする）

↓ 反応良好 → 経過観察
↓ 不変・増悪 →

【入院加療】

大発作：
・酸素吸入
・輸液
・β₂刺激薬吸入反復（反復）
・ステロイド静注
 or
・イソプロテレノール持続吸入*¹
・アミノフィリン持続点滴（考慮）
・肺合併症の検索

↓ 反応良好 → 喘鳴、陥没呼吸消失 身体所見正常化 SpO₂≧97%、PEF≧80%Pred → 治療を整理 最後にβ₂刺激薬吸入を中止して 1〜2日観察→退院 長期管理薬の検討 患者指導

↓ 不変 →

呼吸不全：
・酸素吸入
・輸液
・ステロイド静注反復
・イソプロテレノール持続吸入*¹*²
・アミノフィリン持続点滴（考慮）
とともに
・呼吸状態の再評価（血液ガス分析など）
・肺合併症の検索
・気管挿管の準備

↓ 不変 ⇄ 反応良好

・人工呼吸管理（可能なら集中治療室）
・麻酔薬（考慮）

---

*1：イソプロテレノール持続吸入は下記薬量を生理食塩液 500 mL に希釈
　開始量　アスプール 0.5%® 2〜5 mL、プロタノール® L 1 mL/kg
　増量　　アスプール 0.5%® 10 mL
　　注：心電図モニターは必須

*2：イソプロテレノール持続吸入治療が不可能な場合は、β₂刺激薬吸入反復をする

※長期管理で治療ステップ3以上の治療を受けている患者の発作に対しては、1ランク上の治療を考慮する。

（文献2を改変して転載）

表6 ● 医療機関での小児気管支喘息発作に対する薬物療法プラン（2歳未満）

発作強度		小発作	中発作	大発作	呼吸不全
初期治療		β_2刺激薬吸入	β_2刺激薬吸入（反復可*1） 酸素投与（SpO$_2$＜95％）	入院 β_2刺激薬吸入反復*1 酸素投与 輸液 ステロイド静注反復*4	入院 イソプロテレノール 　持続吸入*3 酸素投与 輸液 ステロイド静注反復*4
追加治療		β_2刺激薬吸入反復*1	（基本的に入院） ステロイド投与*2 　（静注・経口） 輸液 アミノフィリン持続点滴 　（考慮）*5*6	イソプロテレノール 　持続吸入*3 アミノフィリン持続点滴 　（考慮）*5*6	気管内挿管 人工呼吸管理 アミノフィリン持続 　点滴（考慮）*5*6 麻酔薬（考慮）

*1：β_2刺激薬吸入は15〜30分後に効果判定し，20〜30分間隔で3回まで反復可能である．大発作以上では必要に応じ随時吸入する．
*2：ステロイドは注射薬（ヒドロコルチゾンは5 mg/kg，またはプレドニゾロンやメチルプレドニゾロンは0.5〜1 mg/kg）を10分程度かけて静注または30分程度かけて点滴静注するか，内服薬を経口投与する．
　　乳児では基本的に入院して行う治療である．全身性ステロイドの安易な投与は推奨しない．
　　その使用は，1カ月に3日間程度，1年間に数回程度とする．これを超える場合は小児の喘息治療に精通した医師を紹介する．
*3：イソプロテレノールを持続的に吸入する．この治療が不可能な施設では，β_2刺激薬吸入を反復する．
*4：症状に応じ，ヒドロコルチゾンは6〜8時間ごと，またはプレドニゾロンやメチルプレドニゾロンは6〜12時間ごとに使用．呼吸困難が改善したら中止し，できる限り短期間の使用にとどめる．
　　なお，中止において漸減する必要はない．
*5：過剰投与にならないように注意．けいれん性疾患のある乳児への投与は原則として推奨しない．
　　発熱時の使用は適用の有無を慎重に考慮する．
*6：本治療は小児の喘息治療に精通した医師の下で行われることが望ましい．
（文献2を改変して転載）

不機嫌で，軽い喘鳴，咳込みがある．胸骨上窩，鎖骨上窩，肋間などに軽い陥没を見ることがある．呼吸数は30〜40/分，脈拍数は100/分程度，SpO$_2$は96％以上．

❷治療

β_2刺激薬をネブライザーで吸入させる．1回の吸入で効果が不十分であれば，再度吸入を追加する．反応が良好で，症状がほぼ消失し，呼吸数，脈拍数が正常に戻った場合には，過去の発作時の治療に対する反応性を参考に，帰宅可能かどうかを判断する．吸入後15〜30分間経過しても症状があまり改善しない場合は，中発作に対する追加治療を行う．

（2）中発作に対する治療

中発作以上では，入院治療を基本とする．

❶症状，身体所見，検査値

ミルクの飲みが悪くなり，不機嫌で喘鳴，咳込みがある．呼気の延長，陥没呼吸を認める．呼吸数40/分以上，脈拍数100〜120/分以上，SpO$_2$は92〜95％となる．

❷治療

1）初期治療

β_2刺激薬をネブライザーで吸入させる．必要に応じて20〜30分間隔で反復吸入（3回まで）が可能である．SpO$_2$が95％未満の場合には速やかに酸素投与を行う．反応が良好で，

症状がほぼ消失し，呼吸数，脈拍数が正常に戻った場合には，30分程度の経過観察により発作の再燃がないことを確認し，帰宅可能かどうかを判断する．2～3回の吸入で改善がみられない場合や，再燃を認める場合は，追加治療に移行する．

2）追加治療

ヒドロコルチゾン5 mg/kg，プレドニゾロンやメチルプレドニゾロン0.5～1 mg/kgを，約10分でゆっくりと静注または約30分かけて点滴静注する．経静脈投与ができない場合は，ステロイド薬の経口投与は，プレドニゾロン0.5～1.0 mg/kg/日を3分して使用する．プレドニゾロン内服が困難な場合のみ，ベタメタゾンシロップあるいはデキサメタゾンエリキシル0.05 mg（0.5 mL）/kg/日を目安に2分しての使用を考慮する．

アミノフィリンの使用はけいれん性疾患のある乳児への投与は原則として推奨しない．過剰投与にならないように注意し，発熱時の使用は適用の有無を慎重に考慮するなど，本治療は小児喘息治療に精通した医師の下で行われることが望ましい．

以上の治療に反応せず，呼吸数50/分以上，脈拍数120/分以上と増加し，陥没呼吸，呼気の延長は著明となり，SpO_2は91％以下，顔色は悪く，チアノーゼを生じる場合は，直ちに大発作の治療に移行する．

(3) 大発作に対する治療

直ちに適切な入院治療ができる医療機関への転送を行う．具体的な治療は，文献2を参照．

❸ 細気管支炎

- **病　態**：細気管支の炎症のため，容易に気道閉塞や呼吸困難が起こる．
- **原　因**：RSウイルスが多く，パラインフルエンザウイルスやインフルエンザウイルスなどでも起こる．
- **好発年齢・季節**：2歳以下（特に6カ月前後）に好発し，小さいほど重症化しやすい．冬に多い．
- **注意すべき徴候**：鼻汁，咳嗽などが2～3日続き，やがて呼気性喘鳴，多呼吸，陥没呼吸，呼吸困難を呈する．3カ月未満の乳児や基礎疾患児（先天性心疾患や新生児慢性肺疾患など）は，重症化しやすく，細心の注意が必要．
- **診　断**：胸部X線写真で肺野の過膨脹，鼻汁中のRS抗原迅速診断などが有用．乳児喘息の初発との鑑別は，困難なことが多い．
- **治療・管理**：早産児や慢性肺疾患児には，ヒト化モノクローナル抗体（パリビズマブ，シナジス®）がRSウイルス感染予防に使用できる．呼吸困難を認める場合は入院が原則．酸素投与，輸液，呼吸理学療法，気管支拡張薬およびステロイド吸入などを行う．呼吸障害が強いときは，人工呼吸管理も考慮し専門病院へ転送を急ぐ．

❹ 気道異物 （第4章-4「気道異物」参照）

- **好発年齢**：1～2歳に多い．
- **注意すべき徴候**：異物を誤嚥した直後は咳込みと喘鳴が認められるが，異物が気管内に落下すると症状が軽快することが多い．このため，診断が遅れることがある．

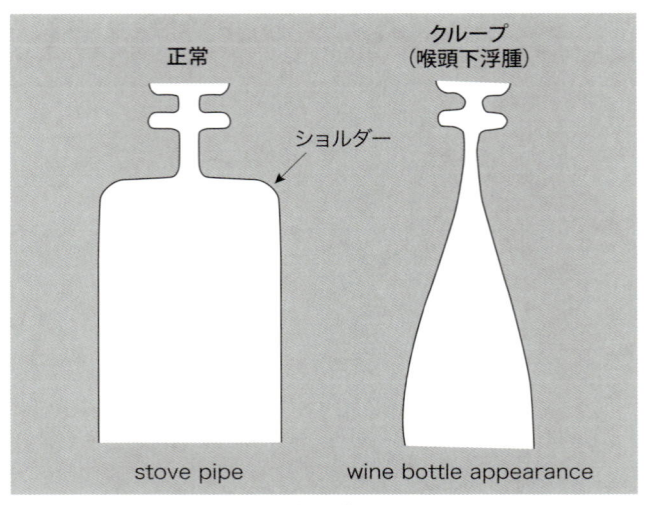

図5● 喉頭高圧撮影

- **診　断**：異物誤嚥のエピソードがあった場合は注意深い聴診と吸気相と呼気相の胸部X線写真をとる必要がある．

3 見逃してはならない吸気性喘鳴をきたす疾患

❶ 喉頭軟化症
- **好発年齢**：生後1週，遅くとも2カ月以内．
- **注意すべき徴候と診断**：吸気時に聴かれる喘鳴は興奮時，啼泣時に増悪し，腹臥位で改善する．体位による喘鳴の変化が診断に有用．

❷ 舌根嚢腫
- **好発年齢**：生後1カ月前後の吸気性喘鳴の原因として喉頭軟化症に次いで多い．
- **診　断**：上気道側面のX線写真で舌根部に腫瘤陰影が認められ，指で腫瘤を触知できれば診断できる．喉頭ファイバースコープで確認．

❸ クループ症候群
- **注意すべき徴候**：診察前の待合室にいるときの特徴的な咳（犬吠様咳嗽）で，診断できる疾患の1つ．嗄声を伴うことも多い．
- **診　断**：喉頭高圧撮影で，正常の声門下所見はstove pipeと呼ばれる平行気管柱陰影である（図5左）．狭窄があると，正常でみられるショルダーの部分が消失し，pencil状またはwine bottle状となる（図5右）．
- **治療・管理**：急速に悪化し呼吸不全に陥る危険性がある．特に喉頭側面X線写真で喉頭蓋炎の疑いがあれば，専門医療機関への迅速な対応が必要．

文　献
1）川崎一輝：主訴からみた外来診療（咳，喘鳴，呼吸困難）．小児内科，25（増刊号）：270-273，1993
2）『小児気管支喘息治療・管理ガイドライン2012』（濱崎雄平，河野陽一，海老澤元宏，近藤直実/監），日本小児アレルギー学会，協和企画，2011
3）西間三馨：西日本の小学児童の気管支喘息罹患率調査．アレルギー，42：192-204，1993
4）Yoshihara S et al：Association of epithelial damage and signs of neutrophil mobilization in the airways during acute exacerbations of paediatric asthma. Clin Exp Immunol, 144：212-216, 2006
5）Yamada Y et al：Creola bodies in wheezing infants predict the development of asthma. Pediatr Allergy Immunol, 15：159-162, 2004
6）Brand PL et al：Definition, assessment and treatment of wheezing disorders in preschool children：an evidence-based approach. Eur Respir J, 32：1096-1110, 2008
7）Bacharier LB et al：Diagnosis and treatment of asthma in childhood：a PRACTALL consensus report. Allergy, 63：5-34, 2008

◆著者プロフィール

岡田賢司（Kenji Okada）　　　：国立病院機構福岡病院統括診療部長．
西間三馨（Sankei Nishima）　：国立病院機構福岡病院名誉院長．

第3章 よくある症候別，小児の診断と治療の進め方

5. けいれん
けいれんは…まず止める（バイタルサインに注意しながら）

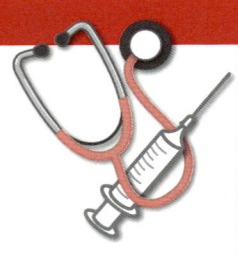

麻生誠二郎

まず考えること，すべきこと

1 落ち着いて対応する
　けいれん自体の影響により心停止など危急的状態に陥ることはないので慌てずに対応する．落ち着いて対応するためには準備が必要である．対応法をあらかじめ頭に入れておく．特に使用する薬剤については使用する順番，使用量を頭に入れておくか，すぐにメモを取り出せるようにしておく．

2 人を集める
　けいれんが続いている場合には人手がいる．輸液路の確保，抗けいれん薬の準備・使用，気道の確保・呼吸管理，検査のオーダー，検体の採取などである．病歴聴取，カルテ記載にも人手を要する．また統括して指示する医師やご家族に適宜状況を説明する医師も必要である．

3 まずけいれんを止める
　けいれんが続いている場合は，まずけいれんを止めることが肝要である．

4 バイタルサイン，意識状態，麻痺の有無をチェックする
　呼吸不全，循環不全など生命にかかわる問題があれば対応する．けいれんが止まっている場合は，意識障害の有無，麻痺の有無の確認は重要である．

5 けいれんの鑑別診断を行う
　病歴の聴取，身体所見，諸検査などにより，けいれんの鑑別を行い，疾患に応じた治療，処置を行う．発熱の有無，下痢の有無の確認は重要である．

1 はじめに

　小児期のけいれん性疾患としては熱性けいれんの頻度が圧倒的に多い（小児の5〜8％）．熱性けいれんは数分間で自然に止まることがほとんどであり，したがって"けいれん"を主訴に受診した患者さんで，診察時にけいれんが続いていることは少ない．意識状態もよく，麻痺もなく，発熱の原因として特別な疾患が否定されれば問題なく帰宅となる．一方で頻度は低いが，急性脳症や細菌性髄膜炎など死亡のリスクがある疾患や重度の後遺症が予測される疾患も考えねばならない．無熱性けいれんの場合は鑑別疾患が多彩となる（表1）．てんかん，胃腸炎関連けいれん，低血糖，低カルシウム血症，不整脈，などである．けいれん重積

表1 ● けいれんを起こす疾患（乳児～学童期）

① 機会性けいれん（熱性けいれん，胃腸炎関連けいれん，憤怒けいれん，その他）
② てんかん
③ 代謝異常（低血糖，低カルシウム血症，電解質異常，その他）
④ 中枢神経感染症（細菌性髄膜炎，脳膿瘍，ウイルス性脳炎，その他）
⑤ 急性脳症
⑥ 脳血管障害（脳出血，脳梗塞，脳動静脈奇形，その他）
⑦ 頭部外傷
⑧ 脳腫瘍
⑨ 脳奇形
⑩ 染色体異常
⑪ 神経皮膚症候群
⑫ 神経変性疾患
⑬ 先天性代謝異常症（ミトコンドリア病）
⑭ 中毒（薬剤，銀杏中毒，など）
⑮ 循環器疾患（QT延長症候群，など）
⑯ 腎疾患
⑰ 低酸素症
⑱ 破傷風
⑲ 虐待
⑳ その他（心因性発作，その他）

（文献1を参考に作成）

（けいれんが30分以上持続する，あるいは短時間のけいれんでも意識が回復しないまま30分以上にわたってけいれんが反復する）では，まずけいれんを止めることが肝要である．けいれんがおさまっていてもご家族の不安は大きい．予後，今後の対応などを含め，ご家族を納得させる適確な説明が必要である．

2 症 例

症例 1

2歳2カ月　男児

主　訴：けいれん

現　症：来院前日から鼻汁，咳と38℃の発熱がみられた．近医で抗ヒスタミン薬，咳・去痰薬を処方された．嘔吐，下痢は認めなかった．来院当日の15時頃，30秒程度持続する全身強直間代けいれんを認めたため救急車にて来院した．意識状態は清明で麻痺など神経学的異常所見はなかった．軽度の咽頭発赤を認めたが，それ以外は項部硬直を含め身体所見に異常を認めなかった．単純性熱性けいれん，急性咽頭炎の診断で帰宅となったが，会計を待っている間に眼球の左方偏位を伴う左右対称の全身強直間代けいれんが約3分間出現し自然に頓挫した．短時間に2回のけいれんを起こしたため入院となった．

既往歴：特記事項なし．発育，発達異常なし．

家族歴：父親に熱性けいれんの既往が認められた．

身体所見：軽度の咽頭発赤あり．入院直後は右上肢の動きがやや不良であったが，速やかに回復した．それ以外は項部硬直を含め身体所見に異常を認めなかった．

検査所見：頭部CTは異常なし．血液検査では白血球数 5,200/μL，CRP 0.38 mg/dL．血液生化学では糖，カルシウム，電解質，アンモニア，血液ガスは正常．髄液検査は施行しなかった．

臨床経過：ジアゼパム坐剤（ダイアップ®坐剤）0.5 mg/kgを挿肛し，8時間後も38.5℃の発熱がみられたため再度ジアゼパム坐剤を挿肛した．全身状態は良好で，入院2日後には解熱し退院となった．発疹は見られなかった．以上の経過よりウイルス性咽頭炎に伴う**複雑型熱性けいれん**と診断した．家族歴もあることより，以後は発熱時にジアゼパム坐剤でけいれん予防を行う方針とした．また抗ヒスタミン薬とけいれんとの関連が報告されているので，抗ヒスタミン薬の使用に注意するよう話した．外来で施行した脳波検査は正常であった．

症例 2

1歳8カ月　男児

主　訴：けいれん

現　症：来院2日前から嘔吐，下痢が2〜3回/日程度みられた．食欲は比較的あり機嫌もよかった．近医で整腸剤と制吐薬（坐剤）を処方されていた．来院当日，嘔吐はなかったが，朝から下痢が2回みられた．発熱はなかった（37.0℃）．正午頃にソファーで寝ていて1〜2分の全身性強直間代けいれんが出現し救急車で来院した．来院時けいれんはなく，意識状態は清明で麻痺などの神経学的異常所見はなかった．診察中に再度けいれんが出現し1分30秒続き自然に頓挫した．左右差のない全身性強直間代けいれんで眼球上転を認めた．けいれん頓挫後，速やかに意識が回復した．胃腸炎関連けいれんの疑いで入院となった．

既往歴：特記事項なし．発育，発達異常なし．

家族歴：けいれん性疾患を含め特記事項なし．

身体所見：発熱なし．意識清明．項部硬直を含め身体所見に異常を認めなかった．

検査所見：頭部MRIは異常なし．血液検査では白血球数 3,800/μL，CRP 0.07 mg/dL．血液生化学では糖，カルシウム，電解質，アンモニアは異常なし．軽度の代謝性アシドーシスを認めた．髄液検査は施行しなかった．便中ノロウイルス抗原が陽性であった．

臨床経過：2回目のけいれん頓挫後にカルバマゼピン（テグレトール®）5 mg/kgを1回内服させ，輸液を行った．以後けいれんはなく入院翌日に退院となった．外来で行った脳波検査は正常であった．以上の経過より，ノロウイルス胃腸炎に伴う**胃腸炎関連けいれん**[*]と診断した．

表2 ● けいれんの問診のポイント

現病歴	①けいれんの型 ・全身性，半身性，焦点性 ・強直性，間代性，強直・間代性，弛緩性，ミオクロニー，脱力，など ②けいれんの持続時間 ③眼球の位置 ④けいれんが起こったときの状況 ・覚醒時か睡眠時か ・啼泣があったか ⑤けいれん後の状態 ・けいれん後睡眠の有無，意識状態，頭痛の有無，麻痺の有無 ⑥随伴症状の有無 ・発熱の有無，嘔吐・下痢の有無，など ⑦薬剤の服用 ・抗てんかん薬，抗ヒスタミン薬，テオフィリン薬，など
家族歴	①けいれん性疾患 ②神経・筋疾患 ③発達障害 ④遺伝性疾患
既往歴	①周産期異常 ②発育，発達の状況 ③けいれん性疾患 ④その他の基礎疾患

表3 ● けいれん頓挫に使用する薬剤と投与量

薬剤名	投与量
抗けいれん薬	
ジアゼパム（静注）	0.3〜0.5 mg/kg
ジアゼパム（注腸）	0.5 mg/kg
ミダゾラム（静注）	0.1〜0.3 mg/kg
ミダゾラム（鼻腔／口腔，筋注）	0.3 mg/kg
フェニトイン（ホスフェニトイン）	18〜20 mg/kg
フェノバルビタール	15〜20 mg/kg
チオペンタール	3〜5 mg/kg
チアミラール	3〜5 mg/kg
カルバマゼピン*	5 mg/kg
その他	
グルコン酸カルシウム	2 mg/kg
ブドウ糖	0.5 mg/kg

*カルバマゼピン：胃腸炎関連けいれんに使用する
（文献2，3を参考に作成）

3 病歴の聴取

　問診のポイントを表2に示した．診察時にけいれんが続いている場合や，けいれんが止まっていても意識状態や呼吸状態がよくないときは，病歴聴取を簡潔に行いながら緊急処置を優先させる．詳しい病歴はけいれんがおさまってから聴取する．

4 一般的な救急処置

　まずはけいれんの様子を観察する．体をゆすってもけいれんが早くおさまるわけではない．また，けいれん時に舌や口唇を咬むことはないので口の中に物を入れる必要はない．呼吸，心拍モニターを装着する．必要であれば気道の確保，酸素投与，補助呼吸，心肺蘇生を行う．分泌物が多ければ口腔内，鼻腔内を吸引する．抗けいれん薬静注のための静脈路を確保する．

---

*胃腸炎関連けいれんとは？
・軽度の胃腸炎症状に伴うけいれんで，乳幼児に起こる．
・発作持続時間は5分以内と短い．
・発作は群発する（発作の間の意識は清明である）．
・少量のカルバマゼピン（テグレトール®）投与で発作が抑制できる．5 mg/kgを1回内服させる．

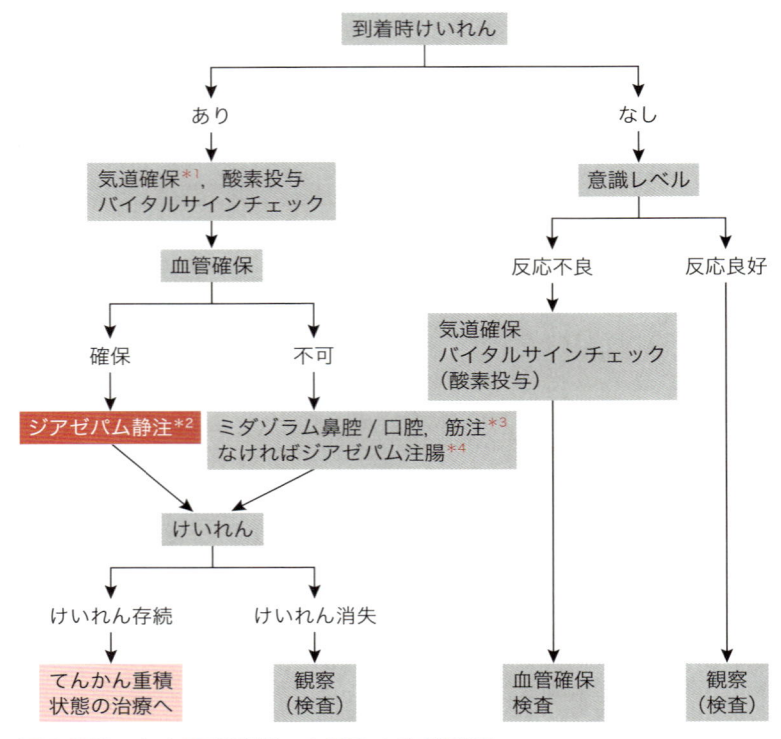

図1 ● けいれん重積状態の来院時の治療手順

＊1 気道確保：体位，吸引，エアウェイ，気管内挿管
＊2 ジアゼパム静注：0.3〜0.5 mg/kg
＊3 ミダゾラム鼻腔/口腔，筋注：0.3 mg/kg
＊4 ジアゼパム注腸：0.5 mg/kg
（文献3より）

静脈路確保が困難なときは，静注以外の方法で抗けいれん薬を使用し，状態が落ち着いたところで静脈路を確保する．

5 薬物療法

　けいれん頓挫に使用する薬剤と投与量を表3に示した．図1はけいれん重積状態で来院した場合の治療手順である．第1選択はジアゼパム静注である（施設によってはミダゾラムを第1選択とする場合もある）．血管確保が困難な場合は，適応外使用であるがミダゾラムの鼻腔内投与/口腔内投与，筋注が有効である．ミダゾラムがなければジアゼパム静注薬の注腸でもよい．これで頓挫ができなかった場合は図2に移る．ミダゾラム（適応外使用），フェニトイン（ホスフェニトイン），フェノバルビタールを静注で使用する．これでも頓挫できない場合は人工呼吸器管理下にバルビツレートによる治療へ移行する．

　以下に，使用頻度の高いジアゼパムおよびミダゾラムの使用法と，最近使用できるようになったホスフェニトイン静注薬の使用方法を示す．

```
                    ┌─────────────────────┐
                    │ ジアゼパム無効の場合 │
                    └──────────┬──────────┘
                               ▼
         ミダゾラム 1 回量 0.15 mg/kg（0.1〜0.3 mg/kg）を 1 mg/分で静注
                               │
                               ▼
                    けいれん持続ないし消失後再発
                               │
                               ▼
         ミダゾラム 0.1〜0.15 mg/kg/時で持続静注開始し，けいれんが
         消失するまで 0.05〜0.1 mg/kg/時ずつ 0.3 mg/kg/時まで増量
         （平均 0.2 mg/kg/時，最大 0.5 mg/kg/時まで増量可）
```

         けいれん消失   けいれん持続
              │   │
              ▼   ┌────────┴────────┐
     ミダゾラム維持療法   フェニトイン   フェノバルビタール（静注用）
     けいれん消失時の投与量を   18〜20 mg/kg を 1 mg/kg/分 ないし   15〜20 mg/kg を
     24 時間持続静注   50 mg/分以下の速度で静注   10 分以上かけて緩徐に静注
              │
              ▼
     2〜3 時間毎に 0.05 mg/kg/時
     ずつ漸減・中止

                                      けいれん消失   けいれん持続
                                           │   │
                                           ▼   ▼
                                  フェニトイン維持療法   バルビツレートによる治療へ移行
                                  5〜8 mg/kg を分 2 で静脈投与   チオペンタールまたはチアミラール
                                  フェノバルビタール維持療法   3〜5 mg/kg をゆっくり静注
                                  （用量記載なし）   2〜5 mg/kg/時で持続静注

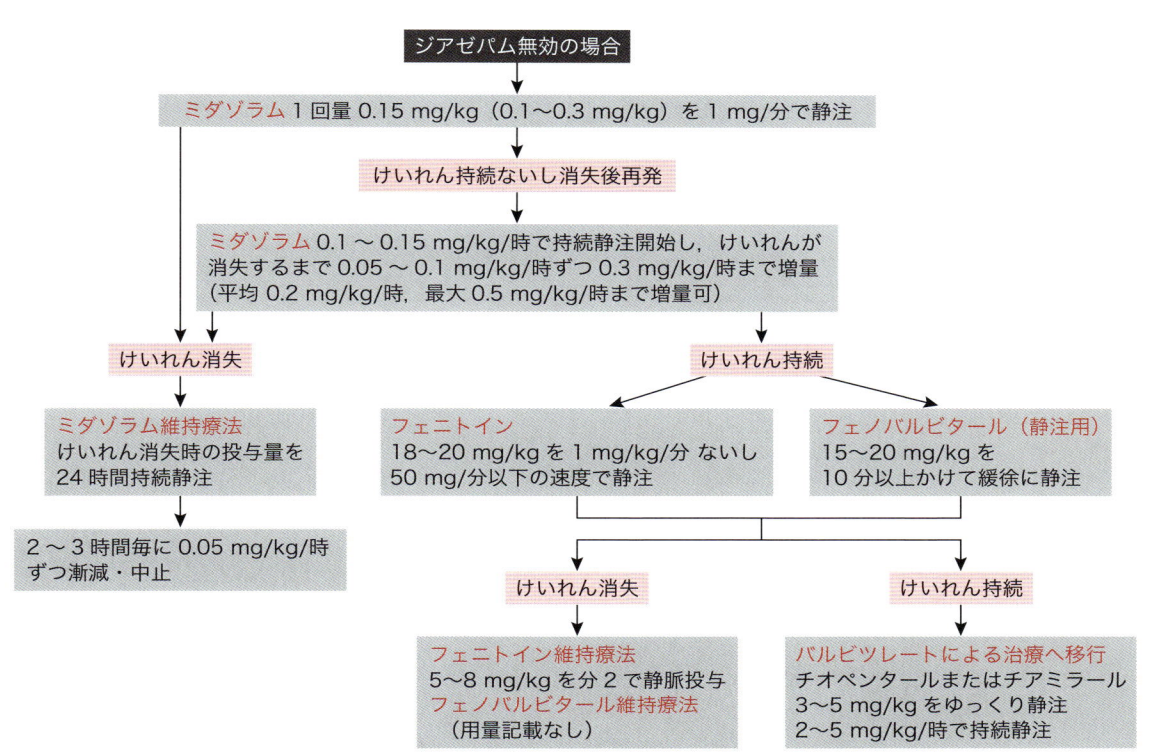

図 2 ● ジアゼパムで頓挫不可能であった場合の治療手順
（文献 3 を参考に作成）

❶ ジアゼパム（セルシン®，ホリゾン®，ダイアップ® 坐剤）

けいれんを止めるための第一選択薬剤としてジアゼパム静注が使用される機会が多い．

- 0.3〜0.5 mg（0.06〜0.1 mL）/kg（max 10 mg）を原液のまま 2〜3 分かけてゆっくり静注する．10 kg で 1 mL と覚えておくとよい．
- 輸液路確保が困難なときは 0.5 mg/kg の注腸も有用である．
- 呼吸抑制をきたすおそれがあるので，投与するときはアンビューバッグなど，呼吸の補助ができる器具をあらかじめ用意しておく．
- 静注時に注射部位の血管痛をきたすことがある．
- 即効性はあるが半減期が短く効果の持続は長くない．
- 意識レベルを低下させるので，使用後の意識レベルの判定が難しいことがある．

◆ 本当に止まっている？ Column

けいれんが本当に頓挫しているのか，見極めが難しいことがあります．はっきりと覚醒し応答もしっかりしていて，手足も普通に動かせるようであれば問題ないのですが，明らかなけいれんは見られず刺激で手足を動かすものの，「何かすっきりしない」ことがあります．見た目のけいれんが消失していても，呼吸が不規則である，顔色が悪い，四肢の緊張がとれない，眼球が偏位している，などの気になる症状があれば，抗けいれん薬を追加投与し様子を観察します．可能であれば，脳波検査を施行すれば発作が続いているか頓挫しているかの判定が確実になります．

❷ ミダゾラム（ドルミカム®，ミダゾラム）

- けいれん発作治療の適応はなく保険適応外使用となるが，有効性，安全性は確認されており[4]，けいれん重積の治療薬として使用される機会が多い．
- 即効性があり，かつ持続静脈注射により持続性効果もあるので，初期治療，再発予防治療の両方に使用できる．

❸ ホスフェニトイン（ホストイン®）

- 古くからてんかん重積状態の治療薬として使用されているフェニトイン注射薬（アレビアチン®）の水溶性プロドラッグ．2012年1月から使用可能となった．
- フェニトイン（アレビアチン®）注射液の大きな問題であった組織障害性が軽減されており，今後使用頻度が高くなると予想される．
- 2歳以上の小児のてんかん重積状態での使用量：
  初回投与はホスフェニトインナトリウムとして22.5 mg/kgを静脈内投与する．投与速度は3 mg/kg/分または150 mg/分のいずれか低い方を超えない．維持投与はホスフェニトインナトリウムとして5〜7.5 mg/kg/日を1回または分割にて静脈内投与する．投与速度は1 mg/kg/分または75 mg/分のいずれか低い方を超えない．

6 検 査

表3を参考にして，けいれんの鑑別，発熱性疾患の鑑別のために必要に応じて下記の諸検査を行う．
①検体検査：血算，生化学，電解質（Na，K，Cl，Ca，Mg），血糖，CRP，アンモニア，血液ガス，乳酸・ピルビン酸，アミノ酸，有機酸，抗けいれん薬血中濃度
②髄液検査
③画像検査：頭部CT，頭部MRI
④生理検査：脳波検査，心電図
⑤迅速抗原検査：インフルエンザ，ロタウイルス，など

7 専門医へのコンサルテーション・入院の適応

短時間の単発のけいれんで，来院時にけいれんが止まっており，麻痺や意識障害が全くなく全身状態も良好であれば，一般的には専門医へのコンサルテーションは不要で帰宅可能である．ただし，けいれん性疾患は多岐にわたり，予後もさまざまであるので，少しでも気になる点があれば小児科専門医にコンサルテーションが必要であるし，入院して経過観察するのがよい．

8 保護者への説明のポイント

・けいれんの原因，発熱の原因，予後，など
・けいれんが起こったときの対応法
・必要であれば有熱時のジアゼパム坐剤（ダイアップ®坐剤）の使用法
・次回の来院指示

> **診療のコツ**
>
> **抗ヒスタミン薬とけいれん**
> 近年，抗ヒスタミン薬とけいれんとの関連が多く報告されている．ヒスタミンは脳内ではけいれんを抑制する神経伝達物質として作用する．抗ヒスタミン薬は脳内でのヒスタミンの作用を抑制し，けいれんの発症を促進すると考えられる．実際，熱性けいれんで来院した小児患者と非熱性けいれん患者の比較で，熱性けいれん患者での抗ヒスタミン薬内服率が高率であったという報告がある．抗ヒスタミン薬の脳内移行を調べた報告では，第1世代と第2世代の一部の抗ヒスタミン薬の脳内ヒスタミン受容体占拠率が50％以上であるのに対し，多くの第2世代抗ヒスタミン薬の脳内ヒスタミン受容体占拠率が30％以下であった．小児，特に家族歴や既往歴で易けいれん性が認められる小児に抗ヒスタミン薬を使用する場合は，脳内移行性の低い薬物を使用すべきとされる．
> （文献5を参考に作成）

文献

1) 真柄慎一，吉川秀人：全面改訂版 必携！けいれん，意識障害—その時どうする＜けいれんに関する知識＞けいれんを起こす疾患の鑑別診断．小児内科，43：372-376, 2011
2) 宮本雄策，他：全面改訂版 必携！けいれん，意識障害—その時どうする＜けいれん重積への救急対応＞けいれん診断・治療の進め方．小児内科，43：297-301, 2011
3) 林 北見：けいれん（てんかん）重積の薬物治療ストラテジー．小児科診療，74：903-908, 2011
4) 浜野晋一郎，他：小児けいれん重積症に対するmidazolam治療の臨床的検討．脳と発達，35：304-309, 2003
5) 新島新一，他：抗ヒスタミン薬使用中に起きるけいれん．小児内科，43：610-614, 2011

◆著者プロフィール

麻生誠二郎（Seijiro Asoh）：日本赤十字社医療センター小児科．専門：小児科一般，小児神経疾患．ひとこと：還暦を過ぎ，新しい知識が頭に入り難い齢になりました．目新しい情報は発信できませんが，小生の経験が多少でも役に立てば幸いです．

第3章 よくある症候別，小児の診断と治療の進め方

6. 鼻血, 皮下出血
血液と血管の病気について

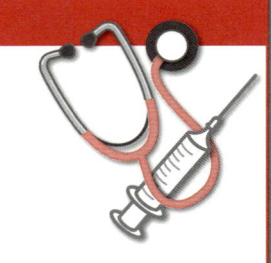

田中瑞恵，松下竹次

まず考えること，すべきこと

　出血症状をきたす疾患について述べる．鼻出血は小児では特別な誘因なくみられることがあり，しかも必ずしも重篤な疾患を示唆するものではない．しかし，時にさまざまな疾患の症状としてみられることがあり，注意を要する．出血症状は小児では突然に症状が現われて，急速な進行を示すことがあり，詳細な病歴の聴取と注意深い観察が大切である．

皮下出血（紫斑）をみたら

1 皮下出血は，間違いないか
①出血斑は（ガラス板などで）圧迫しても消退しない．
②浅在性出血斑は赤みが強い．
③真皮や皮下脂肪織内の出血斑は青みをおびる．

2 出血斑は点状か，斑状か，血腫か
①点状出血（petechiae，径1～5 mm）
②斑状出血（ecchymosis，径数cm以内）
③びまん性出血（suggillation，面積の比較的大きな皮下出血）

3 発症時期はいつか
①新生児期
　先天性：凝固第Ⅰ，ⅩⅢ因子欠乏症，血小板無力症，無フィブリノゲン血症，α2プラスミンインヒビター欠損症
　後天性：ビタミンK欠乏症，感染症，DIC，(ITPや膠原病既往がある）母体からの自己抗体移行による血小板減少症，同種免疫性血小板減少症
②乳幼児期～学童期
　先天性：血友病
　後天性：ITP，遺伝性血小板減少症，白血病，再生不良性貧血，アレルギー性紫斑病，Von Willebrand病，特発性/続発性ビタミンK欠乏症，DIC，被虐待児症候群
③思春期
　先天性：血友病軽症型，Von Willebrand病
　後天性：ITP，白血病，再生不良性貧血

表1 ● 皮膚の出血症状を呈する疾患

血小板の異常	・血小板減少：自己免疫性血小板減少性紫斑病（ITP），急性白血病，再生不良性貧血 ・血小板機能低下
凝固因子の異常	・凝固因子の低下：血友病A，B，Von Willebrand病，Protein C，S欠損症，ほか ・DIC（disseminated intravascular coagulation：播種性血管内凝固症候群）
血管の異常	・アレルギー性紫斑病

1 はじめに

　小児では鼻出血も皮下出血も特別な誘因なくしばしばみられる．こうした症状がすぐに何らかの疾患を必ずしも示唆しているとは言えないが，打撲など誘因がなく症状が持続したり，繰り返す場合，また程度は軽くても顔色が悪い，発熱があるなど他の症状がある場合には採血して出血傾向の有無をチェックしておくことも大切である．皮膚にみられる出血症状は，皮膚そのものの異常でみられる場合と出血症状（表1）の一環としてみられる場合とがある．皮下出血と同様に，鼻出血もよくみられるものではあるが，時に重篤な疾患の始まりであることがあり，注意が必要である．基本的には，鼻出血は，キーゼルバッハ部位からのものが多く，鼻汁，鼻くそや機械的な刺激で粘膜の損傷が起こり鼻出血をきたす．いったん止血されても血痂がとれると粘膜も再び切れて鼻出血となることが多い．鼻出血は鼻の外から皮膚を圧迫することで止血されることが多いが，続く場合にはボスミン®を浸した綿栓を鼻腔内に詰めてもよい．それでも出血が咽頭に流れ込むようなときには，耳鼻科的な処置が必要となる．

2 出血傾向のある場合

❶ 血液検査をするべきか

　出血斑（紫斑）の様子からその原因まではわからないが，血小板減少時には細かな紫斑ができるのに対して，血友病などでは関節内出血が多い．血栓に伴う広範な皮下出血もある（Protein C，S欠乏症など）．出血傾向のチェックは，血小板数とプロトロンビン時間（PT），活性化部分トロンボプラスチン時間（APTT）の測定で行われる．それぞれの結果からどのような疾患を考えるかということになる（表2）．軽微な鼻出血を繰り返す場合には，軽症の出血傾向をきたす疾患（Von Willebrand病など）のこともあるし，女児でも凝固因子欠乏症があることを忘れてはいけない（パラ血友病，Von Willebrand病など）．

> **診療のコツ**
>
> 血小板・血管系の異常では，表在出血・粘膜出血が特徴的で，凝固・線溶系の異常では，関節・筋肉内などの深部出血が特徴的である．前者は滲み出るような出血で圧迫のみで止血しやすく，後者は外傷直後ではなく，時間経過してから大量出血をきたしやすく，圧迫をはずすと再出血しやすい．

表2● 出血傾向のスクリーニング

	血小板数	出血時間	PT	APTT	関与する因子
血管の異常		↑			第Ⅶ，Ⅹ，Ⅴ，Ⅱ因子
血小板機能異常		↑			第Ⅻ，Ⅺ，Ⅸ，Ⅷ，Ⅹ，Ⅴ，Ⅱ因子
血小板減少	↓	↑			
凝固因子欠乏					
Ⅷ，Ⅸ，Ⅺ				↑	
Ⅶ			↑		
Ⅹ，Ⅴ，Ⅱ			↑	↑	
Von Willebrand病		↑		↑	
肝疾患，DIC，ビタミンK欠乏，ヘパリン			↑	↑	

症例 1

4歳　男児

主　訴：点状出血

既往歴：麻疹

家族歴：特記すべきことはない．

現病歴：以前より，数日で消失する点状出血を繰り返していた．咽頭炎発症後，顔面・手背に紫斑が出現し，消失・出現を繰り返していたため，紫斑出現8日目に前医受診した．前医で血小板減少を認め精査・加療目的に当院紹介入院となった．

現　症：口腔内粘膜出血，頸部リンパ節腫脹あり，肝脾腫なし，四肢の明らかな点状出血なし

血液検査：WBC 5,580/μL，RBC 2.81×10^4/μL，Hb 8.8 g/dL，Plt 0.7×10^4/μL，ret 1.7 %

凝固検査：PT 11.0 sec，PT活性93.5 %，PT比1.04，INR 1.04，APTT 28.7 sec，Fib 234.5 mg/dL，ATⅢ 114 %，FDP 0.0 μg/mL，D-dimer 0.6 μg/dL

骨髄検査：有核細胞数2.6×10^4/μL，巨核球数0，分画（BLAST 0.8 %，SEG 22.0 %，BAND 14.8 %，LYMPHOCYTE 33.6 %，MONOCYTE 4.4 %，PLASMA MA 1.0 %，reticulum cell 0.4 %）

治療と経過：上記検査結果より，ITPと考えγグロブリン，ステロイド治療施行したが，血小板<2.0×10^4/μLで推移した．ご家族の希望もあり，他院に転院となった．他院で再度骨髄検査施行され，骨髄異形成症候群（MDS）と診断された．

診　断：MDS

❷ 気を付けたい血小板減少をきたす疾患

出血傾向をきたす疾患のうち，血小板減少をきたす疾患（表3）は特に重要で，風疹な

表3 ● 血小板の異常

機能異常（主なもの）	
先天性	①Granzmann血小板無力症 ②Bernard-Soulier症候群（血小板減少を伴う）
後天性	①薬剤性：アスピリン，ジピリダモール ②全身疾患に伴うもの：尿毒症，肝疾患
血小板減少	
血小板破壊の亢進	①免疫的血小板減少症 　・自己免疫性血小板減少性紫斑病：急性，慢性 　　自己免疫疾患に伴うもの：SLE，Evans症候群，抗リン脂質抗体症候群 　　腫瘍に伴うもの：非ホジキンリンパ腫 　　HIVに伴うもの 　・新生児免疫性血小板減少症 　・輸血後血小板減少症 　・移植後血小板減少症 　・薬剤性免疫性血小板減少症（サルファ剤，ヘパリン，インターフェロン） ②非免疫的血小板減少症 　・感染に伴うもの：細菌性，ウイルス性 　・血栓性微小血管症：HUS，TTP，骨髄移植後 　・先天性心疾患 ③血小板，フィブリノーゲンの消費：DIC，Kasabach-Merritt症候群，VAHS
血小板産成の低下	①再生不良性貧血 ②MDS ③腫瘍の骨髄浸潤：急性白血病 ④大理石病 ⑤栄養障害：葉酸，ビタミンB_{12}，鉄 ⑥新生児：低酸素，胎盤機能不全
その他	脾機能亢進，低体温，やけど

HUS：hemolytic uremic syndrome（溶血性尿毒症症候群）
TTP：thrombotic thrombocytopenic purpura（血栓性血小板減少性紫斑病）
VAHS：virus-associated hemophagocytic syndrome（ウイルス関連血球貪食症候群）
MDS：myelodysplastic syndrome（骨髄異形成症候群）

ど小児に特徴的なウイルス性疾患後に一過性の血小板減少をきたす程度から自己免疫性血小板減少性紫斑病やVAHSなどの診断に至るような病態のこともある．以上のうち小児で特に大切なものについて述べる．

a）自己免疫性血小板減少性紫斑病（ITP）

　自己免疫性血小板減少性紫斑病（immune thrombocytopenic purpura：ITP）は，これまで特発性血小板減少性紫斑病と呼ばれていたが，欧米を中心に，近年の臨床病態研究の成果から，病名やその概念，臨床像の定義に大きな変更がなされている．

　小児期にもさまざまな原因で血小板減少をきたすが，なかでも本症はよく知られている．問診で出血症状に結びつく原因の有無（例えば，先行感染，ワクチン接種など）に加え，出血症状の出現時期（生下時からなど），出血症状の家族歴を聴取することが，先天性血小板減少症や先天性凝固障害との鑑別のうえで重要である．赤血球や白血球など他の血球成分の異

常は伴わず，一般状態も良好であることが多い．

初発時の顕著な血小板減少例では，粘膜出血，いわゆるwet purpuraは約半数にみられるものの，臓器障害を伴う重大出血は数％であり，ほぼ唯一生命を脅かす頭蓋内出血に至っては，約0.5％とまれである．

- ●診　断：診断は，血小板数が減少し（$10×10^4/\mu$L以下），平均血小板容積（mean platelet volume）は増加し，赤血球および白血球は数，形態ともに正常である．PAIgG（Platelet associated antibody）が陽性となることがあるが，最近ではPAIgGの診断的価値についても否定的な意見が多い．一般的に，末梢血液検査のみで診断可能であり，骨髄検査はルーチンに施行する必要はない．しかし，赤血球および（あるいは）白血球の数，形態異常がみられるときなどITPの診断に疑いがもたれるとき，副腎皮質ステロイド剤の投与を考慮したとき，大量γグロブリン投与が無効のときなどには実施することが望ましい．ITPの骨髄検査では，骨髄巨核球数は正常ないし増加．赤芽球および顆粒球の両系統は数，形態ともに正常である．

- ●治　療：治療は軽症例（血小板数$3×10^4/\mu$L以上）では経過観察をまず行うことでよい．$2×10^4/\mu$L以上$3×10^4/\mu$L未満では，無症状もしくは広汎でない紫斑のみの場合は無治療を原則とするが，広汎な紫斑あるいは（および）明らかな粘膜出血を認める場合は症例によっては治療を考慮する．無症状あるいは広汎でない紫斑のみの場合で血小板$1×10^4/\mu$L未満の症例や，広汎な紫斑あるいは（および）明らかな粘膜出血を認める場合で$2×10^4/\mu$L未満の症例で無治療観察は好ましくない．

具体的な治療としては，γグロブリン大量療法（1 g/kg×1日）や経口副腎皮質ステロイドプレドニゾロン1～2 mg/kg/日を7～14日投与が主流であるが，2004年に発表された『小児特発性血小板減少性紫斑病-診断・治療・管理ガイドライン-』でもガイドラインで推奨される上記の治療・管理法は普遍的なものではなく，症例毎の対応が必要であると述べられている．

慢性例は6カ月以上の血小板減少の続く症例とされ小児では10％以下である．前述のように，慢性ITPは自己免疫疾患ととらえられ，近年はヒト化抗体療法（anti-CD20抗体：リツキシマブ）が試みられつつある．また，成人ではITPとヘリコバクターピロリ感染の関連が言われており，除菌が有効であったとの報告もあるが，小児の報告例では除菌の有用性は認められていない．慢性例では脾臓摘出も考慮されるが，できる限り回避するべきとの意見が多い．

b）溶血性尿毒症症候群（HUS）

溶血性尿毒症症候群（hemolytic uremic syndrome：HUS）では腹痛，下痢，血便など胃腸炎の症状がまずみられ，溶血性貧血，血小板減少，急性腎不全を主症状とする．O-157をはじめとする腸管出血性大腸菌によるものは全HUSの90％以上を占め，乳幼児に多い．発症機序としては大腸菌由来のベロ毒素が腎血管内皮を傷害して腎不全を起こし，細血管内に血栓形成が起こるため血管内溶血をきたす．腎障害を中心とした血栓性血小板減少性紫斑病（TTP）の1つのタイプと考えられるが，神経症状の出現の有無など症状の差が何によるかは

不明な点が多い．

溶血性貧血（貧血，高間接ビリルビン血症，網状赤血球増多，LDH高値，低ハプトグロブリン血症）や破砕赤血球が出現し，血小板減少に伴い，腎不全（乏尿，クレアチニン上昇）に伴う血尿，蛋白尿などの尿異常もみられる．さらに脳症に進展し神経症状（けいれん，意識状態の変化）がみられる．

- ●治　療：治療は，根本的なものはなく保存的な治療が主体となる．注意深い体液管理と必要に応じて血液透析などが必要となる．

c）播種性血管内凝固（DIC）

基礎疾患があって本症が発症する．最近，播種性血管内凝固（disseminated intravascular coagulation：DIC）の病態はPARs（protease activated receptors）システム，EPCR（endothelial protein C receptor）の関与，新たな因子であるHMGB1の発見により，従来の凝固・線溶因子からだけでなく炎症とのクロストークでの理解が進んでいる．

コントロール不良な重篤な疾患があり急激な一般状態の悪化がある場合には，本症の存在を考える．進行例では皮膚は点状や斑状の出血斑がみられ，微小血管内溶血（microangiopathic hemolytic anemia）を起こすため急速に貧血も進行する．血管内凝固の亢進で，凝固因子，血小板は減少し，破砕赤血球が観察され，一方で線溶も亢進するためFDP，D-dimerは増加する．

- ●治　療：治療は原疾患の治療が第一で，状態を悪化させているアシドーシス，低酸素に対しても対応する．血小板や新鮮凍結血漿FFPなどの輸血も必要に応じて行う．DICに対してはヘパリン（5～10 U/kg/時間）や低分子ヘパリン（75 IU/kg/日，持続静注）が投与される．さらにアンチトロンビン製剤（40～60 U/Kg　1日1回静注，持続静注），ナファモスタットも考慮される．近年，トロンボモジュリン製剤（リコモジュリン®：380 U/kg　30分かけて1日1回点滴静注）が使用可能となり，これまでの治療薬と作用機序が異なる新規DIC薬として注目されている．出血性有害事象も少なく，投与法も簡便であることから，止血機構の脆弱な小児DICに対する期待は大きい．

d）急性白血病

わが国では小児の急性白血病は年間1,000例弱の発症があると考えられており，小児癌に占める割合では最も多い．このうち，70～80％が急性リンパ性白血病（acute lymphoblastic leukemia：ALL）で残りが急性骨髄性白血病（acute myelogenous leukemia：AML）である．まれな病型としては骨髄異形成症候群（MDS），成人型慢性骨髄性白血病がある．発症時の臨床症状からALLとAMLを区別することは困難で血液検査，骨髄検査が診断上，重要である．血小板減少に伴う鼻出血，皮下出血や貧血，発熱などをきっかけとして診断されることが多い．

- ●治　療：ALLもAMLも化学療法がその治療の主体をなすが，治療成績の向上が少しずつ進んでいる分野である．

ALLの治療の具体的な使用薬剤や使用量などは治療プロトコールによりバリエーション

があるが，基本的骨格は寛解導入療法，再寛解導入療法を含む強化療法，中枢神経再発予防療法，維持療法からなる．寛解導入療法はステロイド＋ビンクリスチン＋L-アスパラギナーゼ＋アントラサイクリンの4剤の組み合わせが世界的標準である．強化療法は，寛解導入療法で用いた薬剤と交叉耐性のない薬剤の組み合わせによる治療と，寛解導入療法と同様の薬剤を再び用いる再寛解導入療法からなる．中枢神経再発予防療法は，以前は全脳への放射線照射が多く行われてきたが，最近ではメソトレキセート大量療法および髄注が主で放射線照射の対象症例を限定する方向となっている．標準的維持療法はまだ確立されていないが，メルカプトプリン＋メソトレキセートあるいはメルカプトプリン＋メソトレキセート＋ビンクリスチン＋プレドニゾロンの月1回パルスの治療が欧米および日本で標準的治療として行われている．

急性前骨髄球性白血病（APL）およびDown症候群に伴うAMLは一般のAMLとは別の治療法で治療されている．一般的なAMLの治療は寛解導入療法と寛解後治療に分けられる．寛解導入療法はアントラサイクリン系薬剤＋シタラビンの連続投与を基本骨格とする．さらにエトポシドまたはチオグアニンが付加される場合もある．寛解導入後治療に使用される薬剤も寛解導入療法と同じく，アントラサイクリン系薬剤，シタラビン，エトポシドなどである．最近10年間ではAMLの治療成績の向上がめざましく，かつては造血幹細胞移植を前提とした治療プロトコールが考えられたが，AMLでも必ずしも必要としないという見解が多い．

また，最近では予後因子の検討も進歩してきており，同じ化学療法を行ったときの予後の違いから，ALLでは年齢と発症時の白血球数，微小残存病変の有無，AMLでは病型（M1-7），染色体・遺伝子検査の結果によりリスク分類されて治療計画が立てられる場合が多い．しかし，ある一定の治療を一定の期間行えば必ず治癒が得られるとは言えないところにこの疾患の治療上の問題点がある．

e）再生不良性貧血（AA）

再生不良性貧血（aplastic anenia：AA）は汎血球減少と骨髄低形成を特徴とする血液疾患である．Fanconi貧血などの先天性AAと後天性AAに分けられる．後天性は薬剤や化学物質，放射線，ウイルス感染によって起きると考えられている．しかしながら，80％以上は原因が同定されず特発性である．

AAは重症・最重症の症例に対して治療を行うが，主な治療は同種造血幹細胞移植（SCT）と免疫抑制療法（IST）である．HLA適合家族ドナー（MFD）からの移植成績の向上は著しい．現在では重症AA患者におけるMFDからのSCT後の長期生存率は70〜90％であり，MFDがいる場合はSCTが第一選択の治療となっている．MFDがいない場合の治療はISTとなり，抗胸腺細胞グロブリン（ATG）とサイクロスポリン（CSA）の併用療法はAAの60〜70％に反応が得られる．ISTに用いるATGは，2009年からウサギ由来の製剤（サイモグロブリン®）に切り替えられた．わが国では，至適投与量決定のための臨床研究（2.5 mg/kg×5日 vs 3.75 mg/kg×5日）が開始される予定である（2012年10月現在）．

3 アレルギー性紫斑病

　全身性の血管炎の1つの症状として皮膚の血管炎により紫斑がみられる．有痛性の丘疹状の発赤となる．血小板や凝固因子の異常による皮下出血は圧排しても消退しないが，血管炎は消退する．主として，体幹，四肢伸側にみられる．膝，足，肘関節の腫脹，疼痛を伴うことが多い．手，足の腫脹を伴うことも多い．アレルギー性紫斑病では，血便，腹痛などの消化器症状も多くみられる．

- **治　療**：A群溶連菌の関与があるときは，ペニシリンGの投与を行う．皮膚症状の治療に特異的なものはないが，安静は大切である．関節症状や腹痛・血便を認めるときには，ステロイド投与（プレドニン®で1〜2 mg/kgを2週間，以後1週間で漸減）を使用し改善する例もある．しかし，早期ステロイド投与のランダム化比較試験では腎障害発生率，消化器症状の改善あるいは消化器合併症予防などに有意な改善を示さなかった．
- **合併症**：紫斑病性腎炎（紫斑出現4週以内に血尿，タンパク尿がみられ，時に持続，増悪しネフローゼ症候群，腎不全を呈する），腸重積．

症例 2

5歳　女児

主　訴：下肢の紫斑

家族歴・既往歴：特記すべきことはない．

現 病 歴：3日前から咳嗽あり．前日夕から下肢に紫斑が出現した．38℃の発熱もあり次第に増加するため入院した．

入院時現症：38.5℃，下肢伸側に小丘疹様の紫斑を認める．咽頭発赤あり．胸腹部は異常なし．

経　過：入院後安静にして経過をみたが，紫斑は数も増え，膝関節の腫脹，疼痛もみられた．入院3日目からは腹痛，4日目には血便もみられるため，ステロイド投与を行う．以後，症状は次第に消退したがステロイドを10日間投与後も紫斑が出没した．その後は，外来で経過をみているが尿所見にも異常がなく元気に過ごしている．

文　献

1) George JN et al : Idiopathic thrmbocytopenic Purpura : A practical guideline developed by explicit methods for the American Society of Hematology. Blood, 88 : 3-40, 1996
2) 松下竹次：出血斑を認めた伝染性紅斑の4症例．小児科臨床，51：1183-1185，1988
3) Schrappe M et al : Improved outcome in childhood acute lymphoblastic leukemia despite reduced use of anthracyclines and cranial radiotherapy : Results of trial ALL-BFM90. Blood, 95 : 3310-3322, 2000
4) The Journal of Pediatric Practice, vol. 73 Suppl, 診断と治療社，2010
5) 日本小児血液学会ITP委員会：小児特発性血小板減少性紫斑病—診断，治療，管理ガイドライン—．日小血会誌，18：210-218，2004
6) 瀧　正志：小児科で遭遇する出血性/血栓性疾患．血栓止血誌，19（4）：451-455，2008

7）木下明俊：急性骨髄性白血病．小児内科，41増刊号：1154-1159，2009
8）康　勝好：急性リンパ性白血病．小児内科，41増刊号：1147-1153，2009
9）『小児科白血病診療』（五十嵐 隆，菊地 陽/編），中山書店，2009

◆ 決して見逃してはいけない，被虐待児症候群　　Column

　被虐待児症候群はわが国では増加しており，小児科医療現場での遭遇もまれではなくなってきました．しかし，日常診療では疑いの目をもって診療しないと見逃す可能性もあり，見逃した場合に次に来院したときには重篤な状態に陥っているということもあります．虐待でみられる打ち身による外傷痕（紫斑）は一見してわからない臀部，大腿内側などから始まることが多く，顔面など一見してわかる身体部位まで外傷が及んでいる症例は重篤な状態を考える必要があります．受傷後，紫斑は鮮紅色→暗赤色→紫褐色→黄色→退色と変化しますが，虐待での打ち身による外傷痕の特徴としては新旧の紫斑が混在しているのが特徴です．虐待かもと疑ったら，出血傾向のチェックをすることはもちろんですが他にも外傷はないか全身の診察もしっかり行い，子供の安全確保のために過剰診断を心がけましょう．

◆著者プロフィール

田中瑞恵（Mizue Tanaka）　　：国立国際医療研究センター小児科．
松下竹次（Takeji Matsushita）：国立国際医療研究センター小児科．

第3章 よくある症候別，小児の診断と治療の進め方

7. 発疹，湿疹，蕁麻疹
小児で大切な皮膚疾患

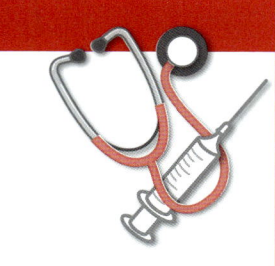

山田律子，松下竹次

まず考えること，すべきこと

発疹をみたら

1 発疹
❶ 発症時の年齢・季節は：感染性疾患には好発年齢や好発季節があるものもある．
❷ 発疹性疾患の既往歴・予防接種歴の確認：予防接種をしていても発疹が出ることがある（麻疹，水痘などは非典型的で軽症なことが多い）．
❸ 流行状況の把握：保育所・幼稚園や学校，家庭内での流行情報が役立つことが多い．
❹ 発疹の範囲・性状は：全身性か限局性か（頭髪部や外陰部も観察する），発疹の大きさや形・融合性の有無，瘙痒の有無，落屑や色素沈着
❺ 随伴症状は：全身状態は良好か，発熱の有無（発疹との出現順序も大切），上気道症状，下痢，関節痛，リンパ節腫大など

2 湿疹，蕁麻疹
❶ 出現時期は：乳児期から，幼児期から，学童期から
　　　　　　　 季節性があるか，食後に急に発生したか，繰り返しているか
❷ 湿疹の部位：顔（頬部，耳介），四肢（肘，膝），体幹
❸ 随伴症状：ゼイゼイしやすい，発熱を繰り返す，痒そうにしているか
❹ 局所療法：なし，非ステロイド，ステロイド
❺ 内服薬：なし，抗アレルギー薬，抗ヒスタミン薬

1 はじめに

　発疹性の皮膚症状を中心にして述べる．小児では突然に症状が現われて急速な進行を示すことがあり，詳細な病歴の聴取と注意深い観察が大切である．特に皮膚所見は誰でもみることができ時々刻々の変化をつぶさに観察しうる．小児特有の発疹を示す疾患も多く経験のある人がみればすぐにわかることもよくある．最近は写真をカルテに添付することでよりわかりやすくなっているが，身体所見を簡潔に記述しておくという基本的な態度も大切である．

表1 ● 小児期に大切な皮膚疾患

発疹	・ウイルス性疾患に伴うもの 　（麻疹，風疹，水痘，伝染性紅斑，突発性発疹，単純疱疹，帯状疱疹，Kaposi水痘様発疹症，伝染性単核球症，ジアノッティ病，手足口病，ネコひっかき病，コクサッキーウイルス，アデノウイルス，エコーウイルスによる感染症） ・細菌感染に伴うもの 　（伝染性膿痂疹，熱傷性ブドウ球菌性皮膚症候群，猩紅熱，敗血症，髄膜炎） ・川崎病 ・Stevens-Johnson症候群 ・多型滲出性紅斑 ・薬剤性発疹 ・蕁麻疹 ・自己免疫疾患に伴うもの 　（若年性特発性関節炎，SLE，皮膚筋炎，リウマチ熱）
湿疹	・乳児湿疹 ・アトピー性皮膚炎
そのほか	・血小板減少性疾患，Henoch-Schönlein紫斑病，腫瘍性疾患など

2 発 疹

　小児でよく知られている発疹性疾患は，多くは急性発疹症と言われているものでウイルスや細菌の感染によるものである．

　発疹と湿疹の区別も小児でよく問題となる（表1）．発疹（皮疹）は，皮膚に現われる変化の総称であるからすべての皮膚病変を含むことになるが，一般的にはその形態からは斑・丘疹・結節・膨疹・小水疱・膿疱などに区別され，感染症に伴うもの，血管病変が主体のもの，色素性病変が主体のものなどに大別される．一方，湿疹は内的・外的刺激に対する瘙痒感を伴う無菌性かつ可逆性の炎症反応とされ，いわゆる乳児湿疹，アトピー性皮膚炎がその代表である．

❶ 麻 疹

　潜伏期間は8～12日．発熱，咳，鼻汁，結膜炎などのカタル症状が2～3日続いた後一旦解熱し，2度目の発熱と同時に顔面から始まり体幹・四肢に広がる発疹が出現する．鮮紅色の小丘疹からなり，時間が経つにつれて次第に癒合するが健常な皮膚面は残る．発疹出現前の解熱期に口腔粘膜に白い小斑点が出現する（コプリック斑）．発疹は色素沈着を残して消退する．臨床症状に加え地域での流行，麻疹患者との接触歴が診断に重要である．母親からの移行抗体が残存しているとき，曝露後の発症予防措置がとられたとき，ワクチン後の免疫が残存しているときに麻疹を発症すると一般に軽症に経過する（修飾麻疹）．

●感染可能期間：カタル症状出現1～2日前から発疹出現後4日頃まで
●合併症：肺炎，中耳炎，脳炎，重症化に伴うDIC（disseminated intravascular coagulation：播種性血管内凝固症候群），発症後数年を経てから亜急性硬化性全脳炎（subacute sclerosing panencephalitis：SSPE）
●予　防：予防接種が重要

- ●麻疹患者と接触後の対策：麻疹患者と接触後もワクチンを接種できる．麻疹接触後72時間以内に麻疹生ワクチンを接種することで，発症を予防することが期待できる．γグロブリン筋注は接触後6日以内であれば効果がある．
- ●治　療：特異的なものはなく，対症療法が基本

　最近，予防接種を受けていなかった人や，予防接種を受けても成人期になって罹患する場合があり，散発的な小流行が報告されている．途上国では現在も小児期の死因として重要である．

❷ 風　疹

　潜伏期は14～21日．感染のおよそ25～50％は不顕性である．発熱（38℃前後）は発疹と同時に始まり2～3日間みられるが，ないこともある．発疹は淡い紅色の小丘疹で融合傾向は弱く体幹・四肢の伸側にみられる．発疹出現の数日前より後頸部のリンパ節が腫脹し疼痛を伴うことが多い．年長児では関節痛を伴うことがある．

- ・**先天性風疹症候群**：妊娠20週までに風疹に罹患すると胎児に，心奇形（動脈管開存症，肺動脈狭窄症），眼症状（網膜症），感音性難聴，肝脾腫などを生ずる．
- ●合併症：血小板減少性紫斑病，脳症
- ●予　防：予防接種
- ●治　療：特異的なものはない

❸ 水　痘

　水痘帯状疱疹ウイルスの初感染でみられる．潜伏期は13～17日．発疹は体幹や顔面頭部に生じやがて全身に広がる．発熱は伴う場合も伴わない場合もある．発疹は，初期は丘疹であるが翌日には水疱化し，その後水疱内が混濁し約1週間で痂皮化する．すべての発疹が痂皮化すれば感染性はないと考えてよい．最初の2～4日間は次々に新しい発疹が形成されるため丘疹，水疱，痂皮が混在するのが特徴である．水痘ワクチン接種を受けた者や，母親からの移行抗体が残る乳児などでは発疹の数は少なく丘疹が水疱化せずに消退することもある．健常人では重症化の心配はないが，ステロイドの長期投与や抗癌剤の投与などを受けていて免疫不全のある人では重症化する（図1）．

- ●予　防：予防接種．水痘患者と接触後72時間以内に水痘ワクチンを接種すれば水痘の発症を免れるか，発症しても軽症で済む．72時間以上経過した場合は，曝露後8～9日目から5日間アシクロビル（1回10 mg/kg，1日4回，7日間）を内服することで発症予防または軽症化が可能であるが，健常小児に推奨はされていない．
- ●治　療：対症療法として，瘙痒に対して昔からフェノール亜鉛華リニメントの塗布が行われる．経口アシクロビル（ゾビラックス®，1回20 mg/kg，1日4回，5日間）を発疹出現後24時間以内に投与することにより，水痘疹の数や痂皮化に至るまでの期間を短縮すると言われている．バラシクロビルはアシクロビルのエステル型プロドラッグであり，用法は1回25 mg/kg，1日3回の内服でよい．免疫不全児の重症水痘では経静脈的なアシクロビルの投与（1回5～10 mg/kg，1日3回），高抗体価のγグロブリンの投与が救命率を向上して

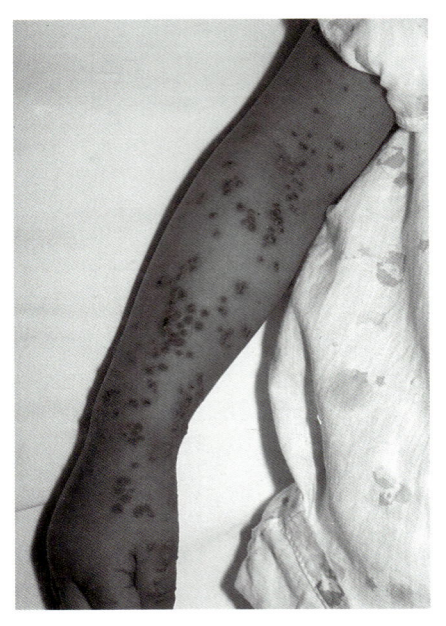

図1 ● 2次性免疫不全にみられた播種性水痘
全身に同様の発疹が出現した（巻頭「Color Atlas」図6参照）

いる．もし発熱があっても，ライ症候群を発症する危険性がありアスピリンは使用しない．
●**合併症**：肺炎，脳炎，小脳失調症，肝炎，血小板減少症，ライ症候群
・**帯状疱疹**：水痘ウイルスは水痘発症後には脊髄後根神経節に潜伏する．ウイルスに対して細胞性免疫機能が低下するような状況下でウイルスの再活性化が起こり，神経支配領域に帯状の紅斑を伴う小丘疹を生ずる．丘疹は水疱となり，次第に混濁し痂皮を形成する．顔面・体幹にみられるが片側性である．神経痛の合併は小児ではほとんどない．治療：アシクロビルの投与．

症例 1

生後2カ月　男児
主　　訴：発疹
既 往 歴：特記すべきことはない．
家 族 歴：母親　3歳時に水痘に罹患
現症および経過：10月28日，3歳の兄が水痘を発症．11月10日夜より体幹，大腿に丘疹が6個出現．一部はその後水疱化した．翌日，発疹は10個に増加したため受診．受診時，発疹は胸部，大腿にみられたが発熱はなく元気であった．水痘と診断し，全身状態良好であったため外来で経過観察とした．その後発疹は10数個程度にやや広がったが，1週間後に発疹はすべて痂皮化し治癒した．
血液検査：（初診時）WBC 11,080/μL, Hb 14.6 g/dL, Plt 43.4×10^4/μL, CRP 0.01mg/mL, AST 27 U/L, ALT 16 U/L, LDH 262 U/L, Na 134 mEq/L, K 4.7 mEq/L，水痘IgG（＋），水痘IgM（－）（移行抗体が残存していたためIgMが陰性であったと考えられる）

❹ 突発性発疹

　　ヒトヘルペスウイルス 6（HHV-6）が原因ウイルスである．生後 6 カ月前後から 1 歳半の乳幼児に好発する．39〜40℃の発熱が 3〜4 日間持続し，解熱傾向がみられてから体幹に細かな小丘疹がみられ翌日には全身に及ぶ．発疹はびまん性で麻疹様であるが，色素沈着を残さずに消失する．経過中，発熱の割に一般状態がよいことが多く，軟便傾向となる．ヒトヘルペスウイルス 7（HHV-7）の初感染時にも突発性発疹の臨床経過をとるが好発年齢は 2〜4 歳頃である．
- **●合併症**：熱性けいれん，脳炎，肝炎，血小板減少症，血球貪食症候群
- **●治　療**：特異的なものはない．発疹に対する治療も不要．

❺ 手足口病

　　主として幼児にみられ，夏に多い．コクサッキーウイルス A16・A10，エンテロウイルス 71 による．発熱を伴うことが多い．発疹は手掌・足底に多いが，手足全体や，臀部・膝に出現することもある．発赤を伴う 1〜5 mm 大の小丘疹で水疱を形成し痂皮化する．発疹に痒みや痛みを伴うことがある．口腔内にも発疹を伴い，時に口内炎がひどくなって経口摂取が不能となる．
- **●合併症**：脱水症，髄膜炎，脳炎

❻ 伝染性紅斑

　　ヒトパルボウイルス B19 による感染症．学童に好発し，発疹で発症する．感染後，紅斑出現までの期間は平均 14〜18 日である．両頰部の斑状の丘疹が出現し，癒合してびまん性紅斑となる（リンゴ病と言われる）．さらに，上腕・前腕・大腿の伸側・臀部に淡い網目状・レース状紅斑が出現する．紅斑は通常 1 週間ほど続くが時に 2〜3 週に及ぶことがある．37℃台の微熱を伴うこともあるが前駆症状に乏しい．年長児では関節痛を伴うことも多い．一般状態は良好（図 2）．紅斑出現時には感染性はなく，出席停止にする必要はない．
- **●合併症**：関節炎，貧血（遺伝性球状赤血球症など基礎疾患がある場合では骨髄無形性発作の危険がある），肝炎，脳症，急性片麻痺，心筋炎

❼ 伝染性単核球症

　　EB ウイルス感染による．発熱，頸部リンパ節腫脹，肝脾腫（肝障害を含む）などに伴って発疹もみられる．体幹を中心に丘疹状紅斑が出現することが多いが，発疹のみでの診断は難しく他の所見と合わせて診断されることが多い．

❽ ブドウ球菌感染症

a）伝染性膿痂疹（とびひ）

　　夏季に多くみられる．原因は黄色ブドウ球菌と A 群溶連菌であるが，前者が多い．乳幼児から学童までみられるが，年少なほど重症化しやすい．小紅斑で始まり，水疱→膿疱→痂皮形成へと進展する．痒みが強く掻破により水疱が破れ，菌が周囲の皮膚へ散布され病変が拡

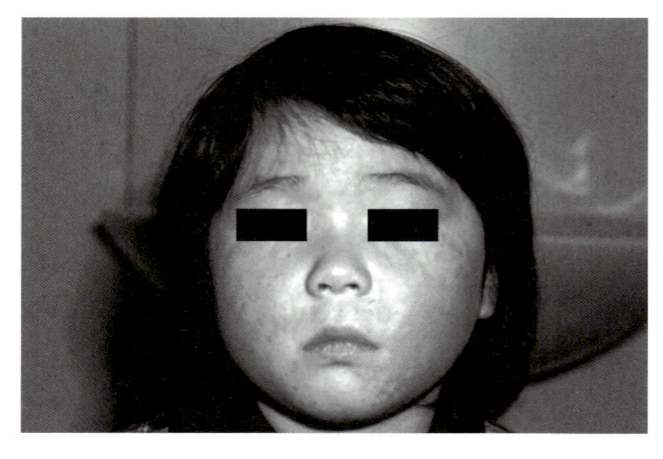

図2● 7歳女児，伝染性紅斑
両頬部の対称性の紅斑（巻頭「Color Atlas」図7参照）

大する．A群溶連菌が原因の場合，水泡を形成しない．
- ●**治　療**：抗菌薬軟膏を塗布する．病巣が広がっているものでは経口抗菌薬（セフゾン®など）の投与を考慮する．最近，MRSAによる本症が増加してきており，症状が改善しない場合は皮膚培養結果をもとにミノサイクリンやホスホマイシンなどの使用も考慮する．

b）ブドウ球菌性熱傷性皮膚症候群（SSSS）

ブドウ球菌の表皮剥脱毒素による皮膚炎で新生児や乳幼児に多い．発熱，頬・腋下・鼠径部・口唇・外陰部の紅斑が特徴で水疱を伴う．ニコルスキー現象（皮膚を軽くこすると剥離する）がみられる．
- ●**治　療**：補液による脱水予防と抗菌薬投与（スルバクタム・アンピシリン，セファゾリンなど）

❾ 猩紅熱

A群溶連菌による感染症に伴い特徴的な発疹が認められた状態で，幼児・学童に多い．38℃程度の発熱が1～2日あり体幹に薄い米粒大の小発疹が広く出現する．次第にびまん性紅斑となり瘙痒感を伴うことが多い．体幹から頸部・四肢に拡がり，皮膚はざらざらした感じとなる．上肢，下肢の伸側にも同様の淡い発疹がみられる．発疹は，はっきりしないために病院に来てから気付かれることもある．頬部も薄い発赤を伴うが口の周りは白っぽい感じが残る（口囲蒼白）．咽頭は発赤し，扁桃は偽膜・膿がみられることもある．舌は浮腫状で白苔で覆われることもあるが，発赤し乳頭が飛び出してみえる（いちご舌）．1週後ごろから指先の皮膚の落屑がみられる．落屑は体幹・四肢にみられることもある．咽頭からはA群溶連菌が検出される（図3）．
- ●**治　療**：ペニシリン系抗菌薬が第一選択とされ，投与期間は10日間である．最近，セフェム系抗菌薬の短期療法がペニシリン系抗菌薬よりも有効であるとの報告がされておりセフェム系抗菌薬（セフゾン®，フロモックス®など）の5日間療法も選択肢となる．
- ●**合併症**：腎炎，リウマチ熱

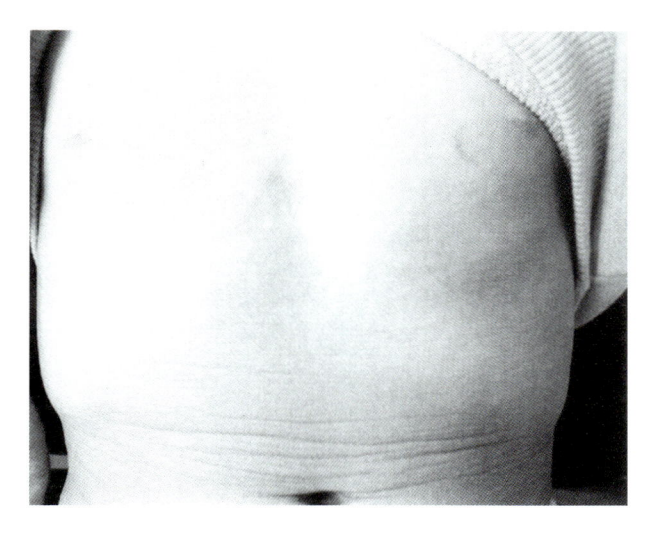

図3● 7歳男児, A群溶連菌感染症(猩紅熱)
体幹にびまん性にみられる淡い発疹(巻頭「Color Atlas」図8参照)

⓾ 川崎病[1]

　　乳児から4歳以下の幼児に多くみられる．特に1歳前後に多いが，新生児や年長児，成人例の報告もある．発熱の持続，眼球結膜充血，頸部リンパ節腫脹，口唇の紅潮，手足の発赤・浮腫，不定形発疹(表2)を特徴とする．主要症状(表3)のうち5つ以上みられるとき本症と診断するが，4つ以下の「不全型」も少なからずみられる．発疹は，体幹，顔，四肢のいずれにもみられ，形態もさまざま(麻疹様，蕁麻疹様，多形滲出性紅斑様)であるが，一般に水疱・痂皮は形成しない．上腕のBCG接種部位の発赤，腫脹は本症にかなり特異的であり同部位の視診も忘れずに行う．診断のための特異的な検査所見はないが，白血球数増多，CRP高値，赤沈の亢進などの炎症所見がみられる．中細動脈を中心とする血管炎がその本態で，重大な合併症である冠動脈病変の発生を防ぐためにも早期の正確な診断が重要である．

- **治　療**：γグロブリン大量療法とアスピリンなどによる抗血栓療法の併用が基本である．初回治療抵抗例に対してはγグロブリン追加投与が一般的であるが，ステロイド，シクロスポリンなどの免疫抑制薬やTNF-α抗体による治療，血漿交換療法などの有用性も報告されている．治療開始前の評価によるIVIG不応予測スコアがいくつかのグループから出されており，群馬大方式，久留米大方式，横市大方式などがある．

症例 2

8歳　男児

主　　訴：発熱，頸部リンパ節腫大

既往歴・家族歴：特記すべきことはない．

現 病 歴：5月30日朝から有痛性の頸部リンパ節腫大あり．同日夜から38℃台の発熱出現．6月1日，前医で化膿性リンパ節炎の診断にて抗菌薬点滴されたが改善せず．6月3日，当院紹介受診．

現症および経過：入院後，抗菌薬変更後も発熱は持続し，頸部リンパ節腫大の増悪を認めた．6月4日午後より眼球結膜充血，口唇の紅潮，不定型発疹，手足の発赤・浮

表2 ● 川崎病と鑑別すべき疾患

	川崎病	麻疹	アデノウイルス	猩紅熱
好発年齢	4歳以下	1〜6歳	乳幼児〜学童	5〜10歳
発熱	(+++)	(+++) 二峰性	(+++)	(++)〜(+)
皮膚症状 口唇口腔所見	不定形発疹，四肢末端硬性浮腫，後膜様落屑，口唇紅潮，いちご舌	第二峰発熱時より紅斑→色素沈着，Koplik斑	咽頭炎，結膜炎，滲出性扁桃炎，リンパ節炎	鮮紅色・粟粒大，密集性小丘疹，口囲蒼白，いちご舌
関節症状	時にみられる	(−)	(−)	まれに関節痛
合併症	冠状動脈瘤形成，弁膜症，心膜炎，胆嚢水腫，無菌性髄膜炎	麻疹クループ，肺炎，中耳炎，結膜炎，重症例で脳炎	肺炎，発疹，出血性膀胱炎，脳髄膜炎	咽頭・扁桃炎
白血球数	増多	減少	増多	増多
CRP	(+++)	(−)〜(+)	(++)	(+)
そのほか	低アルブミン血症，低ナトリウム血症	麻疹ウイルス抗体価上昇		ASO，ASK上昇，咽頭培養にてA群溶連菌
治療	免疫グロブリン，アスピリン，ステロイド	対症療法	対症療法	ペニシリン

	エルシニア感染	Stevens-Johnson症候群	SSSS	リウマチ熱
好発年齢	6歳以上	3〜30歳	1〜6歳	5歳以上
発熱	(++)	(++)	(−)〜(+)	(++)
皮膚症状 口唇口腔所見	不定形発疹，落屑，結節性紅斑	多形滲出性紅斑，紅斑様皮疹，粘膜に水疱，びらん	口周囲に放射状亀裂，皮膚粘膜移行部に紅斑・水疱形成，Nikolsky現象(+)	輪状紅斑，皮下結節
関節症状	時にみられる	時にみられる	(−)	(++) 移動性・一過性
合併症	胃腸炎，急性腎不全	二次感染	二次感染	僧房弁閉鎖不全症，大動脈弁閉鎖不全症，小舞踏病
白血球数	増多	増多	軽度増多〜正常	増多
CRP	(++)	(+++)	(−)〜(+)	(+++)
そのほか	エルシニア抗体価上昇		眼脂・鼻腔培養にてブドウ球菌	ASO，ASK上昇，咽頭培養にてA群溶連菌
治療	抗菌薬投与，井戸水・山水の摂取を避ける	感染：原因菌治療 薬剤：原因薬剤の投与中止 ステロイド投与	抗菌薬	ペニシリン，ステロイド，アスピリン

（文献1より引用）

腫が出現し川崎病と診断した．γグロブリン大量療法とステロイドの併用療法を施行したところ翌日には解熱し，症状も改善した．その後明らかな冠動脈病変を認めていない．

表3 ● 川崎病（MCLS，小児急性熱性皮膚粘膜リンパ節症候群）診断の手引き

本症は，主として4歳以下の乳幼児に好発する原因不明の疾患で，その症候は以下の**主要症状**と**参考条項**に分けられる．

主要症状

❶ 5日以上続く発熱（ただし，治療により5日未満で解熱した場合も含む）
❷ 両側眼球結膜の充血
❸ 口唇，口腔所見：口唇の紅潮，いちご舌，口腔咽頭粘膜のびまん性発赤
❹ 不定形発疹
❺ 四肢末端の変化：（急性期）手足の硬性浮腫，掌蹠ないしは指趾先端の紅斑
　　　　　　　　　（回復期）指先からの膜様落屑
❻ 急性期における非化膿性頸部リンパ節腫脹

6つの主要症状のうち5つ以上の症状を伴うものを本症とする．
ただし，上記6主要症状のうち，4つの症状しか認められなくても，経過中に断層心エコー法もしくは，心血管造影法で，冠動脈瘤（いわゆる拡大を含む）が確認され，他の疾患が除外されれば本症とする．

参考条項

以下の症候および所見は，本症の臨床上，留意すべきものである．

❶ 心血管：聴診所見（心雑音，奔馬調律，微弱心音），心電図の変化（PR・QTの延長，異常Q波，低電位差，ST-Tの変化，不整脈），胸部X線所見（心陰影拡大），断層心エコー図所見（心嚢液貯留，冠動脈瘤），狭心症状，末梢動脈瘤（腋窩など）
❷ 消化器：下痢，嘔吐，腹痛，胆嚢腫大，麻痺性イレウス，軽度の黄疸，血清トランスアミナーゼの上昇
❸ 血液：核左方移動を伴う白血球増多，血小板増多，赤沈値の促進，CRP陽性，低アルブミン血症，α2グロブリンの増加，軽度の貧血
❹ 尿：蛋白尿，沈渣の白血球増多
❺ 皮膚：BCG接種部位の発赤・痂皮形成，小膿疱，爪の横溝
❻ 呼吸器：咳嗽，鼻汁，肺野の異常陰影
❼ 関節：疼痛，腫脹
❽ 神経：髄液の単核球増多，けいれん，意識障害，顔面神経麻痺，四肢麻痺

備考① 主要症状の❺は，回復期所見が重要視される．
　　② 急性期における非化膿性頸部リンパ節腫脹は他の主要症状に比べて発現頻度が低い（約65％）．
　　③ 本症の性比は，1.3〜1.5：1で男児に多く，年齢分布は4歳以下が80〜85％を占め，致命率は0.1％前後である．
　　④ 再発例は2〜3％に，同胞例は1〜2％にみられる．
　　⑤ 主要症状を満たさなくても，他の疾患が否定され，本症が疑われる容疑例が約10％存在する．このなかには冠動脈瘤（いわゆる拡大を含む）が確認される例がある．

（文献2より引用）

血液検査：（入院時）WBC 18,090/μL（Band 8％，Seg 83％，Lym 6％，Mono 2％），Hb 12.7 g/dL，Plt 23.9×10^4/μL，赤沈94 mm/1時間，CRP 16.6 mg/mL，T-Bil 1.0 mg/dL，AST 24 IU/L，ALT 9 IU/L，LDH 225 IU/L，Na 130 mEq/L，K 4.5 mEq/L，

⓫ Stevens-Johnson症候群

　皮膚の紅斑とともに口唇，眼結膜などの粘膜皮膚移行部に粘膜疹を認める．原因の多くは薬剤（抗けいれん薬，サルファ剤，抗菌薬など）であるが，マイコプラズマや単純ヘルペスウイルスなどの感染でも生じる．小児では成人に比して感染症の比率が高い．皮膚病変は多彩で紅斑状の皮疹が体幹・四肢・顔にでき，時に水疱やびらんを紅斑の中心に形成する．特徴は皮膚粘膜移行部にも皮疹がみられることで，口唇・口腔粘膜障害や眼障害，外陰部，肛門周囲の発赤やびらんを認める．時に症状は急速に進行し，気道粘膜を侵して呼吸困難をき

たすこともある．広範な表皮剥離をきたすと中毒性表皮壊死症（TEN）に移行する．
- ●治　療：原因となる薬剤があれば中止し，重症ではステロイド投与を行う
- ●合併症：細菌感染症（肺炎，敗血症）
- ●後遺症：眼障害（角膜癒着，角膜潰瘍，ドライアイなど），閉塞性呼吸機能障害

⓬ 多形滲出性紅斑

　　感染（マイコプラズマ，溶連菌，EBウイルス，ヘルペスウイルスなど），薬剤などさまざまな原因で起こりうる．発熱を伴うことが多いが，一般状態は比較的良好である．体幹を中心にして四肢・顔に比較的大型の浮腫性浸潤性紅斑を形成する．中心部が白く抜けて見えることもある．一部で融合し周囲に点状の丘疹も散在する．
- ●治　療：特異的なものはない．原因と考えられるものがあれば除去する．

⓭ 薬剤性発疹

　　薬剤を投与している場合には常に考慮する．投与期間とは関係ないとされ，いつ発疹が出現してもおかしくない．非ステロイド性抗炎症薬，抗菌薬，抗けいれん薬などが特に問題となる．発疹もさまざまでウイルス性を思わせる小丘疹から紅斑となるものまで多彩である．重症なものでは薬剤性過敏症症候群（DIHS），Stevens-Johnson症候群，中毒性表皮壊死症（TEN）などの鑑別が必要である．
- ●治　療：原因と思われる薬剤の中止

⓮ 蕁麻疹[3]

　　膨疹，すなわち紅斑を伴う一過性，限局性の皮膚の浮腫が出現し，多くは痒みを伴う．食物，感染，寒冷刺激，温熱刺激などで起こるが，原因がはっきりすることは少ない．発症直後には赤い感じは少なく，むしろ蒼白で短時間で局所が変化する．短時間で自然に消退することも多いが，数時間から1〜2日後に再び症状のみられることもある．呼吸困難，腹痛，発熱などの全身症状を伴うときには早急な処置を要することがある．
- ●治　療：治療の基本は原因・悪化因子の除去，回避と抗ヒスタミン薬（ザジテン®，アレジオン®）を中心とした薬物療法である．

⓯ 自己免疫疾患に伴う発疹

　　原疾患による血管炎の症状として皮膚症状がみられる．

a）SLE（全身性エリテマトーデス）

　　顔面の蝶形紅斑が特徴的で，発疹は光線過敏性があり，斑状から細かい紅斑で顔面・頭皮・体幹・四肢に広がる．紫斑や皮下結節，潰瘍などを呈することもある．

b）皮膚筋炎

　　両側または片側の眼瞼部の紫紅色浮腫状斑はヘリオトロープ疹と呼ばれ，皮膚筋炎に特徴

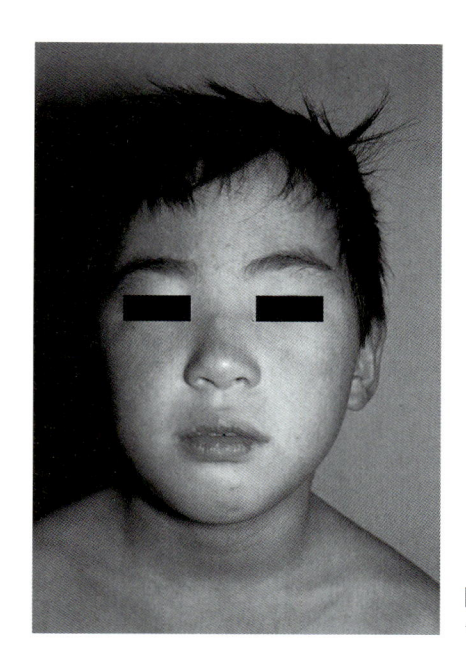

図4 ● 7歳，皮膚筋炎
ヘリオトロープ疹，両頬部の紅斑（巻頭「Color Atlas」図9参照）

的である．関節の伸側に紅斑状の発疹が出現し，手背部関節（Gottron徴候），膝，肘などにみられる．皮下組織にカルシウム沈着をきたすこともある（図4）．

c）若年性特発性関節炎

発熱期に体幹，四肢に境界不明瞭な淡紅色の紅斑状の小皮疹（リウマトイド疹）を生ずる．

d）リウマチ熱

輪状紅斑が体幹，大腿部などの四肢近位部に好発する．細い線状の淡い紅斑が不整な輪状を形成し，中心部の皮膚色は正常である．

3 湿　疹

❶ 乳児期の湿疹

a）新生児ざ瘡

出生後すぐから生後2カ月頃までの間に顔面に紅斑・丘疹・膿疱が生ずる．副腎由来のアンドロゲンの影響で皮脂の分泌が増加するために生じやすくなる．通常は自然消退するため，入浴時に石鹸をよく泡立て洗浄し清潔を保つのみでよい．

b）脂漏性湿疹

生後1カ月を過ぎたころから皮脂線の機能が亢進することにより主に頭部や顔面などの脂漏部位が発赤する．ひどくなるとびらんになり，乾燥すると厚い黄色の痂皮・鱗屑が付着する．かゆみは一般に軽度である．

- ●治　療：程度によるが，自然治癒傾向が高いので基本的には石けんでよく洗うことで改善することが多い．鱗屑痂皮は入浴前にベビーオイルをつけて柔らかくした後に石鹸で洗浄する．これで改善しなければステロイドを短期間外用する．

❷ アトピー性皮膚炎[2]

乳幼児期から学童期に至るまでみられる．乳児湿疹が治りきらずに1歳を過ぎている場合には本症を考える．発赤を伴う丘疹・紅斑を示す状態と，乾燥した皮膚に細かな鱗屑がみられ，鳥肌様の毛孔が目立つ状態とを交互に時間をおいて繰り返すようになる．幼児では顔・体幹・四肢の屈側に紅斑状の皮膚となってみられ，学童では四肢の伸側に肥厚した局面を形成する．

- ●治　療：①原因となる物質（特に食物）を遠ざける．乳児期では食物除去は特に重要なことがある．
  - ②局所療法：発赤を伴い症状が強いときにはステロイドの外用が大切である．ステロイドは症状にあわせて強度を変化させて使用する．乾燥した肌に対しては，保湿薬（ヒルドイド®，ワセリン）など．

文　献
1) 加藤裕久：川崎病，最近の話題．日本医事新報，N3942：22-28，1999
2)『川崎病（MCLS，小児急性熱性皮膚粘膜リンパ節症候群）診断の手引き』（厚生労働省川崎病研究班作成改訂5版），日本医療センター小児科川崎病研究班，2002
3)『アレルギー疾患診断・治療ガイドライン2010』（日本アレルギー学会），協和企画，2010
4) 古江増隆，他：日本皮膚科学会アトピー性皮膚炎診療ガイドライン．日皮会誌，118：325-342，2008
5) 小児内科増刊号『小児疾患診療のための病態生理2　第4版』（「小児内科」「小児外科」編集委員会/編），東京医学社，2009

◆ 病気があっても元気な子ども（院内学級） Column

慢性疾患の子どもの学習をする場を保証するために特別支援教育の制度があります．2006年6月に「学校教育法等の一部を改正する法律」が成立し，2007年4月に改正法が施行されました．従来の「特殊教育」は「特別支援教育」に改められ，盲学校，聾学校，養護学校が特別支援学校に，特殊学級は特別支援学級に改められました．長期の入院を要するネフローゼ症候群や筋疾患，神経疾患の子どもが入院している病院では特別支援学級が設置されていることが多いです．

入院している人にとっては身体的な苦痛があるときには仕事や勉強どころではありませんが，ひとたび苦痛から解放されるといかにして病院での時間を過ごすかということも問題になります．子どもにとっては医師や看護師でなく家族でもない人と定期的に会ってお話しできるということも毎日の生活を送るうえでは大きな励みになります．移植後の間もない時期に発熱して声も出ないくらい辛そうにみえた少年が，学校の先生が来たとたんにむっくり体を起こして先生と話しているということはときどき目にします．闘病中の子どもや家族にも大きな励ましになります．最近は，特別支援学級の先生も疾患の病態を学んでいることが多く，子どもにも細かな気配りをしてくれることが多いです．

この制度で一番の問題は，学籍上は転校手続きをしなければならず子どもや家族が，それまで通学していた学校と縁が切れてしまうような気がしてしまうことがあることです．最近では「副籍」「副学籍」など，特別支援学校に在籍する児童生徒が居住地の小中学校に副次的な籍を置く制度を設けている自治体もあります．

◆著者プロフィール

山田律子（Ritsuko Yamada）　：国立国際医療研究センター小児科．
松下竹次（Takeji Matsushita）：国立国際医療研究センター小児科．

第3章 よくある症候別，小児の診断と治療の進め方

8. 頸部リンパ節腫脹

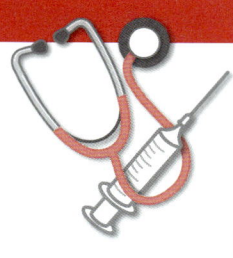

長谷川大輔

まず考えること，すべきこと

1 そのリンパ節は腫脹していると言えるのか？
- 小児期にはしばしば表在リンパ節を触知することがある．
- 頸部および腋窩リンパ節は 1 cm 以上，鼠径リンパ節は 1.5 cm 以上の際に腫脹しているとみなす．

2 腫脹しているのは本当にリンパ節だろうか？
- まず，リンパ節以外の頸部腫瘤を鑑別する．
- リンパ節が腫脹しているのであれば，リンパ節の構成成分が腫れている場合と，腫瘍細胞や組織球などの浸潤とを鑑別する．

3 腫脹しているリンパ節の特徴は？
- 経過は急性か，亜急性か，慢性か．
- 腫脹は片側性か両側性か，限局性か全身性リンパ節腫脹（隣接しない2つ以上のリンパ節の腫脹）に合併するものか．
- 性状の特徴は（圧痛，発赤，熱感，波動，可動性の有無．硬さ．表面の性状）？
- 以上から鑑別を絞り，必要であれば血液検査，画像検査などを追加する．

1 はじめに

さまざまな抗原に曝露されリンパ組織の増生が盛んな小児期にはしばしば無症候性に表在リンパ節を触知することがある．特に上気道や頭部皮膚などの炎症に伴う頸部リンパ節腫脹に遭遇することは多い．多くは経過観察のみで自然軽快するが，治療介入を要する場合もあり，問診，身体所見，さらに必要に応じ血液検査や画像検査を用いて鑑別を進める．

2 診断のポイント

前述したように小児期は反応性リンパ節腫脹を呈することが多く，頸部および腋窩リンパ節は1 cm以上，鼠径リンパ節は1.5 cm以上の場合に腫脹しているとみなす．頸部リンパ節腫脹を疑う際はリンパ節以外の成分による頸部腫瘤の鑑別も重要である（頸肋，甲状舌管嚢胞，鰓裂嚢胞，滑液嚢水腫，甲状腺腫，唾液腺腫瘍，胸鎖乳突筋腫瘤など）．

表1 ● 頸部リンパ節腫脹の原因

感染	悪性疾患
ウイルス感染	悪性リンパ腫
EBウイルス*	白血病
サイトメガロウイルス*	神経芽腫
単純ヘルペスウイルス	横紋筋肉腫
アデノウイルス	**膠原病**
エンテロウイルス	若年性特発性関節炎
ライノウイルス	全身性エリテマトーデス
インフルエンザ	**その他**
ヒトヘルペスウイルス6, 7型*	川崎病
パルボウイルスB19*	亜急性壊死性リンパ節炎（菊地−藤本病）
風疹*	ランゲルハンス細胞組織球症
麻疹	キャッスルマン病
ムンプスウイルス*	木村病
ヒト免疫不全ウイルス*	PFAPA症候群
細菌感染	自己免疫性リンパ増殖症候群
黄色ブドウ球菌	薬剤性（フェニトイン，カルバマゼピン）
A群溶連菌	
B群溶連菌	
α連鎖球菌	
嫌気性菌	
バルトネラ（ネコひっかき病）	
非結核性抗酸菌	
結核菌	
その他の感染症	
マイコプラズマ	
トキソプラズマ	

＊：しばしば全身性リンパ節腫脹に合併しうる．
PFAPA：periodic fever, aphthous stomatitis, pharyngitis, and cervical adenitis

　頸部リンパ節腫脹の成因としてさまざまな疾患が挙げられるが（表1），リンパ節の構成成分が増殖している場合と，腫瘍細胞や組織球などが浸潤している場合に大別できる．鑑別には腫脹しているリンパ節の性状や時間経過の評価が重要である．時間経過について明確な基準はないが，数日で顕在化するものの多くは急性であり数週間の経過を呈する．亜急性は週単位で経過し，2〜6週ほど持続する．慢性は週〜月単位の経過を辿る．多くの細菌性リンパ節炎は片側性で，急性に経過し，しばしば圧痛を伴う．表面は平滑で軟らかく，熱感や発赤を呈することが多い．膿瘍形成している場合は波動を触れる．上気道炎などの軽微なウイルス感染に合併する頸部リンパ節腫脹は両側性かつ急性に発症する．小さく，可動性が保たれた無痛の孤立性リンパ節腫脹であることが特徴的で，治療を要さずに自然軽快する．腫瘍の浸潤により腫脹したリンパ節は硬く，表面が粗造で，圧痛はなく，可動性が不良である．

　身体所見をとる際は頸部リンパ節の詳細な診察に加えて頭皮，口腔内，上気道など頭頸部に感染巣がないか検索する．全身性疾患の一所見として頸部リンパ節が腫脹していることもあり，肝脾腫や皮疹の有無，結膜など粘膜所見にも注意を配るべきである．問診および身体所見（表2，3）から鑑別疾患を絞り込み，必要に応じて検査（表4）を追加し，診断を確定する．以下のいずれかを満たす場合は生検を考慮する．

表2● 病歴聴取の際のポイント

- いつから腫れているのか（急性，亜急性，慢性）
- いくつ腫れているのか（片側性，両側性，全身性，局在性）
- 大きさの増減
- 随伴症状の有無（発熱，体重減少，発汗，関節痛，皮疹など）
- 感染者との接触の有無（A群溶連菌，結核，ウイルス性上気道感染など）
- 口腔内の衛生環境（嫌気性感染の鑑別）
- 刺し口，擦過傷など皮膚所見（黄色ブドウ球菌，A群溶連菌，ネコひっかき病など）
- 動物との接触（ネコひっかき病，トキソプラズマなど）
- 服薬歴（フェニトイン，カルバマゼピン）
- 海外渡航歴

表3● 身体所見をとる際のポイント

- リンパ節：腫脹しているリンパ節の部位，数，大きさ，形状，表面の性状，可動性，色調，圧痛の有無を記載する．
  反応性腫脹：孤立性，可動性良好，圧痛はほとんどない
  感染性腫脹：孤立性，圧痛・熱感・発赤などを伴う．片側性は細菌，両側性はウイルス感染を疑う
  悪性疾患の浸潤：硬く，可動性に乏しく，圧痛を伴わない
- 口腔：歯周病・口内炎の有無，ヘルペス歯肉口内炎やヘルパンギーナの合併の有無，口腔衛生状況
- 眼：結膜充血の有無（川崎病やネコひっかき病の鑑別）
- 皮膚：皮疹の有無，ある場合は性状・分布．頭皮の擦過傷や感染症の有無
- 腹部：肝脾腫の有無

表4● 鑑別に用いる検査項目

- 血算，血液像
- 赤沈，CRP
- 肝機能
- 血液培養
- EBウイルスとサイトメガロウイルスに対する血清学的検索
- ツベルクリン反応
- 画像（超音波検査，造影CT，MRIなど）

- 持続する不明熱，体重減少，異常発汗などの症状を伴うとき
- 硬く可動性に乏しい無痛性リンパ節腫脹
- 2週間の経過観察で増大傾向を示すとき
- 4～6週間の経過観察で縮小傾向を示さないとき
- 8～12週間の経過観察で正常サイズに復さないとき

3 頸部リンパ節腫脹をきたす代表的疾患

❶ 細菌性リンパ節炎

起炎菌として黄色ブドウ球菌とA群溶連菌の頻度が高いが，歯周病の合併や口腔衛生状況

が不良な場合は嫌気性菌感染も考慮するべきである．症状が軽微な場合は経口抗菌薬を投与する．黄色ブドウ球菌が疑われる場合はセファレキシン，A群溶連菌が疑われる場合はアモキシシリンを選択する．嫌気性菌感染が疑われる際はクリンダマイシンかアモキシシリン-クラブラン酸が有効である．発熱など全身症状が重症な場合はセファゾリンなどの点滴静注を用いる．これら抗菌薬への反応が72時間以内に認められないときは診断の再検討に加え，膿瘍形成の有無を評価する．膿瘍を形成している場合は切開排膿が必要だが，まれに好中球減少を背景に細菌性リンパ節炎をきたしている症例があり，そのような例に切開排膿を行うと創傷治癒が遅延するため可能な限り避けるべきである．

症例 1

9カ月　女児

主　　訴：頸部腫瘤

既往歴・家族歴：特記事項なし．動物との接触なし．

現 病 歴：入院当日朝の授乳の際に左頸部腫瘤に気付き受診した．発熱などはなかった．

入院時現症：37.5℃．左顎下に5×2 cmの硬い腫瘤を触知．表面は平滑で圧痛あり．可動性はやや乏しい．その他の表在リンパ節は触知せず．肝脾腫なし．発疹なし．

検査所見：WBC 12,600/μL（stab 0.5 %，seg 7.0 %，mono 22.5 %），Hb 10.3 g/dL，Plt 54.0×10^4/μL，CRP 4.19 mg/dL

頸部超音波：約3 cmの低エコー性結節あり（→），その周囲にも小さな低エコー結節が散在．周囲の脂肪織のエコー輝度は上昇している．内部血流あり．

経　　過：細菌性リンパ節炎を疑いセフォタキシムとクリンダマイシンにて治療を開始したが，入院5日目に39.0℃に発熱した．入院後，500/μL未満の好中球減少が遷延していたことも考慮し，セフォタキシムをセフェピムに変更した．その後，解熱し，CRPも低下した．好中球減少があるため波動を触知しても外科的介入は行わなかった．入院12日目にセファクロル内服に変更し，入院13日目に退院した．退院後4日目に自壊し排膿を認めたが，再発熱はなく，創部の治癒も順調であった．好中球減少は退院後も遷延しており，自己免疫性好中球減少症を疑って好中球特異的抗体の検索を検討中である．

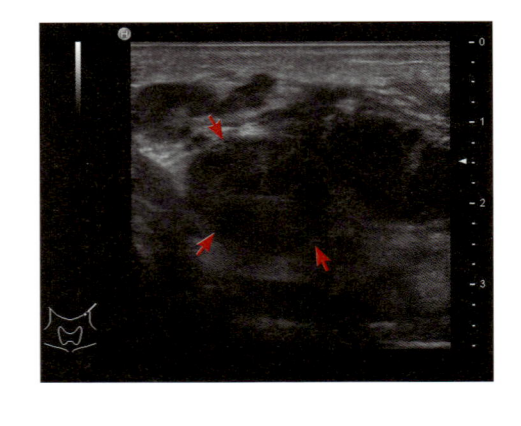

❷ ネコひっかき病

　ネコの口腔粘膜や爪に存在する*Bartonella henselae*が擦過傷や咬傷から侵入し，受傷部位の所属リンパ節に炎症をきたす．受傷部位の皮膚には赤紫色のやや隆起した丘疹を認め，受

傷から数週後に所属リンパ節の腫脹をきたす．リンパ節腫大の多くは片側性で数cmの大きさとなり，圧痛や発赤を伴う．数週間から数カ月の経過で自然治癒しうるが，発熱や倦怠感などの全身症状に加え，脳炎，末梢神経炎，Parinaud症候群（片側性結膜炎＋リンパ節炎）などの合併症をきたすこともある．治療は重症例を除き不要とされるが，罹病期間の短縮を目的にクラリスロマイシン，アジスロマイシンなどの抗菌薬を投与することもある．

❸ 非結核性抗酸菌症

非結核性抗酸菌は土壌，自然水，水道水などに広く分布し，小児においては頸部リンパ節炎をきたす頻度が高い．菌種としては*Mycobacterium avium-intracellulare* complexが最多である．慢性経過をとり，リンパ節は1～7cmほど腫脹する．発症早期は軽度圧痛と発赤，熱感を呈し，次第に中心壊死をきたす．診断はリンパ節生検と培養にて確定する．最も確実な治療は外科的リンパ節摘出術であるが，摘出が不完全な例や再燃例ではクラリスロマイシンまたはアジスロマイシンとエタンブトール，リファンピシンの併用を3～6カ月行う．

❹ 伝染性単核球症

免疫機構が未熟な乳幼児ではEBウイルスの初感染は軽微な非特異的炎症で終わることが多いが，一部の小児は伝染性単核球症を発症する．EBウイルスはB細胞に感染後，NK細胞や細胞傷害性T細胞の制御下で体内に潜伏する．伝染性単核球症は感染B細胞ではなく，惹起された細胞傷害性T細胞やサイトカインによる全身炎症で，頸部リンパ節腫脹に加えて発熱，咽頭扁桃炎，肝脾腫，眼瞼浮腫などを呈する．潜伏期間は6週間前後で，罹病期間は数週に及ぶこともある．診断は臨床症状に加えて，異型リンパ球（ウイルス特異的細胞傷害性T細胞をみている）の増加を伴う白血球増多，ウイルス特異的抗体価による．抗体価は急性期のEBNA陰性で，①急性期にVCA-IgM陽性，または②ペア血清でVCA-IgGが4倍以上上昇，または③急性期～早期回復期にEA-IgGが一過性陽性，または④VCA-IgG陽性で後にEBNAが陽性化のいずれかを満たす場合に診断できる．特異的治療はなく，自然経過で改善するため保存的治療を行う．

❺ 悪性疾患

悪性腫瘍の浸潤により頸部リンパ節腫脹をきたすことがある．特に悪性リンパ腫や急性リンパ性白血病では高率に認められ，しばしば全身性リンパ節腫脹や肝脾腫を伴う．

頸部腫瘤を呈する固形腫瘍として神経芽腫と横紋筋肉腫が挙げられる．神経芽腫は胎生期の神経堤由来の細胞が腫瘍化したもので副腎髄質や交感神経節に発生する．頸部（および上縦隔）原発例では同側の頸部交感神経節が障害されHorner症状（縮瞳，瞼裂狭小，患側顔面の発汗低下など）を呈することがある．横紋筋肉腫は胎生期の中胚葉または間葉組織に由来する悪性腫瘍で，体のあらゆる部位から生じうるが泌尿生殖器，鼻咽頭腔などの頻度が高い．眼窩，傍髄膜領域（鼻咽頭，副鼻腔など）を含む頭頸部原発の頻度は30～40％で，そのなかでも傍髄膜領域原発例は所属リンパ節への進展をきたしやすい．

症例 ❷

8カ月　女児

主　　訴：頸部腫瘤

既 往 歴：6カ月時に特発性血小板減少性紫斑病に対して大量γグロブリン投与をされている．

家 族 歴：特記事項なし

現 病 歴：入院3週間前頃から右上眼瞼腫脹を認めていた．入院7日前に右頸部腫瘤に気が付いた．入院6日前に受診した際は約2 cmの頸部腫瘤を触知したが，入院前日には2.5 cmに拡大していたため精査目的に入院することになった．

入院時現症：37.4℃．右頸部上方に最大径2.5 cmの硬い腫瘤を触知．表面はやや粗造で圧痛は評価困難だった．可動性はやや乏しい．その他の表在リンパ節は触知せず．肝脾腫なし．発疹なし．

検査所見：WBC 11,200/μL（stab 0.5 %，seg 8.5 %，異常細胞なし），Hb 11.7 g/dL, Plt 21.4×10^4/μL, CRP<0.04 mg/dL, VMA 25.7 μg/mgCr, HVA 26.3 μg/mgCr, NSE 44.7 ng/mL, 骨髄に異常細胞浸潤なし

頸部超音波：右頸部に3×2×4 cmの腫瘤（→）．一部に高エコー領域を認める．内部血流あり．

MIBGシンチ：右頸部に集積あり

経　　過：入院3日目ごろから右瞼裂狭小と右顔面の発汗低下を認めHorner症状と考えた．NSEの上昇，MIBGの集積から神経芽腫を疑い，入院9日目に生検を行った．病理組織では小型円形核を有する裸核状細胞が増殖していた．免疫染色にてsynaptophysin陽性，chromogranin陽性，NSE陽性であり神経芽腫と診断した．骨髄浸潤はなく，入院時に認めた好中球減少は一過性だった．MYCN遺伝子の増幅はなく，遠隔転移を認めないことから，低リスク神経芽腫プロトコールに基づき化学療法を開始した．

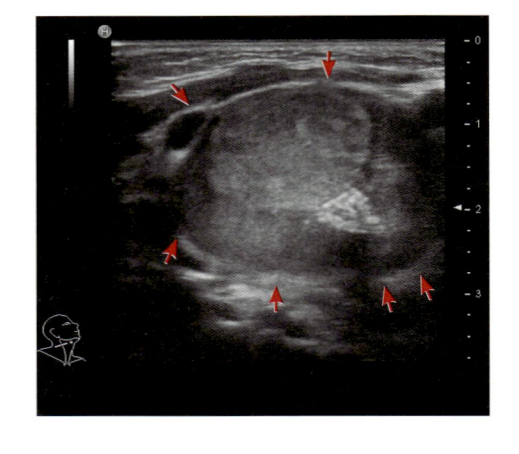

❻ 川崎病（Kawasaki disease：KD）

　　KDはもともと"急性熱性皮膚粘膜リンパ腺症候群"として報告されているが，頸部リンパ節腫脹の頻度は60〜75％程度と診断基準内の徴候のなかでは最も少ない．特に年少児では少なく，年長児に合併しやすい．典型的には片側性の有痛性腫脹で大きさは1.5 cm以上となる．触診では1つのリンパ節のように触れるが，実際には多数のリンパ節が一塊となってい

る．提示した症例3のようにKDは発熱と頸部リンパ節腫脹で発症することがあり，細菌性リンパ節炎との鑑別が困難である．その際に頸部リンパ節を超音波で観察すると，細菌性リンパ節炎では孤立性にリンパ節が腫脹しているのに対して，KDでは複数のリンパ節が多房性の集塊を形成している．

症例 3

3歳5カ月　男児

主　訴：発熱，頸部腫瘤

既往歴・家族歴：特記事項なし．動物との接触なし．

現 病 歴：入院13日前から発熱し，入院2日前に受診した際に頸部腫瘤を指摘され流行性耳下腺炎を疑われていたが，頸部の圧痛が増悪したため入院当日に救急外来を受診した．

入院時現症：39.1℃．咽頭発赤あり，両側頸部に約3 cmのリンパ節触知．表面は平滑で圧痛あり．可動性は良好．その他の表在リンパ節は触知せず．肝脾腫なし．発疹なし，結膜充血なし，四肢末梢の変化なし．

検査所見：WBC 25,400/μL（stab 1.0 %，seg 86.5 %），Hb 9.6 g/dL，Plt 39.7×10^4/μL，CRP 27.87 mg/dL，赤沈 134 mm/h，ムンプスIgM陰性

頸部超音波：左側優位の両側多発性頸部リンパ節腫脹あり（→）．内部エコーは比較的均一で，癒合傾向なし．内部血流あり．

経　過：細菌性リンパ節炎を疑いアンピシリン/スルバクタムにて治療を開始した．入院翌日になり四肢浮腫，結膜充血，口唇発赤が出現し，KDの診断基準を満たした．心エコーにて冠動脈病変は指摘できなかった．同日よりアスピリンと大量γグロブリン（2 g/kg）の投与を行ったが発熱が遷延したため入院3日目にγグロブリンを再投与したところ解熱し，頸部リンパ節腫脹も縮小した．その後も冠動脈病変を併発することなく，入院10日目に退院した．

❼ 亜急性壊死性リンパ節炎

亜急性壊死性リンパ節炎は感染などを契機としたCD8陽性T細胞の増殖と，それに引き続くCD4陽性T細胞のアポトーシスを本態とする自然治癒性の疾患で，最初の報告者の名を冠して菊地-藤本病とも称される．本症におけるリンパ節病変は全身性のこともあるが，ほとん

どが頸部に生じ，表面が平滑な軟らかい有痛性腫脹である．血球減少を伴うことが特徴である．自然治癒まで数カ月を要するため，発熱が遷延する際はリンパ節生検を行い，必要に応じてステロイドなどによる介入を検討する．悪性リンパ腫などもステロイドにより一過性の反応が得られるため，組織学的診断を試みないでステロイドを投与することは避けなくてはならない．

4 おわりに

　小児期において頸部リンパ節を触知することは頻繁にあるが，それが病的なものであるかをまず鑑別する．病的な頸部リンパ節腫脹であっても治療介入を要さないこともあるため，問診，身体所見と必要に応じた追加検査で正確な診断を心がける必要がある．腫瘍性疾患を示唆する所見や随伴症状を認めた際は生検を積極的に考慮しなくてはならない．

文 献

1) Camitta B : Lymphadenopathy.『Nelson Textbook of Pediatrics. 17th ed』(Behrman RE et al, eds), pp1677-1678, Saunders, 2004
2) Belew Y & Levorson RE : Cervical Lymphadenitis.『Pediatric Practice : Infectious Disease』(Shah SS, ed), pp222-232, The McGraw-Hill Companies Inc, 2009
3) Mahoney NR et al : Pediatric horner syndrome : etiologies and roles of imaging and urine studies to detect neuroblastoma and other responsible mass lesions. Am J Ophthalmol, 142 : 651-659, 2006
4) 内田正志：川崎病の頸部リンパ節の特徴について教えて下さい．小児内科，35：1508-1510，2003

◆著者プロフィール

長谷川大輔（Daisuke Hasegawa）：聖路加国際病院小児科

第3章 よくある症候別，小児の診断と治療の進め方

9. 視力低下
診断のしかたと小児の検査法

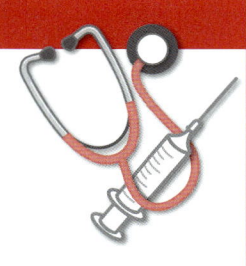

武田憲夫

まず考えること，すべきこと

　眼科疾患の症候は30〜40に及ぶがここでは視力低下を取り上げる．視力低下の場合は「見えない」「見にくい」「ぼやける」「かすむ」などの症状で受診する．最初に**視力を測定**し，視力低下の程度を把握する．同時に**視診**を行う．視診でわかるほどの異常，すなわち角膜が混濁していないか，前房出血がないか，角膜や強膜の裂傷で虹彩が脱出していないかなどをみる．視診で異常がなく視力が正常であっても疾患の存在は否定できない．次に**細隙灯顕微鏡検査**・**対光反射の検査**・**眼底検査**を行い診断をつける．ただし眼科の検査は研修医の時期に眼科をローテートした者でないと難しい．眼科のローテートを行っていない者は眼科疾患には手を出さない方が無難である．また一通り検査を行い心配はないと考えても，自信のない場合は翌日あるいは休日明けに眼科を受診するようお話すべきである．

1 小児の診察の困難性

　小児でもある程度の年齢になると成人同様の診察が可能であるが，低年齢児においては診察が難しい．
　低年齢児で診察が困難であるのは以下の理由による．
①症状をうまく表現してもらえない．
②視力検査ができない．
③体や顔が動いてしまう，眼をつぶってしまう，泣いてしまう．

2 診察方法

　動いてしまう場合や眼をつぶってしまう場合は根気よく検査を行う．眼瞼に触れると逆効果になることも多いので，まずなるべく眼瞼に触れないようにして検査を試みる．だめな場合は指で開瞼して検査する．どうしてもだめな場合はバスタオルでくるむなどして体を固定し，デマル鉤（図1）や開瞼器（図2）などを使用して開瞼して検査を行う．
　キャラクターグッズなどを使用して検査を行うと効果的なこともある．

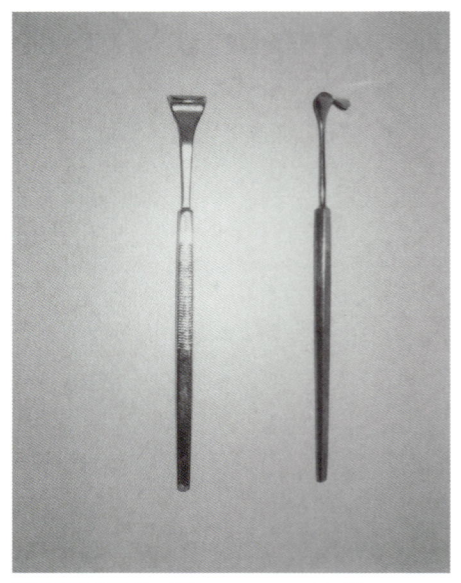

図1 ● デマル（Desmarres）鉤

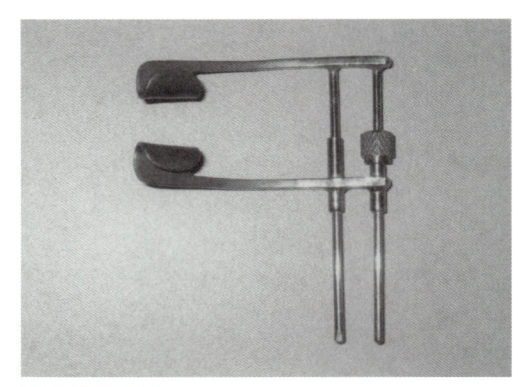

図2 ● 開瞼器

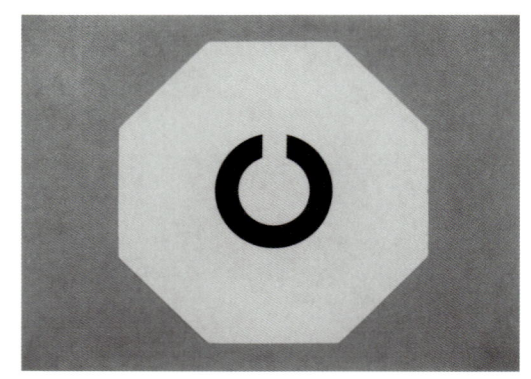

図3 ● ランドルト環の字ひとつ視力表

3 眼科のルーチン検査

❶ 視力検査

重要なのは裸眼視力ではなく**矯正視力**である．眼鏡を装用していない場合は裸眼視力を測定する．眼鏡やコンタクトレンズを装用している場合はそれらを装用したまま測定する．それで視力が不良の場合は矯正視力を測定する．オートレフラクトメーターで屈折度を測定し，検眼レンズを装用して視力を測定する．字の読めない場合はランドルト環（図3）を使用して，輪の切れている方向を指で指させたりして測定する．視力を測定する場合は片眼ずつ測定する．その場合，片眼を完全に遮閉しないと他眼でのぞいて見てしまい，視力不良を見逃すことがある．一般に視力が測定可能なのは3歳ないし4歳くらいからである．

> **診療のコツ**
> 片眼の視力が不良の場合，その眼を遮閉しても嫌がらないが，視力が良好な方の眼を遮閉すると嫌がることがある．

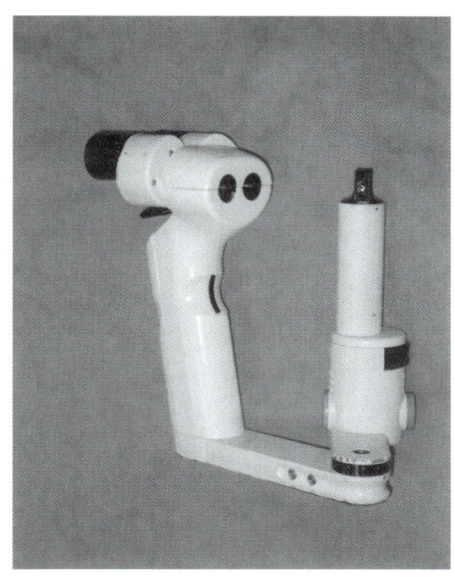

図4 ● 手持ち式の細隙灯顕微鏡

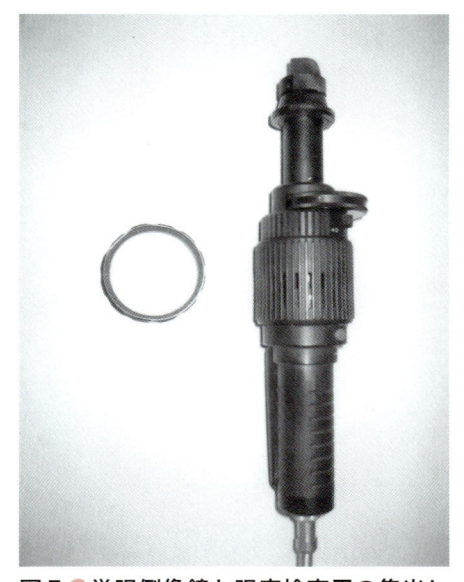

図5 ● 単眼倒像鏡と眼底検査用の集光レンズ

❷ 細隙灯顕微鏡検査

　主に前眼部の疾患を検査する．通常の細隙灯顕微鏡検査は検査機器に顔を載せて行うが，これが無理であれば「❷ 診察方法」で述べた方法により，手持ち式の細隙灯顕微鏡（図4）を使用して検査する．手持ち式の細隙灯顕微鏡がない場合はペンライトなどの光を斜めの方向からあてて視診で検査する．角膜・前房が透明で虹彩がよく透見できるか，瞳孔は正円か，対光反射が正常かなどを観察する．

❸ 眼底検査

　主に後眼部の疾患を検査する．ルーチン検査としては倒像鏡検査（図5）がよい．眼底の周辺部まで検査できればよいが，小児の場合はなかなか難しい．少なくとも眼底の後極部すなわち視神経乳頭およびその周囲や黄斑部は検査すべきである．

❹ 眼圧測定

　眼圧も測定することが望ましいが小児，特に低年齢時では困難なことが多い．眼底検査で視神経乳頭の萎縮・陥凹がみられた場合は緑内障を疑う．ただし眼圧が上昇してすぐに視神経乳頭に変化がくるわけではないので，その時点で眼圧が高いかどうかは判断できない．

4 検査時の散瞳について

　特に眼底検査では散瞳した方が眼底周辺部まで観察でき，また検査自体も簡単である．散瞳にはトロピカミド・フェニレフリン（ミドリン®P）などを使用する．中年以降，特に高

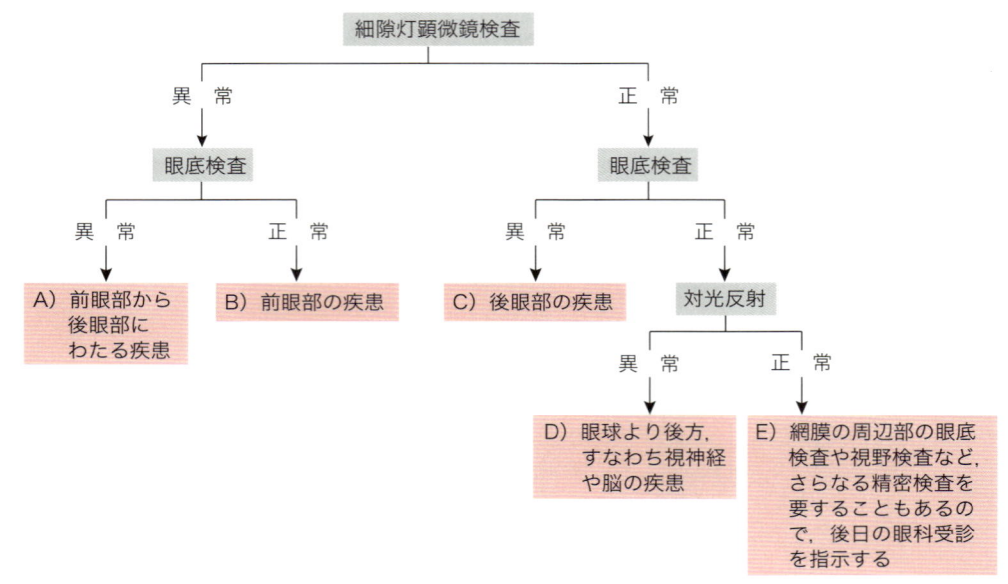

```
                    細隙灯顕微鏡検査
            ┌───────────┴───────────┐
           異常                    正常
            ↓                      ↓
          眼底検査                眼底検査
         ┌───┴───┐              ┌───┴───┐
        異常    正常            異常    正常
         ↓      ↓               ↓      ↓
      A)前眼部  B)前眼部      C)後眼部  対光反射
      から     の疾患          の疾患   ┌──┴──┐
      後眼部に                        異常  正常
      わたる疾患                       ↓    ↓
                                  D)眼球   E)網膜の周辺部の眼底
                                  より後方, 検査や視野検査など,
                                  すなわち  さらなる精密検査を
                                  視神経   要することもあるの
                                  や脳の   で,後日の眼科受診
                                  疾患    を指示する
```

図6 ● 診断のためのフローチャート

齢者には狭隅角の患者がおり，散瞳すると閉塞隅角緑内障を起こすことがあるが，小児ではまずこのような心配はない．ただし先天性の疾患や眼疾患の既往がある場合には注意を要する．前房隅角検査までは施行しなくとも，細隙灯顕微鏡検査などで**前房**の浅くないことを確認してから散瞳した方が安全である．散瞳すると対光反射がわからなくなるので，**散瞳前に対光反射の検査**を行うべきである．

5 外傷の場合の注意点

　穿孔性眼外傷や眼球破裂の有無に注意する．これらの場合に眼球を圧迫する力を加えると眼球内容の脱出をきたす恐れがあるからである．瞳孔が変形している場合，眼圧が低い場合，前房出血で虹彩や瞳孔が十分観察できない場合などは穿孔性眼外傷もしくは眼球破裂を疑う．

6 診断〜どのような疾患があるか

　疾患名をすべて記載するスペースはないので，視力低下をきたす疾患に限定し，ごく代表的な疾患のみを記載する．A）〜E）は図6フローチャートのA）〜E）に対応する．

❶ 非外傷性疾患

A）ぶどう膜炎・眼内炎など前眼部・後眼部に及ぶ疾患．
B）角膜炎・角膜感染症などの角膜疾患，強膜炎などの強膜疾患，緑内障，白内障などの水晶体疾患，ぶどう膜炎（虹彩毛様体炎），など．
C）硝子体混濁などの硝子体疾患，網膜動脈閉塞症・網膜静脈閉塞症・網膜剥離などの網

膜・脈絡膜疾患，乳頭炎などの視神経疾患，緑内障，など．
- D）視神経炎・視神経症などの視神経疾患，脳腫瘍などの脳疾患，など．
- E）視力低下のみられるときは心因性視覚障害，もしくは屈折異常や弱視などで以前より視力が不良であった場合などが考えられる．視力が正常の場合は心配ないことが多いが，後極部に及んでいない網膜剥離や視神経疾患・脳腫瘍などの初期ということもあるので，後日眼科での精密検査を要する．

❷ 外傷性疾患

- A）B）およびC）の合併
- B）角膜びらん・角膜異物・角膜裂傷などの角膜疾患，外傷性虹彩毛様体炎，前房出血，続発緑内障，外傷性白内障・水晶体脱臼などの水晶体疾患，強膜裂傷などの強膜疾患，続発緑内障，など．
- C）硝子体出血・硝子体内異物などの硝子体疾患，網脈絡膜出血・網膜振盪症・網膜剥離などの網膜・脈絡膜疾患，など．
- D）視神経管骨折などの視神経疾患，など．
- E）視力低下のみられるときは外傷が契機となった心因性視覚障害などが考えられる．視力が正常の場合は心配ないことが多いが，後極部に及んでいない網膜剥離や軽度の視神経障害が存在するということもあるので，後日眼科での精密検査を要する．

7 すぐに治療を開始すべき，あるいは眼科医にコンサルトすべき疾患

視力低下をきたす疾患に限定すると，角膜感染症，緑内障，眼内炎，網膜動脈閉塞症，網膜剥離，視神経炎・視神経症，穿孔性眼外傷・眼球破裂，異物，酸・アルカリ腐食，などである．特に**網膜動脈閉塞症**の場合は直ちに眼圧下降を目的に，眼球マッサージ・前房穿刺などを行う．また**酸・アルカリ腐食**の場合は直ちに洗眼を行う．電話などで問い合わせのあった場合は，水道水など手近の水でよく洗眼してから来院するよう指示する．

◆ 眼が赤ければ結膜炎でしょうか？ Column

必ずしもそうではありません．角膜潰瘍・ぶどう膜炎・閉塞隅角緑内障などが結膜炎の診断で治療されていた症例もあります．細隙灯顕微鏡を使用せず，視診のみですと見逃すことがあります．また閉塞隅角緑内障は頭痛で脳神経外科に入院したり，吐気・嘔吐で消化器科に入院することもあります．

◆ 視力検査の結果を100％信頼してよいでしょうか？ Column

学校の視力検査で去年までは正常だった視力が今年になって低下した，とのことで小学生が受診しました．診察すると陳旧性の眼病変があり，治療時期は逸していました．今までは視力検査時に遮閉する手の指の間から，あるいは遮眼子の脇の方からのぞいて視力のよい方の眼で見ていたようでした．

8 各 論

疾患別の各論については述べるスペースがないので,「眼科学　第2版」(丸尾敏夫, 本田孔士, 臼井正彦/監, 大鹿哲郎/編, 文光堂, 2011) などの教科書を参照されたい.

◆ アトピー性皮膚炎で失明？　**Column**

10歳・男児が両眼視力低下で受診しました. 生来アトピー性皮膚炎でステロイド軟膏を使用していました. 春季カタルもみられ, ステロイド点眼も使用していました. すでにステロイド緑内障で社会的失明状態であり, 視力回復は困難でした. ちなみにアトピー性皮膚炎では白内障と網膜剥離にも注意が必要です.

◆ 外傷？　虐待？　揺さぶり？　**Column**

10カ月・男児が意識障害で受診し, 硬膜下血腫で小児科に入院しました. 明らかな外傷や虐待の所見はみられませんでした. 眼底検査で両眼に網膜出血と網膜前出血が認められ, 揺さぶられっ子症候群が疑われました. 網膜出血などの眼内出血は揺さぶられっ子症候群を強く示唆する所見です.

◆著者プロフィール

武田憲夫（Norio Takeda）：国立国際医療研究センター病院眼科. 専門：網膜硝子体疾患・眼科手術.

第3章 よくある症候別，小児の診断と治療の進め方

10. チアノーゼ
重症度の評価が患児の生死を左右する

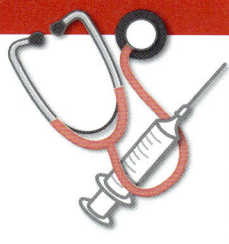

朴 仁三

まず考えること，すべきこと

慢性的にチアノーゼが持続する症例では急を要することは少なく診断を優先させてよい．逆に急性発症や急性増悪の多くは迅速な治療が必要で，緊急対応の必要性を判断するうえでバイタルサイン，チアノーゼの程度，末梢循環不全，呼吸状態や意識レベルの評価は必須である．死線期の患者に対しては蘇生術が何よりも優先されることは論を待たない[1]．

1 はじめに

チアノーゼとは皮膚，粘膜が青色を呈する症状であり，毛細管血中の還元Hb（ヘモグロビン）が5 g/dL以上になると出現する．

2 症 例

症例 1

6カ月 男児

現　　症：3カ月検診で心雑音を指摘されるも全身状態が良好なため放置．5カ月より覚醒，哺乳，排便後などに口唇チアノーゼが出現．本日，起床直後に不機嫌，チアノーゼがみられ，啼泣により増悪したため来院．

身体所見：顔色は蒼白ないし灰白色で口唇，爪床に著明なチアノーゼ．診察や処置に対する反応は乏しい．呼吸促迫するも呼吸音清，心音は2音が単一で微弱な収縮期雑音を聴取．

検査所見：パルスオキシメーターでSpO_2は50〜60％，動脈血ガス分析でpH 7.12，PaO_2 23 Torr，$PaCO_2$ 34 Torr，BE −17.3，HCO_3 11.5 mEq/L，Ht 32％．胸部X線で肺紋理は減少し心胸郭比56％，心陰影は木靴型．

治　　療：循環器専門医との電話相談で，**低酸素発作**に対する治療開始となった．①胸膝位，②O_2吸入，③塩酸モルヒネ筋注*，④静脈ラインの確保と急速輸液，⑤炭酸水素ナトリウム静注を行ったところSpO_2は70％前後まで上昇，さらに⑥塩酸フェニレフリン**20倍希釈0.5 mLを緩徐に静注したところチアノーゼは消失した．

診　　断：循環器専門医の施行した心臓超音波でファロー四徴症と診断．
* ：鎮静は塩酸モルヒネ〔0.1〜0.2 mg/kg im（筋注），iv（静注）〕以外にはジアゼパム，ミダゾラムなども使用される．右室流出路心筋の過収縮が発作の原因であるためβ遮断薬であるプロプラノロール（インデラル®：0.05〜0.1 mg iv）を用いてもよく，発作予防としては本剤の内服（1〜3 mg/kg/日）を行う．
** ：α刺激薬は体血管抵抗を上昇させて右-左短絡の減少を図る目的で使用．塩酸フェニレフリン〔ネオシネジン®：0.05〜0.1 mg/kg iv，0.1〜0.5 μg/kg/分 div（点滴静注）〕のほかにメタラミノル（アラミノン®：0.01 mg/kg iv）を用いてもよい．

3 病態生理

　チアノーゼは毛細血管を灌流する血液の酸素飽和度が低値であるために生じる現象で，①外界からのO_2取り込みの障害，②系統静脈血が系統動脈に流入する短絡の存在，③O_2とヘモグロビンの結合の障害，④皮膚・粘膜におけるO_2の組織移行増大が原因となり，①②③が中枢性チアノーゼ，④は末梢性チアノーゼと分類される（**図1**）[2]．

　中枢性チアノーゼは肺性，心臓性，ヘモグロビン異常に分類されるが，動脈血酸素飽和度

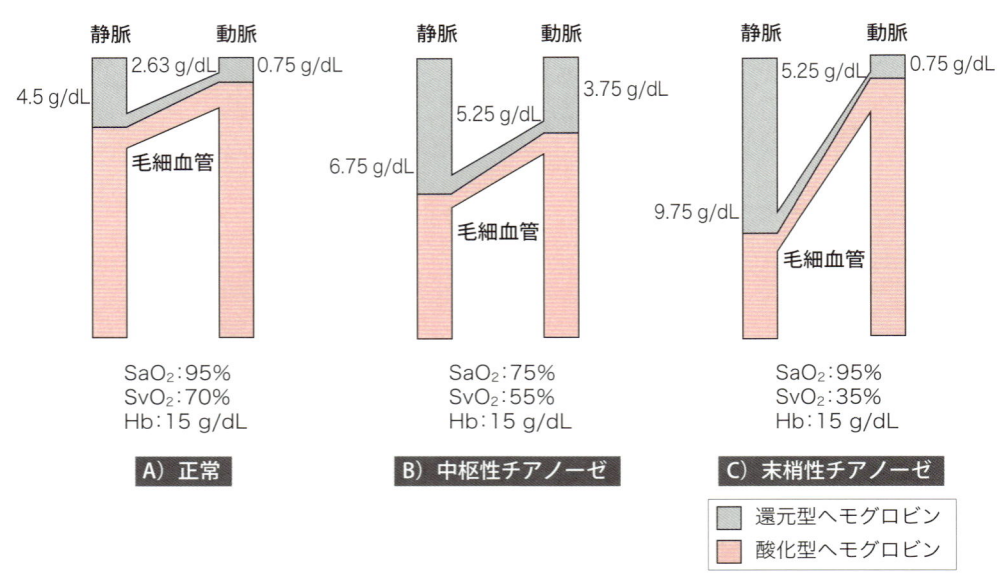

図1 ● チアノーゼの発生機序
A) 正常例として動脈血酸素飽和度（SaO_2）95％，静脈血酸素飽和度（SvO_2）70％とするとそれぞれの還元ヘモグロビンは15 g/dL×0.05＝0.75 g/dL，15 g/dL×0.3＝4.5 g/dLである．毛細管血の還元ヘモグロビン濃度はおおよそ動・静脈の中間値であるから毛細管血中の還元ヘモグロビンは約2.6 g/dL存在することになり，5 g/dLを越えないためチアノーゼは出現しない．
B) SaO_2 75％，SvO_2 55％の場合，同様の計算により毛細管血の還元ヘモグロビンは5.3 g/dLとなりチアノーゼが出現する（中枢性チアノーゼ）．
C) SaO_2は正常でも皮下，粘膜下の血流が緩徐であるとO_2の組織移行は増大しSvO_2は低下する．これに伴い毛細管血の還元ヘモグロビンは増大しチアノーゼを呈する（末梢性チアノーゼ）
（文献2より改変）

表 ● チアノーゼの分類と原因

中枢性チアノーゼ（動脈血酸素飽和度低下）

❶ 心臓性
　右-左短絡（ファロー四徴症，完全大血管転位など），左心不全時の肺うっ血による酸素化障害，肺動静脈瘻

❷ 肺　性
・肺胞低換気：胸郭のコンプライアンス低下 ──── 肥満・側弯症
　　　　　　　呼吸筋の筋力低下 ──────── 筋炎，重症筋無力症，横隔神経麻痺
　　　　　　　中枢神経系の抑制 ──────── 脳圧亢進（頭蓋内出血・感染），鎮静剤，泣き入りひきつけ
　　　　　　　閉塞性肺疾患 ─────────── 喘息，気管支炎，細気管支炎，クループ，喉頭軟化症，気管・気管支狭窄・軟化，肺炎，気管内異物，胎便吸引症候群
・拡散障害 ────────────────── 肺線維症，肺炎，肺うっ血
・換気血流不均等 ────────────── 無気肺，肺気腫，肺出血

❸ ヘモグロビン異常
　メトヘモグロビン血症，スルフヘモグロビン血症

末梢性チアノーゼ（動脈血酸素飽和度正常）

心拍出量低下，寒冷，レイノー現象，多血症，動・静脈閉塞

（SaO_2）の低下を伴い重篤なことが多い（表）．小児科領域では**心臓性チアノーゼ**は心房，心室，大血管レベルでの右-左短絡によって生じることが多く，O_2投与によるSaO_2の改善は少ないが，**肺性チアノーゼ**はO_2によく反応する．**低酸素親和性ヘモグロビン**に基づくチアノーゼでは酸素解離曲線の右方移動が起こり診断的価値が高い．

　末梢性チアノーゼは，毛細血管内の血流が緩徐であるため，O_2の組織移行が増大し毛細管血酸素飽和度が低下することによる．動脈血酸素飽和度は正常である．

　血中ヘモグロビン濃度もチアノーゼ発現に関与し，毛細管血酸素飽和度が低くても貧血ではチアノーゼを呈さないことがあり，多血症では酸素飽和度が正常でもチアノーゼを認めることがある．

4 身体所見

　チアノーゼは毛細血管に富み，メラニン色素の少ない口唇，口腔粘膜，爪床，指尖，鼻尖，耳朶で観察しやすく，蛍光灯より太陽光のもとで観察する方が見逃しにくい．末梢性チアノーゼ，ことに低心拍出量に伴うチアノーゼは粘膜面よりも手指末端や鼻先端に強く現れる．数カ月ないし年余にわたって低酸素血症が持続するとバチ状指がみられる（図2）[3]．チアノーゼに心停止や高度の徐脈，呼吸停止が伴えば直ちに挿管し蘇生処置を行う．血圧低下，頻脈，頻呼吸，不穏，蒼白，冷汗などがみられる場合は検査と治療を同時に進めてゆく．

> **診療のコツ**
>
> チアノーゼの有無・程度の評価は目視にて行うが，低酸素血症が軽度であったり貧血を伴っている場合には判別は必ずしも容易ではなく，照明器具によっても影響を受ける．このように判断

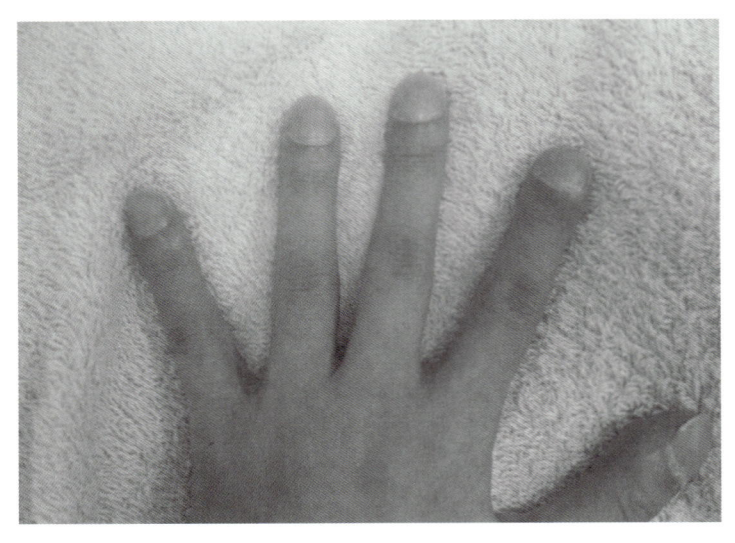

図2●バチ状指
手指先端の棍棒状の腫脹と爪床のチアノーゼを認める（巻頭「Color Atlas」図10参照）

に迷う場合には自分の手指の爪床と患児の口唇や爪床の色調を比較することがチアノーゼの診断を容易にする．

5 検査および診断

　胸部X線，心電図，心臓超音波検査，血液ガス分析，パルスオキシメーターなどが必要である（図3）．**10分間の100％O_2吸入**は右-左短絡型心疾患と肺性チアノーゼの鑑別に有用で，前者ではPaO_2が150 mmHgを越えない．なお酸素が有害となるチアノーゼ性心疾患もあるため（4章-8「先天性心疾患」参照），心臓超音波検査で診断可能であれば敢えて酸素負荷を行う必要はない．血液の酸素含量，もしくは灌流する血流量が少ないと組織臓器は低酸素状態となり嫌気性代謝に傾く．したがって重症の低酸素血症やうっ血性心不全は乳酸アシドーシス（代謝性アシドーシス）を呈する．換気障害による低酸素血症の場合は血液ガス分析で$PaCO_2$が高値となる．

◆ 低酸素血症の続発症　　　　　　　　　　　　　　　　Column

　低酸素血症が長期にわたって持続するとさまざまな合併症を引き起こし，患児のQOLや予後を悪化させます．主な合併症には腎障害，心筋障害，多血症，高尿酸血症・痛風，喀血，脳梗塞，脊椎側弯などがあります．また，心血管疾患による右-左短絡が原因である場合には脳膿瘍，血栓塞栓症を生じることもあり注意が必要です．近年，心臓血管外科の成績向上に伴う手術時期の低年齢化によってこれらの合併症を経験することは少なくなりました．

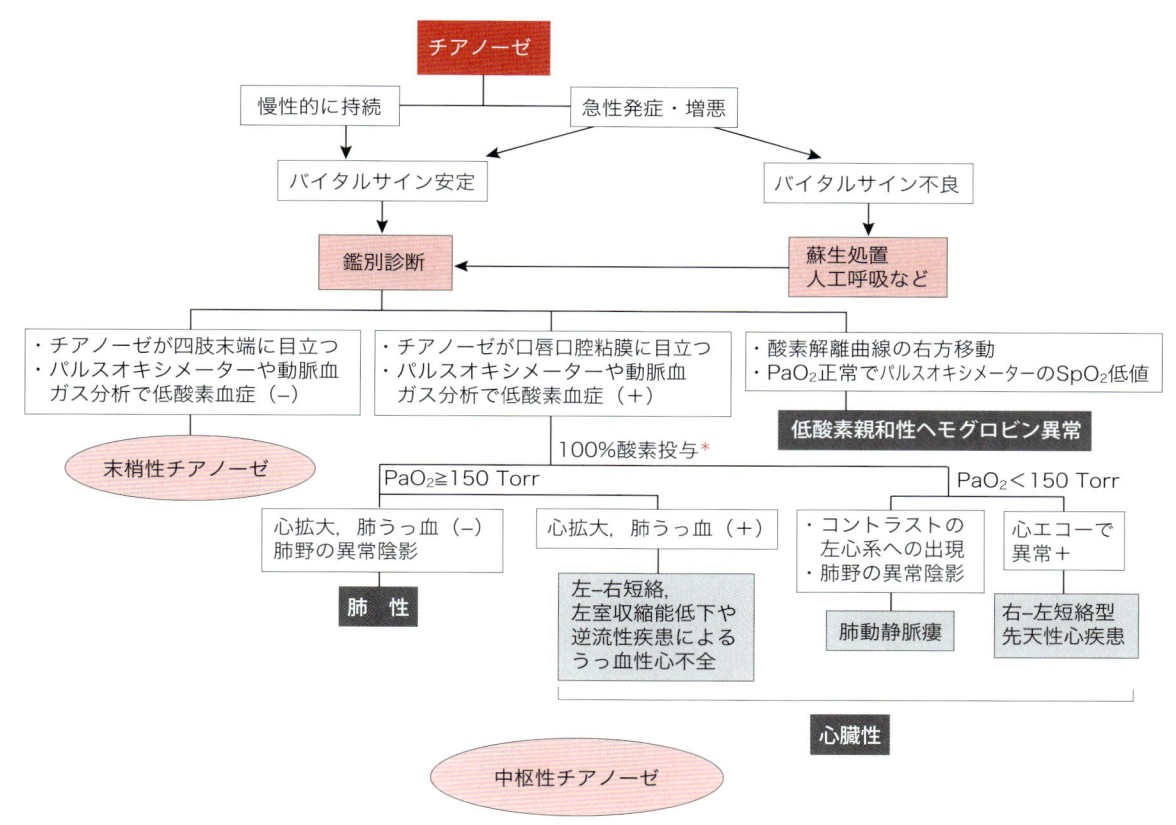

図3 ● チアノーゼの鑑別診断
＊：心臓超音波での評価が十分に信頼できれば100％ O_2 負荷は必須の検査ではない

6 治 療

　肺性チアノーゼに対しては酸素投与，人工呼吸管理などを行う．**動脈管依存性心疾患**に対しては**プロスタグランディンE_1**の持続静注などを行う（4章-8「先天性心疾患」参照）．ファロー四徴症などに伴う低酸素発作は**2**症例を参照のこと．

文　献
1）富松宏文，門間和夫：（小児科臨床119番）-チアノーゼ-．小児科臨床，44：793-798，1991
2）大国真彦：チアノーゼ．『最新内科学体系38巻』（杉本恒明/編），pp82-86，中山書店，1991
3）Nadas AS：Hypoxemia．『Pediatric Cardiology, 3rd ed』（Nadas AS, eds），pp73-76, Saunders, 1972

◆著者プロフィール

朴 仁三（In-Sam Park）：榊原記念病院小児科．先天性心疾患の形態学，新生児期先天性心疾患，集中治療，心不全治療などが興味ある分野です．

第3章 よくある症候別，小児の診断と治療の進め方

11. 黄　疸
病歴，家族歴を丁寧にとる！

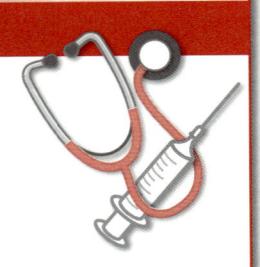

高木一孝

まず考えること，すべきこと

1. **皮膚の黄染をみた場合，本当に黄疸かどうかを確かめる必要がある．**
   暗い室内では軽度の黄疸を見落とす場合があるので，診断する場合は必ず自然光下でみることが望ましい．人工照明を使用する場合は白色蛍光を用いる．黄疸が疑われる場合は必ず血液検査を行いビリルビン値を確かめる．
2. **黄疸の場合は全身状態や身体所見の評価により緊急的治療を要するものかどうかを把握し，急がれる場合は早急な検査と適切な治療を開始する．**
3. **まず直接ビリルビン優位か間接ビリルビン優位の黄疸かを確かめ，溶血性黄疸，肝細胞障害性黄疸，胆汁うっ滞性黄疸など，それぞれ年齢別特徴を考慮しながら鑑別診断を行う．**

1 はじめに

　黄疸とは何らかの原因で血中ビリルビンが増加して，眼球強膜，皮膚，粘膜に過剰にビリルビンが沈着して黄染した状態である．小児で黄疸が臨床上問題となることの多いのは新生児期から乳児期前半にかけてである．大部分は生後1週間以内にみられる生理的黄疸や母乳による遷延性黄疸であるが，溶血性黄疸，胆汁うっ滞性黄疸といった病的黄疸もこの時期に集中してみられる．そのほかにも遺伝性の黄疸や母子感染が原因となるものなど数多く含まれるため，家族歴や病歴の聴取をおろそかにすることなく，基本的には直接ビリルビン優位のすべての黄疸と新生児期を過ぎた黄疸はすべて病的黄疸と考え，黄疸の年齢別特徴を考慮しながら鑑別を進めることが必要である．一般に間接型高ビリルビン血症は新生児期に多く，年長児では溶血性黄疸と遺伝性黄疸（Gilbert症候群）が大部分を占める．まれではあるがWilson病の溶血発作も重要である．直接型高ビリルビン血症はウイルス性肝炎などの感染性疾患，胆道閉鎖症，先天性胆道拡張症など胆道系疾患に多くみられるが遺伝性代謝性疾患も念頭に置く．

2 黄疸の診断

　黄疸の診察には見落としがないように必ず自然光あるいは白色蛍光下で行う．
　年長児では，血清総ビリルビン値が2～3 mg/dLを越えると結膜を通して眼球強膜の黄染

がわかるが，皮下脂肪の少ない新生児では5 mg/dL以上にならないと黄疸はわかりにくい．また貧血があると黄疸は強くみえるが，多血症では目立たない．直接ビリルビン値が総ビリルビンの15％以上の場合は直接型高ビリルビン血症，15％未満では間接型高ビリルビン血症とされる．しかし直接ビリルビンが1.5 mg/dLの場合は総ビリルビン値にかかわらず直接型高ビリルビン血症とする．

● **柑皮症の除外**

ニンジン，みかん，カボチャ，ほうれん草など黄色果物，野菜の過剰摂取により血中カロチノイドが増加し，親和性の強い角質層の厚い手掌，足底に色素が沈着する．この場合特に「手のひらが黄色い」という訴えが多い．球結膜は黄疸のときと異なり黄染しない．

● **黄疸の出現部位**

すべての黄疸は眼球結膜にはじまり，顔，駆幹，四肢の順番に遠心性に拡がる．手掌や足底に黄疸がみられる場合は総ビリルビン値は20 mg/dL以上と推定される．

● **黄疸の色**

一般に間接ビリルビンの増加では皮膚は鮮やかな黄色を呈する（レモン色）．一方，直接ビリルビンが増加した場合，最初は橙黄色であるが持続するとビリルビンが酸化されるため緑色調を帯びてくる．また尿は濃黄色（dark urine）となる．肝硬変の場合はメラニン色素や毛細血管の各色調が加わり汚穢な灰黄色を呈する．

3 緊急を要する黄疸

以下の場合は診断のための検査と並行して緊急処置が必要となる（表1）．

重症徴候：意識障害，昏睡，けいれん，神経症状，呼吸不全，出血傾向

・重症新生児黄疸（核黄疸）：筋緊張低下，嗜眠傾向，哺乳力低下，吸啜反射低下，Moro反射減弱など
・劇症肝炎，劇症型Wilson病：意識障害，凝固系の異常，アンモニア値の上昇，溶血
・ライ症候群：インフルエンザ，水痘の罹患およびアスピリン服用歴
・溶血性尿毒症症候群：腎不全症状，神経症状，血小板減少，貧血の存在
・アセトアミノフェン中毒：小児の解熱剤として頻用されるが，過剰摂取による中毒で肝障害が出現し，進行すると黄疸，意識障害がみられる（解毒剤としてN-アセチルシステインの投与を行う）．

4 医療面接

❶ 家族歴聴取のポイント

溶血性黄疸や体質性黄疸，代謝異常，母子感染による黄疸など多くの疾患で遺伝的素因，母子感染などが関与するため家族歴の詳細な聴取は特に重要である．

・家族の黄疸や肝疾患の有無　➡　劇症肝炎，ウイルス性肝炎，先天性溶血性黄疸，体質性黄疸（黄疸以外の臨床症状に乏しい），家族

表1 ● 緊急を要する黄疸の診断と処置

	診 断	処 置	コメント
重症新生児黄疸（核黄疸）	核黄疸は非抱合型ビリルビンが脳神経細胞に蓄積することにより生じる．核黄疸のⅠ期症状として筋緊張低下，嗜眠傾向，哺乳力低下，吸啜反射低下，Moro反射減弱などがみられるが，予防が最も重要である．核黄疸を起こしやすい因子として，仮死，低体温，低血糖，低蛋白血症，低酸素血症，アシドーシス，感染症，薬物投与（サルファ剤など）に注意する．	黄疸の急激な増悪に対しては，光線療法，交換輸血を行う．	日齢1より出現する黄疸については，溶血がないか原因検査を行い，必ず経過を追う．未熟児は成熟児に比べてビリルビン値が低くても核黄疸をきたしやすいため特に注意が必要である．
劇症肝炎	急性肝炎で症状の改善がないのに肝腫大が縮小し（肝萎縮），急速に黄疸が増強する．一方でトランスアミナーゼの改善がみられ，意識障害（肝性昏睡），凝固障害を認める場合は劇症肝炎を疑う．溶血を伴う急激な肝不全をみた場合はWilson病を疑う．	栄養・水電解質対策，出血傾向・消化管出血対策（ビタミンK，新鮮凍結血漿ほか），感染対策，脳浮腫対策，高アンモニア血症対策を行う．特殊治療として凝固因子の補給や異常代謝産物除去の目的で血漿交換・交換輸血，人工肝補助装置の使用，究極的治療として肝移植がある．	原因は一般にウイルス肝炎，薬剤によるものが多い．肝の急速な縮小，GOT，GPTの急激な低下，黄疸の急速な上昇をみた場合は意識状態，凝固能を頻回にチェックする．
溶血性尿毒症症候群（HUS）	細菌毒素（Vero毒素）による微小血管内皮細胞の障害による．腸管出血性大腸炎の症状として激しい腹痛を伴う下痢（次第に血便となる）が先行する．初発症状から1週間前後でHUSを発症し，黄疸，貧血，血小板減少，血尿，浮腫が出現する．破砕赤血球を伴う溶血性貧血，尿蛋白，尿潜血，尿素窒素（BUN），クレアチニン（Cr），LDHの上昇を認める．	水・電解質管理，高血圧，アシドーシス管理，輸血，腎不全に対する透析療法	初期症状の強い患者では1日2回の検尿と，1日1回の血液検査を行うことが望ましい．HUS発症後の進行が急速な症例もあり注意深い観察が必要．手洗いを励行し二次感染防止につとめる．下痢に対して止痢剤は使用しない．抗菌薬の使用については一致した指針はみられず．
アセトアミノフェン中毒	大量服用後，24時間を経過して悪心，嘔吐が出現し，肝機能障害を伴う．GOT，GPT，ビリルビンの上昇，プロトロンビン時間の延長がこの順に出現してくる．72時間を経過し肝不全症状が現れる．アセトアミノフェンの中毒量は150 mg/kg以上とされる．	アセチルシステイン投与による解毒を行う．アセトアミノフェン摂取後できるだけ早期に行うが，8時間以内が望ましい．	ジクロフェナク，メフェナム酸が小児インフルエンザ脳症発生との関連を指摘され，鎮痛解熱薬としてのアセトアミノフェンの使用頻度が高まっている．

性肝内胆汁うっ滞性黄疸，Alagille症候群，Byler病

- 家族特に母親のHBs抗原陽性 ➡ HBV（B型肝炎ウイルス）の母子感染，劇症肝炎
- 胆石症，胆嚢摘出術，脾臓摘出術 ➡ 赤血球形態異常，溶血性黄疸
- 母親の輸血歴，服薬歴，感染歴 ➡ HBV，HCV（C型肝炎ウイルス），薬物性肝炎，胎児感染

| ・近親結婚の有無 | ➡ | 体質性黄疸，家族性胆汁うっ滞性黄疸 |

・Wilson病，ガラクトース血症などの代謝性肝疾患の有無

| ・先天性心疾患 | ➡ | 末梢肝動脈狭窄症 |
| ・外国人 | ➡ | G-6-P dehydrogenase 欠損症 |

❷ 病歴聴取のポイント

　黄疸以外の症状，貧血，腹痛，瘙痒感，出血症状，発熱，体重増加不良についても詳しく聴取する．黄疸の既往や経過，特に感染，ストレス，服薬時などの黄疸の出現についても聞きもらさないようにする．

・原因不明の腹痛や発熱	➡	総胆管拡張症・囊腫
・繰り返す黄疸	➡	体質性黄疸，総胆管拡張症・囊腫
・瘙痒感	➡	急性肝炎の初期，肝内胆汁うっ滞症候群
・貧血の有無	➡	溶血性黄疸，出血（帽状健膜下血腫，頭血腫）
・全身状態（食欲，嘔吐，活動性）	➡	急性肝炎，劇症肝炎，肝不全
・偶然の黄疸発見	➡	体質性黄疸
・輸血歴	➡	B型肝炎，C型肝炎
・栄養法（母乳栄養，人工栄養）	➡	母乳性遷延性黄疸
・海外渡航歴の有無	➡	A型肝炎
・牡蠣など生ものの摂取	➡	A型肝炎
・薬物内服の有無	➡	薬物性肝炎，溶血性黄疸

診療のコツ

黄疸その他の症状が急性か慢性に経過してみられるか

　一般に急性経過をとる黄疸は感染によるもの，溶血発作，薬剤性肝炎および劇症肝炎にみられ，慢性経過の場合は体質性黄疸，遺伝性黄疸に認められる．さらに慢性の増悪経過をとるものは閉塞性黄疸に多い．ウイルス性肝炎の黄疸はA型あるいはB型肝炎に多くC型肝炎では少ない．

5 身体所見のとり方のポイント

　まず全身状態をみて緊急性および重症度の評価を行い，黄疸をきたす疾患を頭に浮かべながら腹部所見を中心に全身の診察を進める．

・全身状態および意識状態	➡	Reye症候群，ウイルス性肝炎，Wilson病，劇症肝炎，血球貪食症候群（HPS），肝不全
・発熱の有無	➡	ウイルス性（感染性）肝炎，川崎病，敗血症
・特異顔貌	➡	Alagille症候群（前額部突出，眼球の陥凹，筋のとおった鼻）（図1）
・眼科的異常	➡	Alagille症候群（後部胎生環），Wilson病（Kayser-

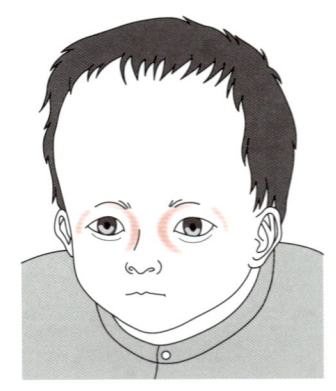

図1 ● Alagille症候群

		Fleischer ring)
・椎骨の異常	➡	Alagille症候群（前方弓癒合不全）
・心雑音	➡	Alagille症候群（心血管の異常を伴う），末梢性肺動脈狭窄症
・肝腫大	➡	劇症肝炎型Wilson病，血球貪食症候群，Reye症候群（劇症肝炎では肝萎縮のため触知せず，打診でも肝濁音界の消失がみられる）
・脾　腫	➡	伝染性単核球症，肝硬変，先天性溶血性貧血，Gaucher病，Niemann-Pick病，劇症肝炎型Wilson病，血球貪食症候群
・腹　水	➡	肝不全，総胆管嚢腫穿孔
・皮膚の静脈瘤	➡	肝硬変
・手掌紅斑，頬部の毛細血管拡張	➡	慢性肝疾患，肝硬変
・皮　疹	➡	感染性黄疸（サイトメガロウイルス，パルボウイルスB19，EBウイルス感染症など），川崎病
・出血斑	➡	肝不全，敗血症，DIC（播種性血管内凝固症候群）など

6 鑑別の際の注意点

・溶血性貧血はあらゆる年齢層にみられ，特に感染症や薬剤投与をきっかけに発見されることが多い．また貧血が軽度であっても，網状赤血球などの幼弱細胞の比率が上昇していることが診断の糸口になることがある．
・Gilbert病では空腹時，疲労ストレス時に黄疸が増強し，全身倦怠，腹痛，胃部不快感などの不定愁訴を訴えることがある．

7 黄疸の年齢による鑑別診断の進め方（表2）

❶ 新生児期（表3）
a）間接ビリルビン優位
- この時期は新生児の生理的黄疸と母乳性黄疸，特に2週間前後では母乳性黄疸が圧倒的に多い．

表2● 黄疸の年齢別原因

	新生児期		乳児期	幼児期・学童期
	新生児早期黄疸（36時間以内）	新生児期遅発性黄疸（生後数日以降）		
間接ビリルビン優位	溶血性黄疸 母子間血液型不適合（大部分） ABO不適合，Rh不適合など	●溶血性黄疸 ・血液型不適合 ・遺伝性溶血性疾患（赤血球形態異常，赤血球酵素異常）遺伝性球状赤血球症，G-6-P dehydrogenase欠損症など ・薬物性 ・閉鎖性出血（帽状健膜下血腫，頭血腫など） ・多血症 ●非溶血性黄疸（ビリルビン抱合不全） 生理的黄疸，母乳性黄疸，Crigler-Najjar症候群，Gilbert症候群，薬物性，クレチン病	・母乳性黄疸 ・遺伝性溶血性疾患（赤血球形態異常，赤血球酵素異常） ・先天性肥厚性幽門狭窄症 ・Crigler-Najjar症候群 ・Gilbert症候群 ・クレチン病 ・ダウン症候群	●溶血性黄疸 ・遺伝性溶血性疾患 ・自己免疫性溶血性貧血 ・薬剤性溶血性貧血 ・劇症型Wilson病（溶血発作） ・溶血性尿毒症症候群 ・TTP ・DIC ●ビリルビン代謝異常 ・Gilbert症候群 ・Crigler-Najjar症候群
直接ビリルビン優位	胎内感染（TORCH：トキソプラズマ，風疹，サイトメガロウイルス，ヘルペスウイルス，梅毒） 肝腫大，肝機能異常をみたらまず感染症，先天代謝異常症，循環器疾患を考える．感染症では皮疹，貧血，紫斑がみられる	●感染症 胎内感染，出生時〜後感染（敗血症，髄膜炎，尿路感染症など） 　尿路感染症は無熱性で黄疸が唯一の症状の場合がある ●代謝異常 ガラクトース血症，チロシン血症（代謝異常では哺乳力不良，嘔吐，下痢，体重増加不良がみられる），低血糖，経静脈栄養 ●先天性心疾患 大動脈縮窄，左室低形成など	●感染症 新生児肝炎，ウイルス性肝炎，TORCHES（トキソプラズマ，風疹，サイトメガロウイルス，ヘルペスウイルス，EBウイルス，梅毒），敗血症，尿路感染症，川崎病*（＊5〜20％に胆嚢腫大を認め，7病日前後に直接ビリルビン優位の黄疸，ALP総コレステロール，LAP，γGTPの上昇がみられる．男児，年長児に多い．） ●先天代謝異常症 ガラクトース血症，チロシン血症，遺伝性果糖不耐症，糖原病，α1-アンチトリプシン欠損症，Zellweger症候群，Dubin-Johnson症候群，Rotor症候群 ●肝外性胆汁うっ滞症 胆道閉鎖症，先天性胆道拡張症，原発性硬化性胆管症 ●肝内性胆汁うっ滞症 特発性乳児肝内胆汁うっ滞症，Alagille症候群，Byler症候群，薬剤性肝炎，経静脈栄養	●肝炎 劇症肝炎，急性肝炎，慢性肝炎，伝染性単核球症，自己免疫性肝炎，薬剤性肝炎 ●代謝性 Wilson病，Reye症候群，Roter症候群，Dubin-Johnson症候群 ●その他 川崎病，敗血症，悪性新生物，Histiocytosis X ●肝内性胆汁うっ滞症 原発性硬化性胆管炎，Alagille症候群，Byler症候群，薬剤性肝炎 ●肝外性胆汁うっ滞症 原発性硬化性胆管炎，先天性胆道拡張症，胆石症，胆嚢炎

表3 ● 新生児黄疸（Jaundice）の危険因子

- J：Jaundice visible on 1st day of life
  生後24時間以内の早期黄疸
- A：A sibling with neonatal jaundice or anemia
  兄弟姉妹が新生児黄疸もしくは貧血
- U：Unrecognized hemolysis（ABO, Rh, other blood group incompatibility）
  UDP-glucronyl transferase deficiency（Crigler-Najjar,Gilbert syndrome）
  原因不明の溶血（ABOやRhなどの血液型不適合），UDP-glucronyl transferase欠損症（Crigler-Najjar症候群，Gilbert症候群）
- N：Nonoptimal feeding（formula or breast-feeding）
  不適当な栄養（人工栄養，母乳栄養）
- D：Deficiency of glucose-6-phosphate dehydrogenase
  G-6-P dehydrogenase欠損症
- I：Infection（viral, bacterial），Infant of diabetic mother, Immaturity（Prematurity）
  感染症（ウイルス，細菌），母親の糖尿病，未熟（早熟）
- C：Cephalohematoma or bruising,Central hematocrit＞65％（polycythemia）
  頭血腫もしくは打ち傷，あざ，Ht＞65％（多血症）
- E：East Asian, Mediterranean, Native American heritage
  東アジア，地中海沿岸，アメリカインディアンの血筋

（文献5より）

- 生理的黄疸は通常3〜4日をピークとし5〜8日で消失するが，未熟児や糖尿病の母親から生まれた児では遷延する．
- 病的黄疸としてはABOやRhなどの血液型不適合による溶血性黄疸が大部分を占め，いずれも間接ビリルビン優位である．
- 新生児の①早期黄疸，②ビリルビン値15 mg/dL以上の高度黄疸，③生後3週間以上持続する遷延性黄疸は病的黄疸として原因検索を進める．
  ➡特に生後24時間以内の早期黄疸は母子間の血液型不適合に起因するものが大部分であり，核黄疸予防のために早期診断，早期治療が必須である．
  ➡生後24時間以降では，多血症や頭血腫など閉鎖腔への出血，哺乳不良による腸肝循環の亢進が原因となることが多い．また赤血球形態異常症やCrigler-Najjar症候群，Gilbert症候群，クレチン病なども時としてみられる．

b）直接ビリルビン優位

- 直接ビリルビンの増加ではTORCH症候群などの先天感染症や敗血症が重要である．
- 黄疸のほかに発熱や肝腫大，発疹，血小板減少，全身状態不良をみた場合は感染症を念頭に検査を進め適切な治療を開始する．
- 頻度は少ないが大動脈縮窄，左室低形成などの動脈圧が低下する左心系の異常ではhypoperfusionによる急性肝不全が生じ，強度の黄疸と出血傾向で発症することがある．先天性心疾患の存在に気付かれずに，劇症肝炎あるいは敗血症と誤診される恐れがある．
- この時期の尿路感染症は，無熱性で黄疸のみ示すことがあるため注意を要する（生後8週未満で黄疸が唯一の症状であった乳児の7.5％が尿路感染症であったとの報告がある）．
- ビタミンKの過剰投与，特に未熟児に対する投与で溶血性貧血，黄疸を認める．赤血球中

表4 ● 胆道閉鎖症と新生児肝炎の鑑別点

		胆道閉鎖症	新生児肝炎
便色		灰白色*	灰白色，時に淡黄色，緑色
肝臓の硬さ		硬い**	比較的軟らかい
黄疸（bilirubin）		強い（高い）	比較的軽い（やや高値）
血清γGTP		高値〜きわめて高値	正常〜やや高値
血清リポプロテイン-X		陽性〜強陽性***	陰性〜陽性
腹部超音波検査		胆嚢がみえないことが多い triangular cord sign	胆嚢描出可能 胆嚢収縮を認める
十二指腸ゾンデ法		白色胆汁	淡黄色〜黄色胆汁
肝生検像	繊維化	あり	なし
	細胆管増生	あり	なし
	胆汁栓	小葉間胆管・肝実質内	肝実質内（毛細胆管）

*　　：母乳栄養の場合には注意（黄色を示すことあり）
**　：軟らかい症例もある
***：肝不全時には陰性
（文献8より転載）

のglutathioneが減少することによる．
・oxytocinによる誘導分娩が溶血をきたすことがある．

❷ 乳児期

a) 間接ビリルビン優位

生後1〜2カ月には黄疸がよくみられるが，大部分は母乳性黄疸である．

そのため，この時期の黄疸を母乳性黄疸との先入観により経過をみてしまいがちで，時として病的な黄疸を見過ごすこととなり注意が必要である．一般状態が良好でも遺伝性溶血性疾患，Gilbert症候群，クレチン病などを念頭に置き医療面接や検査を行う．

b) 直接ビリルビン優位

直接ビリルビン優位の場合はすべて病的黄疸と考え，直ちに適切な検査を開始し診断を確定する必要がある．

・まず胆道閉鎖症でないか検査（表4参照）を進めることが重要で，遅くとも60日以内に手術ができるかが予後を左右するため，すみやかな診断が求められる．しかし新生児肝炎や肝内胆汁うっ滞症との鑑別が困難な場合も多い．
・胆道閉鎖症でなければ，ウイルス性肝炎や新生児肝炎，その他の肝内胆汁うっ滞をきたす疾患，ガラクトース血症など先天代謝異常症の鑑別を進める．
・乳児期前半の黄疸で緊急性のあるものは敗血症，劇症肝炎，ガラクトース血症などである．

❸ 幼児期・学童期

・幼児期以後の小児で，著明な黄疸をみることは比較的少ない．
・黄疸をみた場合は必ず腹部エコー検査を行うことが重要で，特に先天性胆道拡張症，嚢腫など肝外の閉塞性黄疸の場合は確定診断になる（図2）．

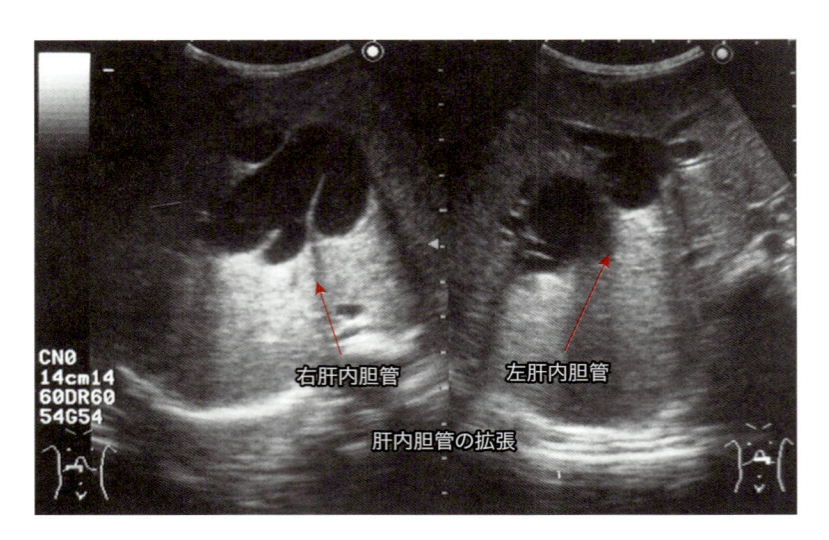

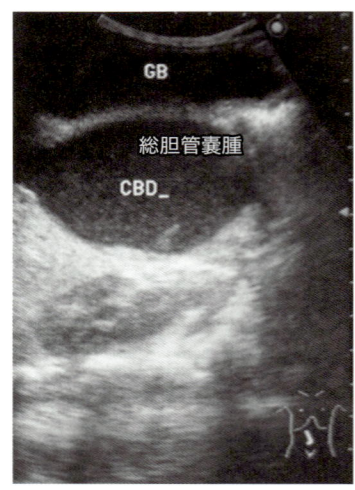

右肝内胆管　左肝内胆管
肝内胆管の拡張

GB
総胆管嚢腫
CBD

図2●先天性胆道拡張症・嚢腫

・肝硬変の存在は腹水や肝内部の不規則なパターンから推測できる．
・肝の著明な縮小は劇症肝炎を疑う．
・胆石があれば，溶血性黄疸を疑う．
・先天性胆道拡張症では，繰り返す腹痛や嘔吐に対し自家中毒として漫然と経過をみられている場合があり，必ず血液検査による黄疸の存在を確かめ腹部エコー検査を行う．
・ウイルス性肝炎は無黄疸性に経過することが多いが，もしも黄疸が著明な場合には劇症肝炎への移行を警戒する．
・学童期の黄疸，原因不明の肝機能障害をみたなら，常にWilson病の可能性を考え，血清Ceruloplasmin値を測定する．
・急激な貧血を伴う黄疸の場合は溶血性貧血を考える．

❹ 診断のアプローチ （図3）

　　間接型高ビリルビン血症は新生児の生理的黄疸と母乳栄養による遷延性黄疸が大部分を占める．そのほかの溶血性黄疸，体質性黄疸などを年齢を考慮しながら鑑別していく．

　　直接型高ビリルビン血症ではすべて病的黄疸であるため，肝細胞障害性黄疸と胆汁うっ滞性黄疸（肝内，肝外），そのほかに代謝異常症によるものなどを鑑別していく．

- 一般にトランスアミナーゼ，LDHが高く，胆道系酵素（ALP，LAP，γGTP，総胆汁酸など）が中等度の場合は肝細胞障害（ウイルス性肝炎，劇症肝炎，敗血症，EBV感染症など）による黄疸を疑う．
- また，トランスアミナーゼ，LDHが軽度で，胆道系酵素が目立つ場合は胆汁うっ滞性黄疸を考える．
- 家族性黄疸の場合はトランスアミナーゼや胆道系酵素の上昇は一般に軽度である．
- 肝の予備能や出血傾向を把握するためには，ビタミンK投与前後でヘパプラスチンなどの凝固検査を測定する．

8 主な疾患—特徴と鑑別点

❶ 新生児肝炎

　　多くは生後2カ月以内に発見される肝内胆汁うっ滞で，顕性黄疸は1カ月以上持続し，灰白便（または淡黄色便）および濃黄色尿を伴う．黄疸は6カ月以内に消退することが多く肝機能の正常化が得られる．直接型優位の高ビリルビン血症で血清トランスアミナーゼ値は正常から異常高値を示すものまで幅広い．胆道系酵素の血清ALP，γGTPや胆汁酸は高値を示すが胆道閉鎖症に比べると軽度である．経口ゾンデ法による十二指腸液の採取では胆汁を確認できる場合が多いが，高度の胆汁うっ滞の場合は認められない．組織学的には巨細胞性肝炎の像を示し，門脈域の繊維化や小葉間胆管増生の所見は軽微である．

　　●**ポイント**：胆道閉鎖症に比較して家族歴（〜20％）や，**低出生体重児，人工栄養児**に多い傾向がある．また**便色は常に灰白色ではなく変動**がみられることがある．

　　しかし決定的な鑑別点に乏しく，臨床・検査所見の解釈に先入観をもつことなく胆道閉鎖症との鑑別を慎重に行うことが最も重要（表4）．

❷ 胆道閉鎖症

　　肝外胆管（左右肝管-総肝管-総胆管）の繊維化により胆管が閉鎖，破壊あるいは消失している状態で最終的には胆汁性肝硬変に至る．通常出生時には黄疸を認めず，生理的黄疸が完全に消失することなく次第に増強してくる．しかし経過中に直接型ビリルビンが一時的に減少したり，γGTPも生後1カ月前後で漸減・漸増パターンを示すことがあるので注意が必要である．灰白色便は便と尿を別々に採取すると明瞭であるが，尿が付着すると正常便ないし淡黄色便と誤ることがあるため女児では特に気をつける．

　　十二指腸ゾンデ法，肝胆道シンチ，超音波検査などを行うが確定診断が困難なことも多い．肝生検が最も重要であり，初期像は門脈域で小葉間胆管の破壊性変化（壊死，炎症反応）お

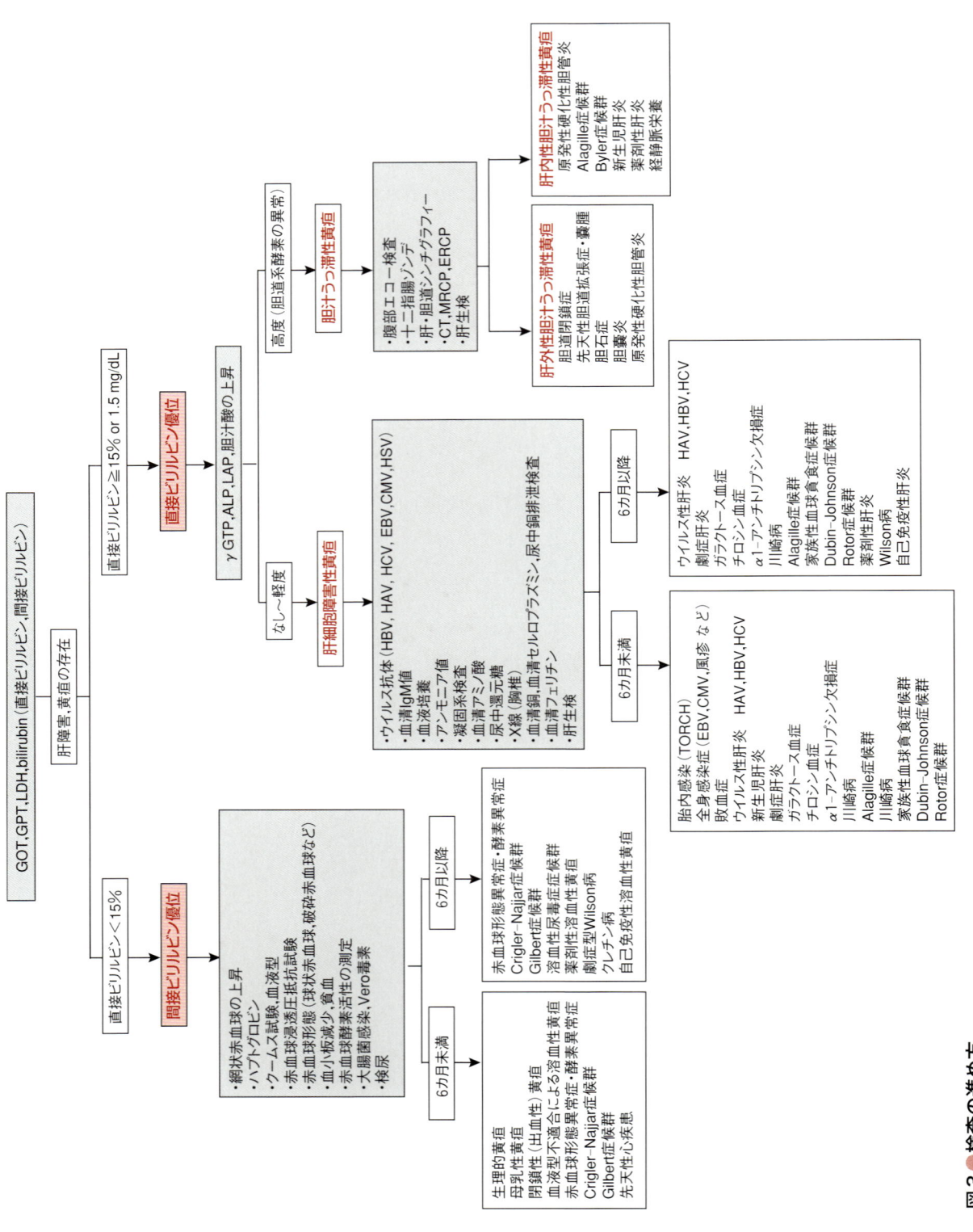

GOT,GPT,LDH,bilirubin(直接ビリルビン,間接ビリルビン)

肝障害,黄疸の存在

直接ビリルビン≧15% or 1.5 mg/dL → **直接ビリルビン優位**

γGTP,ALP,LAP,胆汁酸の上昇

なし～軽度 → **肝細胞障害性黄疸**
- ウイルス抗体(HBV, HAV, HCV, EBV, CMV, HSV)
- 血清IgM値
- 血液培養
- アンモニア値
- 凝固系検査
- 血清アミノ酸
- 尿中還元糖
- X線(胸椎)
- 血清銅,血清セルロプラスミン,尿中銅排泄検査
- 血清フェリチン
- 肝生検

6カ月未満
胎内感染(TORCH)
全身感染症(EBV,CMV,風疹など)
敗血症
ウイルス性肝炎 HAV,HBV,HCV
新生児肝炎
劇症肝炎
ガラクトース血症
チロジン血症
α1-アンチトリプシン欠損症
川崎病
Alagille症候群
家族性血球貪食症候群
Dubin-Johnson症候群
Rotor症候群

6カ月以降
ウイルス性肝炎 HAV,HBV,HCV
劇症肝炎
ガラクトース血症
チロジン血症
α1-アンチトリプシン欠損症
川崎病
Alagille症候群
家族性血球貪食症候群
Dubin-Johnson症候群
Rotor症候群
薬剤性肝炎
Wilson病
自己免疫性肝炎

高度(胆道系酵素の異常) → **胆汁うっ滞性黄疸**
- 腹部エコー検査
- 十二指腸ゾンデ
- 肝・胆道シンチグラフィー
- CT,MRCP,ERCP
- 肝生検

肝外性胆汁うっ滞性黄疸
胆道閉鎖症
先天性胆道拡張症・嚢腫
胆石症
胆嚢炎
原発性硬化性胆管炎

肝内性胆汁うっ滞性黄疸
原発性硬化性胆管炎
Alagille症候群
Byler症候群
新生児肝炎
薬剤性肝炎
経静脈栄養

直接ビリルビン<15% → **間接ビリルビン優位**
- 網状赤血球の上昇
- ハプトグロビン
- クームス試験,血液型
- 赤血球浸透圧抵抗試験
- 赤血球形態(球状赤血球,破砕赤血球など)
- 血小板減少,貧血
- 赤血球酵素活性の測定
- 大腸菌感染,Vero毒素
- 検尿

6カ月未満
生理的黄疸
母乳性黄疸
閉塞性(出血性)黄疸
血液型不適合による溶血性黄疸
赤血球形態異常症・酵素異常症
Crigler-Najjar症候群
Gilbert症候群
先天性心疾患

6カ月以降
赤血球形態異常症・酵素異常症
Crigler-Najjar症候群
Gilbert症候群
溶血性尿毒症症候群
薬剤性溶血性黄疸
劇症型Wilson病
クレチン病
自己免疫性溶血性黄疸

図3 ● 検査の進め方

および胆管周囲の浮腫や繊維化がみられる．

新生児肝炎との鑑別が最も重要である（表4）．そのほかAlagille症候群や進行性家族性肝内胆汁うっ滞症が問題となる．

- **ポイント**：母乳栄養児では母乳中に含まれる色素成分により灰白色便とはならないことがあるため注意する．**血清総コレステロール値**，**燐脂質**，**γGTP**の高値が参考となる（γGTPは生後4～5週を底値として漸減・漸増する）．

❸ Alagille症候群

小葉間胆管の減少による慢性肝内胆管うっ滞に特異顔貌や椎骨異常，心奇形，眼科的異常を伴う症候群である．家族内発生が多く詳しい家族歴の聴取が重要で，理学的にも特徴的所見を念頭に置き診察を進める．①特徴的顔貌（前額部の突出，眼球の陥凹，筋のとおった鼻），②眼科的異常（後部胎生環），③椎骨の異常（前方弓癒合不全），④先天性心疾患（末梢肺動脈狭窄～低形成）特に心奇形に基づく心雑音の聴取は重要で本疾患の85％に心合併症があるとされる．胆汁うっ滞は乳児期早期からみられるが，不顕性のこともあり上気道炎などで顕性化することが多い．また自覚症や他覚症を全く認めず家族歴から判明することもある．多くの症例で乳児期を過ぎると胆汁うっ滞は軽快する傾向にある．血液生化学では，直接ビリルビン血症，高胆汁血症，血清ALP，γGTPなど胆道系酵素の著明な上昇が特徴である．

- **ポイント**：特徴的な顔貌は新生児・乳児期には判定が困難なことも多い．
  心合併症（85％），**椎骨異常**（77％）の頻度が高いため，本疾患が疑われる場合は注意深い心雑音の聴取（肺動脈低形成による狭窄），脊椎骨X線撮影（椎骨の蝶型奇形）を行う．**皮膚の瘙痒症**が生後6カ月ごろから出現する．

❹ ガラクトース血症

ガラクトース代謝の酵素欠損によりガラクトースやガラクトース-1-リン酸が体内に蓄積して生じる疾患である．乳糖を含むミルクを摂取することで，哺乳開始後数日以内に嘔吐，黄疸，哺乳力低下，肝腫，泉門膨隆，やや遅れて発育成長障害，白内障をきたす．

また大腸菌による新生児敗血症をきたしやすく，診断前に感染症に罹患することがあるので注意を要する．尿中還元糖，赤血球中のgalactose-1-phosphate-uridyl transferase活性を測定する．生後3カ月までに治療を開始しないと精神発達遅滞を示すため，早期診断，早期治療が重要である．

- **ポイント**：肝障害や黄疸に加え，**ミルクの哺乳開始後から出現する嘔吐，下痢，哺乳力低下，体重増加不良をみた場合は疑う．また白内障は生後数日以内に発症することもあり診断上有用である．**

❺ 体質性黄疸

Crigler-Najjar症候群とGilbert症候群はBilirubin UDP-glucronyltransferaseの酵素活性の欠如あるいは低下に起因するビリルビン代謝異常であり，間接型ビリルビン優位の黄疸を示す．一般肝機能は正常である．

Crigler-Najjar症候群はまれで，なかでも酵素完全欠損のⅠ型（重症型）はきわめて少ない．新生児早期より高度の黄疸をきたし交換輸血やビリルビン吸着療法を必要とする．Ⅱ型は軽度～中等度の黄疸を示し，発症は通常1歳前後である．

　Gilbert症候群は人口の2～5％とされ，頻度的にはきわめて多いがビリルビン値は5 mg/dL以下のことが多く軽度の黄疸を呈するのみで無症状である．男性に多く（2：1～9：1），飢餓，感染症，過度の運動や疲労，精神的ストレスで黄疸が出現または増強することがある．低カロリー試験（400 kcal/日，48時間）でビリルビン値が基礎値の2～3倍に増加する．

　Dubin-Johnson症候群は抱合後のビリルビン排泄障害で直接ビリルビン優位の黄疸を示す．発症は10歳台に多く薬物服用や妊娠などを契機に偶然に発見されることがあり予後は良好である．

　同じく直接ビリルビン優位の黄疸を示すRotor症候群は，軽微な黄疸で偶然に発見されることの多い非常にまれな疾患である．

　　●ポイント：**全身状態が良好で，黄疸以外には一般肝機能も正常**．時に倦怠感，心窩部痛や右季肋部痛を訴えることがある．感冒，疲労，低栄養などで黄疸の増悪がみられる．**Crigler-Najjar症候群Ⅱ型ではフェノバルビタール投与により黄疸が軽減する．**

❻ 経静脈栄養

　短腸症候群や乳児難治性下痢症，炎症性腸疾患などで長期の完全静脈栄養（TPN）により胆汁うっ滞性肝障害がみられる（18～75％）．典型例ではTPN開始後，γGTPが上昇し，次いでビリルビン，さらにGOT，GPTが上昇する．頻度は新生児や低出生体重児に多い．TPNによるエネルギーの過剰投与は胆汁うっ滞を助長し，経腸栄養を併用することで肝障害の改善を認める．

　　●ポイント：**長期の完全静脈栄養療法**

❼ 薬剤性肝炎

　肝障害の原因と考えられる薬剤を推定し，投薬と肝障害発症の時間的関係を明らかにする．同時に感染症や代謝異常の原因を除外する．詳細な過去の服薬歴が必要である．肝障害，黄疸のほかに発熱，皮疹（紅斑，蕁麻疹，紅皮症），白血球増多や好酸球増多，リンパ節腫脹などが参考となる．推定薬剤によるリンパ球幼弱化試験は参考になるが，必ずしも原因薬物を示すものではない．

　　●ポイント：**詳細な服薬歴の聴取および上記の肝外症状を参考にする．**

❽ 原発性硬化性胆管炎

　肝内・肝外胆管の原因不明の慢性炎症による狭窄で胆汁うっ滞をきたし，終末には胆汁性肝硬変に至る予後不良の疾患である．新生児期に発症する場合，生後2週間以内に胆汁うっ滞性黄疸をきたす．欧米ではnear-miss biliary atresiaと報告され，胆道閉鎖症や肝内胆管減少症との鑑別が問題となる．小児のあらゆる年齢層から報告があり，初発症状は発熱，下痢，腹痛，体重減少など非特異的症状が多いため診断が遅れる恐れがある．血液検査で偶然に肝

機能障害が発見されることが多い．ERCP（Endoscopic Retrograde Cholangiopancreatography：内視鏡的逆行性胆管膵管造影）で肝内胆管の数珠状外観が特徴的な所見である．

- ●ポイント：高IgG血症，高IgE血症，好酸球増多，自己抗体陽性（抗核抗体，抗平滑筋抗体，抗DNA抗体，抗好中球細胞質抗体ANCA），炎症性腸疾患の合併

❾ Wilson病

肝障害は肝細胞から胆汁中への銅の排泄障害による銅の蓄積が原因で生じる．急性肝炎様に一過性に肝症状が出現したり慢性肝炎の経過を示すものなどさまざまである．発症年齢は通常5歳以降であるが，幼児期にたまたま調べた肝機能異常で発見されることもある．また血尿が初発症状で発見される例もあり血尿の鑑別診断にも本症を念頭に置く．劇症肝炎型は10歳前後よりみられ，肝不全に溶血発作を伴う．この場合クームス試験は陰性で球状赤血球の血液像を示す．

- ●ポイント：学童期以降の肝障害に神経症状（構音障害などの錐体外路症状）を伴う場合，溶血を伴う急性肝不全

❿ 血栓性血小板減少性紫斑病（TTP）

TTPは末梢の細血管が血小板血栓により閉塞をきたす全身性の重篤な疾患である．古典的5徴候として，①発熱，②溶血性貧血，③血小板減少，④腎障害，⑤動揺性精神神経症状が有名であるが，必ずしもすべてがそろわないことも多い．溶血性貧血の結果，黄疸を認めるが，貧血や黄疸が軽度の場合は特発性血小板減少性紫斑病（ITP）と間違われることも少なくない．また貧血を伴うためエバンス症候群と診断されることもある．溶血の所見として間接ビリルビンやLDHの上昇，網状赤血球の増加，ハプトグロビンの低値がみられるが，クームス試験は陰性である．末梢血中に破砕赤血球（図4）を確認することが重要で（小児では目立たないこともある），フォン・ウイルブラント蛋白を切断するADAMTS13活性の低下により診断される．抗ADAMTS13抗体で証明される後天性TTPと，ADAMTS13遺伝子の異常による先天性TTP（Upshaw-Schulman症候群）がある．

症例 1

14歳　女児

主　訴：貧血，黄疸

検査所見：Hb 6.9 g/dL，Plt $1.3 \times 10^4/\mu L$，Ret 109.4‰，LDH 527 IU/L，T-Bil 3.9，D-Bil 0.4，ハプトグロビン 1 IU/mL，クームス試験陰性 ADAMTS13活性＜5％，抗ADAMTS13抗体陽性

経　過：血漿交換，ステロイドパルス療法に反応せず，リツキサン®が奏効

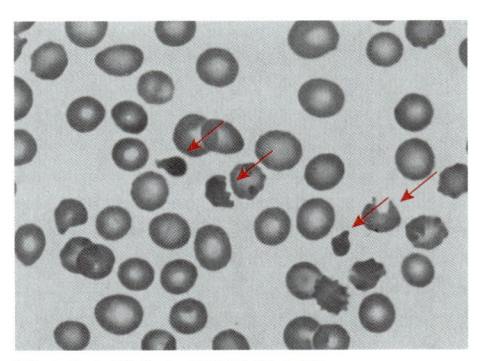

図4 ●末梢血中の破砕赤血球

した．
●ポイント：溶血性貧血を伴う場合，クームス試験，末梢スメアの観察（破砕赤血球の有無）が重要

9 おわりに

　小児の黄疸は成人と比較して，その原因が溶血や代謝異常症，感染症（胎内感染を含む）など多彩であるため，詳細な家族歴や既往歴を聴取し黄疸と同時に肝機能，肝脾腫，成長発達など全身の丁寧な診察が必要である．

文　献
1）小松陽樹：＜外来でよく遭遇する症状と徴候＞黄疸．小児内科，32：453-460，2000
2）須磨崎亮：症状からみた鑑別診断と臨床検査　黄疸．小児科診療，66：69-75，2003
3）白木和夫：症候からみた小児の消化器疾患の診断　肝腫大・黄疸．『小児の消化器疾患』（白木和夫／編著），永井書店，pp18-25，1995
4）藤澤知雄：黄疸・皮膚掻痒症．『小児消化器・肝臓病マニュアル』（白木和夫／監），診断と治療社，pp16-19，2003
5）『Nelson Textbook of Pediatrics, 17th ed』（Behrman RE et al, ed），Saunders, 2003
6）Garcia FJ & Nager AL：Jaundice as an Early Diagnostic Sign of Urinary Tract Infection in Infancy. Pediatrics, 109：846-851，2002
7）『Pediatric Diagnosis, 6th ed』（Green M），Saunders, 1998
8）虻川大樹，田澤雄作：小児の胆汁うっ滞（総論）．『小児消化器・肝臓病マニュアル』（白木和夫／監），診断と治療社，pp237-241，2003

◆著者プロフィール

高木一孝（Kazutaka Takaki）：国立病院機構熊本医療センター小児科．

第3章 よくある症候別，小児の診断と治療の進め方

12. 浮　腫
病態を考えて適切な対応を

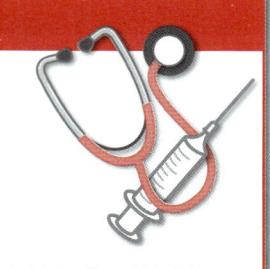

小林由典，阪井裕一

まず考えること，すべきこと

　小児の外来で浮腫を主訴とする患者に遭遇することは少ないが，治療を要する疾患が隠れていることが多い．浮腫の原因はさまざまあるが，まず最初に緊急性の高い疾患の有無を判断することが重要である．**緊急性の高い疾患は，全身状態は不良で，全身性の浮腫，呼吸や循環の異常を伴うことが多い**．そのため，浮腫を呈する患者の診療では，全身状態，浮腫の分布，バイタルサインを確認することから始めるとよい．
　浮腫を呈する緊急性の高い疾患はいくつかあるが，特にアナフィラキシー，心不全，腎不全に注意する．これらの疾患を除外できれば，ゆっくり原因を考えることができる．

1 はじめに

　体内の水分は血管内，間質，細胞内に存在し，正常ではこれらのコンパートメントに一定の割合で分布している．浮腫はこのバランスが崩れた状態であり，細胞内あるいは間質に水分が過剰に貯留する．一般に浮腫というと後者を指すことが多く，本稿では間質液の増加に伴う浮腫を扱うことにする．
　これらの浮腫を呈する患者を診察する際，病態生理を押さえておくと鑑別診断を想起しやすく，それをもとに問診や診察，検査，治療に至るまで系統立ててアプローチすることができる．治療は**原疾患に対する治療を行うことが基本**であり，必要に応じて水分管理など浮腫に対する対症療法を併用することになる．

2 症　例

症例 1

　3歳　男児
　主　訴：顔のむくみ
　現病歴：数日前に顔がむくんでいることに気付き，むくみが引かないため来院．1カ月前から体重は3 kg増加していた．
　現　症：発熱はなく元気．バイタルサインは呼吸数，心拍数，血圧ともに正常範囲内．呼吸音，心音は正常．眼瞼周囲と脛骨前面に浮腫を認める．

検査所見：尿検査で血尿はないが高度の蛋白尿を認め，血液検査で低蛋白血症を認めた．
　　経　　過：ネフローゼ症候群を疑い入院．ステロイド投与を開始し，蛋白尿の消失を認めた．それとともに浮腫も改善した．

症例 2

10カ月　男児
　　主　　訴：発熱，手足のむくみ
　　現 病 歴：4日前より発熱が持続．昨日より手足がむくみ，赤くなってきたため来院．
　　現　　症：体温39℃．不機嫌．眼球結膜充血と口唇発赤を認める．体幹部に散在する発疹，BCG接種部位の発赤あり．また，四肢末端に浮腫を認め，手掌および足底に紅斑を認める．
　　検査所見：白血球増多，CRP高値，赤血球沈降速度の亢進を認める．また，軽度の低ナトリウム血症と低アルブミン血症を認めた．
　　経　　過：川崎病と診断して入院．免疫グロブリン投与とアスピリン内服を開始し，翌日には解熱とその他症状の改善を認めた．心合併症は認めず退院となった．

3 病態生理

　浮腫のメカニズムは**スターリングの仮説**に基づくと理解しやすい．スターリングの仮説とは，血管内外の水分の移動は，**静水圧**，**膠質浸透圧**，**血管透過性**の3要素によって決定するというものである．正常では，毛細血管の動脈端では膠質浸透圧よりも静水圧の方が高いため血管外へ水分が移動するが，静脈端では静水圧の方が低いため間質へ移動した水分の大部分が血管内へ戻る．そして間質に残った水分はリンパ系に回収されることでバランスが保たれている（図1）．そのため，血管からの過剰な水分の漏出，または血管やリンパ系への水分の還流障害が浮腫を形成することになる．特に，血管からの過剰な水分漏出が浮腫の原因となることが多く，血管内の静水圧の上昇，血漿膠質浸透圧の低下，血管透過性の亢進が関与する．

　主な浮腫の原因を表1に挙げる．

4 診療のアプローチ

　浮腫を呈する患者の診療の流れは図2に示すように，見た目の評価から始まる．そして問診と診察を行って原因を想定し，必要に応じて検査を行い診断をつける．治療は診断に応じて行うことになる．各ステップを具体的に下記に示す．

❶ 見た目の評価

　まず全身状態と浮腫の分布をみて緊急性を判断する．
　全身状態が不良な場合，全身性の浮腫を疑う場合は血圧を含むバイタルサイン測定を行う．

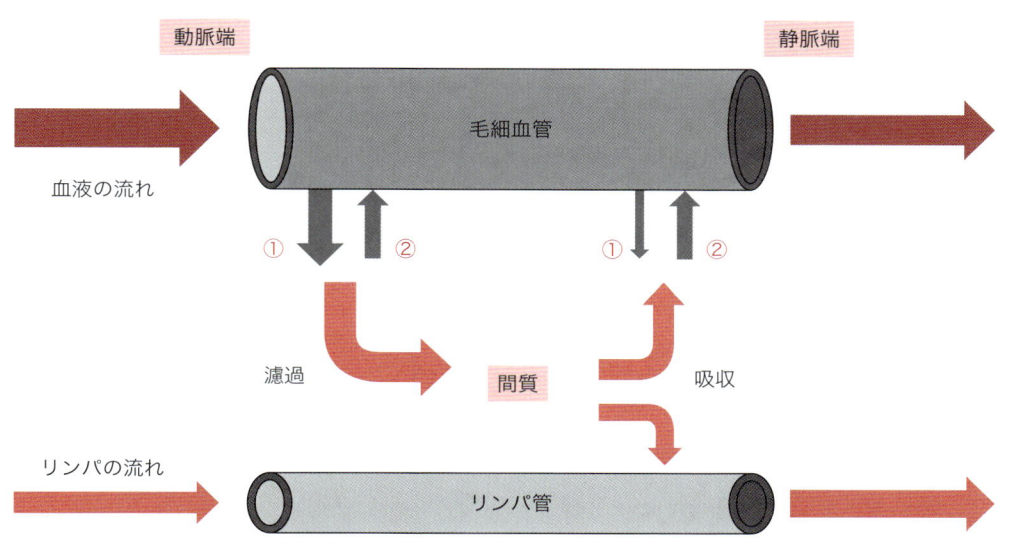

図1● 毛細血管での液体の移動
①血管内外の静水圧により生じる圧の方向
②血管内外の膠質浸透圧により生じる圧の方向
動脈端では膠質浸透圧よりも静水圧の方が高い（①＞②）ため濾過が起きるが，静脈端では静水圧の方が低い（①＜②）ため吸収が起きる
吸収されなかった水はリンパ管に吸収される

表1● 主な浮腫の原因

血管からの過剰な水分漏出
❶静水圧の上昇 　心不全，急性糸球体腎炎，腎不全，過剰な輸液 ❷血漿膠質浸透圧の低下 　1）蛋白漏出 　　ネフローゼ症候群，蛋白漏出性腸症，重症のアトピー性皮膚炎 　2）蛋白吸収不全 　　吸収不全症候群 　3）蛋白合成能の低下 　　肝不全，低栄養 ❸血管透過性の亢進 　敗血症，アレルギー，熱傷，川崎病，アレルギー性紫斑病など
リンパ系への還流障害
腫瘍によるリンパ管閉塞，ターナー症候群など

　前述のように，全身状態の不良や全身性の浮腫，呼吸循環の異常を伴う場合は緊急性が高い．モニター（SpO_2，心電図）装着，酸素投与，輸液路確保などを行いながら，下記❷，❸に進んで原疾患の特定と治療を急ぐ．

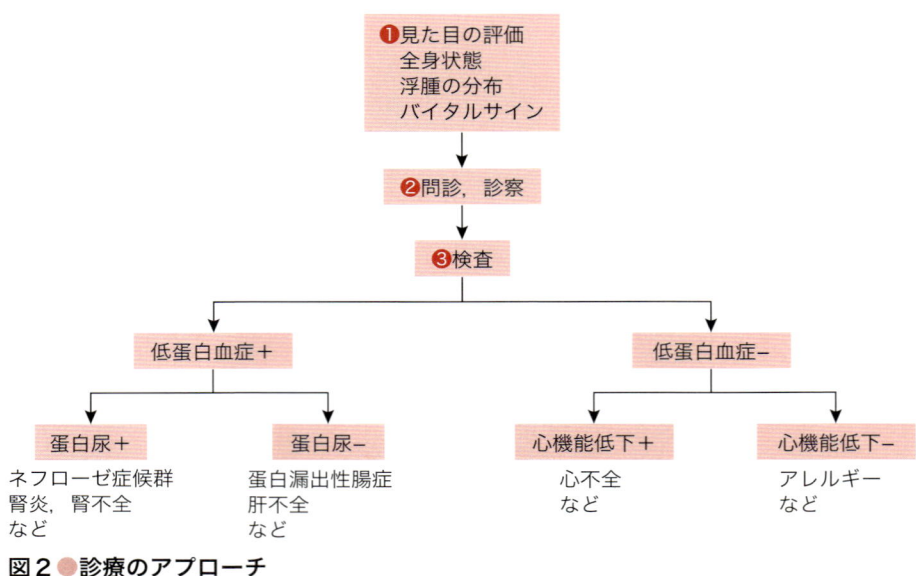

```
         ❶ 見た目の評価
            全身状態
            浮腫の分布
            バイタルサイン
                │
                ▼
         ❷ 問診，診察
                │
                ▼
         ❸ 検査
         ┌──────┴──────┐
      低蛋白血症＋        低蛋白血症－
      ┌───┴───┐       ┌───┴───┐
    蛋白尿＋  蛋白尿－   心機能低下＋  心機能低下－
   ネフローゼ症候群  蛋白漏出性腸症   心不全       アレルギー
   腎炎，腎不全   肝不全         など         など
   など        など
```

図2● 診療のアプローチ

❷ 問診，診察

　問診と診察は原因を絞るうえで重要であり，鑑別疾患を思い浮かべながら必要な情報収集を行う．

　問診では，発症時期（急性か慢性か），随伴症状（体重増加，尿量低下，発疹，発熱，下痢など）の有無が重要である．また，先行感染の有無も聴取する．

　診察では，浮腫の分布，呼吸音や心音の異常，肝脾腫の有無，皮膚所見などに注意する．特に，全身性の浮腫の場合は，胸水や腹水の有無にも注意する．

　主な疾患の特徴を**表2**に示す．

❸ 検査

　上記で絞り込んだ原因に応じて検査（尿検査：尿蛋白・血尿，採血：AST・ALT・Alb・BUN・Cre，胸部X線写真など）を行い，原因を特定する．

❹ 治療

　治療は原因によって異なる．原疾患の治療が原則であり，浮腫は原因が除去されれば基本的に改善する．例えば，ネフローゼ症候群ではステロイド投与を行い，アナフィラキシーではエピネフリン（アドレナリン）筋注，川崎病では免疫グロブリン投与などを行う．

　これら原疾患の治療に加え，必要に応じて浮腫そのものに対する対症療法を行うことがある．例えば，低蛋白血症による高度の胸水や腹水を認める場合，一時的な症状改善のためアルブミン投与を要する場合がある．また，循環血漿量が過剰な場合は利尿薬投与，水分制限や塩分制限を行うことがある．この際に注意すべき点は，浮腫は間質へ水分が移動した状態であり，必ずしも循環血漿量の増加を意味しない，ということである．実際には循環血漿量

表2 ● 主な疾患の特徴

疾患	病歴	身体所見	検査
溶連菌感染後急性糸球体腎炎	先行感染（咽頭炎，伝染性膿痂疹） 尿量の低下 コーラ色の尿（肉眼的血尿を認める場合）	浮腫，高血圧など	血尿，蛋白尿，血清クレアチニン上昇 血清補体価の低下
ネフローゼ症候群	全身症状（発熱など）は乏しい 体重増加	全身性の浮腫（特に眼瞼周囲など顔面）	蛋白尿 低アルブミン血症 高脂血症
アナフィラキシー	既知のアレルゲンの誤食 新規食品の摂取（例：初めて卵を摂取）	全身の蕁麻疹，頻脈，呼吸症状など	アレルギー検査
心不全	先天性心疾患の既往 咳，労作時の息切れ	頻脈，過剰心音 多呼吸，湿性ラ音 肝腫大など	胸部X線写真 心電図 心エコー
川崎病	発熱，目の充血，口唇の発赤，発疹，手足のむくみや発赤など	眼球結膜充血，口唇発赤，イチゴ舌，頸部リンパ節腫脹，発疹，四肢末端の浮腫や紅斑など	採血 胸部X線写真 心電図 心エコー

が減少していることもあり，そのような場合には利尿薬や水分制限により循環動態を悪化させてしまう．

5 入院適応

　全身性の浮腫の場合，基本的に入院のうえ精査，加療を要する．全身性の浮腫を呈する疾患のなかで比較的よく外来で遭遇する疾患は限られており，アナフィラキシー，ネフローゼ症候群，溶連菌感染後糸球体腎炎が挙げられる．

　外来で心不全，腎不全に遭遇する頻度は少ないが，全身状態が不良な際には考慮しておく必要がある．

診療のコツ

全身性の浮腫を診察する際，疎な軟部組織の多い眼瞼周囲や脂肪の少ない脛骨前面が浮腫の有無を判断するのに有用な場所である．だが，浮腫があっても初対面の医療者には肉付きの良い子どもに見えてしまうことがあるだけでなく，保護者自身も自然の成長と思い込んでしまっている場合がある．眼瞼周囲の浮腫は以前の写真を見せてもらうと変化がわかりやすく，下腿の浮腫は靴が履きにくくなった，靴下の跡が目立つ，などの情報から気付かれることもある．
また，浮腫の出る場所は活動性によって異なることにも注意を要する．例えば，臥床時間が長い患者（早期乳児，寝たきり患者など）では，浮腫は下腿よりも背部や外陰部に認めやすいことも知っておくと診察時に役立つことがある．

文　献
1）『生理学テキスト第6版』（大地陸男／著），pp308-311（循環），文光堂，2010
2）Lawrence Copelovitch：edema.『The 5-minute pediatric consult 5th ed』（M. Williams Schwartz, ed），pp292-293, Lippincott Williams & Wilkins, 2008
3）Albert J. Pomeranz：edema.『Pediatric decision-making strategies』（Albert J. Pomeranz, ed），pp134-137, Saunders, 2001

◆著者プロフィール

小林由典（Yoshinori Kobayashi）：国立成育医療研究センター　総合診療部
阪井裕一（Hirokazu Sakai）　　：国立成育医療研究センター　総合診療部　部長

第3章 よくある症候別，小児の診断と治療の進め方

13. 先天異常と遺伝カウンセリング
先天異常の患者さんと出会ったらどうするの？

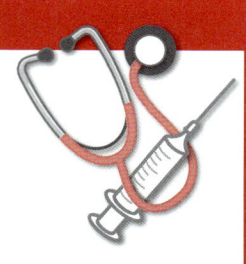

酒井規夫

1 先天異常とは

　先天異常とは「先天」の意味するように出生前に発生要因があり，出生時あるいは生後間もなくその異常に気付かれる形態的（先天奇形）もしくは機能的異常（先天代謝異常，内分泌疾患，神経筋疾患，免疫異常，血液疾患など）を含む疾患の総称である．

　すなわち，先天異常の患者に出会う場面としては，明らかな外表奇形を伴うものであれば出生時早期が多く，内臓奇形や機能的異常を伴うものは臨床症状によるが，新生児期から乳児期における健診や一般診療の場面が考えられる．最近では妊婦健診における胎児エコーに際して発見されることも多くなってきている．

　これら先天異常は全出生に対し5～10%の頻度を占めると言われ，また重篤なものは生後間もなくから生命の危機に面するような症状を示すため，また生後間もない赤ちゃんを囲む家族にとって苦しい感情を巻き起こすため，その対応が大変重要である．

まず考えること，すべきこと

　上記の先天異常に含まれると思われる症例に遭遇した場合に考えるべきこと，対応すべきことを下記の3点にまとめた．

1 診断のために進めるべき診察，検査
- 何らかの外表奇形，内臓奇形に気付いた場合には，全身くまなく身体所見をとり，記載する．所見の取り方は本文「3 身体所見の取り方」に詳述する．
- 必要に応じて，頭部，腹部，心エコー，心電図，全身骨X線，CT，MRIなどの検査を行う．
- 確定診断のために，染色体検査や遺伝子検査を検討する．

2 至急に開始する治療介入
- 呼吸状態，循環動態，栄養摂取などに問題がある場合には，状態に応じて適切にその評価を行う．
- 問題点に応じて，手遅れにならないように医学的介入を開始する．

3 家族への適切な病状説明
- 異常が見つかった時点で，なるべく適切なタイミングを見計らって，病状説明が必要であり，いたずらにこれを隠したり，遅らせることは望ましくない．ただ，必ずしも好ましく

ない情報を，まず誰にどのように伝えるか，という問題は家族にもよるが簡単なことではない．最初の対応，説明が家族にとって大きなトラウマになったりしないよう配慮が必要である．
●必要に応じて専門的な遺伝カウンセリング外来へ紹介する．

症例 1

6カ月　男児

現　病　歴：在胎39週，Apgar 9/9で出生．周産期の聴力スクリーニングで難聴が疑われている．4カ月健診で頸定あり，追視も正常であった．家族が光彩の色が左右で異なることに気付き，インターネットで難聴と光彩異色で検索したところ，ワールデンブルグ症候群が紹介されており，小児科で相談し，当院遺伝子診療部に紹介となる．

現　　　症：両側難聴，眼間解離，前頭部白髪，両眼光彩異色症，筋緊張正常であり，粗大運動発達は正常

検　査　所　見：ABR両側高度難聴，VEP正常，頭部MRI正常

遺伝カウンセリング：上記所見を含む紹介状と，眼角解離＊（dystopia canthorum）の確認からワールデンブルグ症候群タイプIの診断を行い，これに関する疾患情報，遺伝形式の説明を行った．また，高度難聴に関しては，この疾患に対しては早期の人工内耳の手術とその後の訓練により，聴力改善が望まれることを説明し，専門の耳鼻科を紹介した．また常染色体性優性遺伝であるが，突然変異のことも多いことを説明し，希望があれば本人の原因遺伝子Pax3遺伝子検査と両親の遺伝子検査により，それを確認できることを説明した．その後数回の遺伝カウンセリングのなかで，遺伝子検査を施行し，両親は遺伝子変異をもっておらず，次子への影響はかなり少ない（germline mosaicism）ことを説明した．

2 先天異常の原因と頻度

　先天異常を原因によって分類したものが表1である．**単一遺伝疾患**とは一つの遺伝子の変異により発症する疾患であり，メンデル遺伝疾患とも呼ばれる．それに対し，**多因子疾患**は複数の遺伝子，複数の環境因子の組合せで発症する疾患であり頻度としても先天異常の約半分を占めるとされる．**染色体異常**は染色体の数異常，構造異常，不均衡型転座などを含み基本的に複数の遺伝子が関与する異常と言えるが，最近は通常の染色体検査では見つからないような，微細な構造異常が多く報告されるようになり，その頻度は全体の25％を占める．そして感染，催奇性因子などの環境因子のみに起因するものが5％程度と考えられている．合

＊**眼角解離**
内眼角の距離が離れていること．眼間解離は瞳孔間距離が離れていること

表1 ● 先天異常の原因分類

原因分類	頻度	割合	疾患例
単一遺伝疾患	1〜2%	20%	フェニルケトン尿症
多因子疾患	5〜6%	50%	口唇裂
染色体異常	1〜2%	25%	ダウン症
環境因子	0.50%	5%	風疹症候群
合計	5〜10%	100%	

表2 ● 主な外表奇形の見方

眼間解離	眼裂斜上	耳介低位	内眼角贅皮	高口蓋
(内眼角距離B/外眼角距離A) >0.38	両内眼角を結ぶ線と内外眼角線のなす角度が10度以上	耳介付着部上端が外眼角と外後頭隆起を結ぶ線より下にあるとき	内眼角を覆うように皮膚があるもの	口蓋を下方30度の射入角でライトを当てたときに陰ができるくらい口蓋が急峻なこと

計すると総計で全出生に対し5〜10%となる．

3 身体所見の取り方

　まず全身の身体所見を頭から足までくまなく診察し，記載する．その際，身長，体重，頭位などの計測のみならず，眼間解離の計測，高口蓋の診察法も知っておく必要がある．また皮膚所見，口腔内所見，頭蓋骨の離開や心雑音，呼吸音の確認，肝脾腫大や関節可動域の計測なども重要である．また，可能な範囲で脳神経機能，筋緊張，腱反射など神経学的な診察も必要である．表2に主な外表奇形の見方をまとめた．詳しくは文献[2],[3]を参照のこと．

4 診断のための検査

●まず，身体所見をとったあとに，画像検査（エコー，X線，CT，MRI）や心電図，誘発電位などが有効なことがある．また，眼底検査を含め眼科への紹介，聴力検査を含め耳鼻科への紹介なども検討する．多臓器の合併症が疑われるときにはこの関連診療科との連携が重要である．また内分泌疾患，代謝疾患，血液疾患などが疑われたときには，それらに対

表3 ● 診断法

生化学的診断法	病理学的診断法	染色体検査	遺伝子検査
酵素活性測定	骨髄 肝生検 腎生検 皮膚生検	Gバンド FISH法 SKY法 MLPA法 array CGH法	PCR 塩基配列決定 RT-PCR サザン法

する血液，尿，髄液，骨髄などの検査が必要となる．
● 身体所見，画像所見，検査所見などから疾患の鑑別を行うことになる．その検索のためには本稿で挙げた文献以外に，下記のようなWeb siteが大変参考になる．症例に特徴的と思われる症状をいくつか選択して，合致する症候群，遺伝疾患を検索することができる．ただ，実際は複数の候補から最終診断に絞り込むのはそれなりの経験を要する．

1）琉球大学遺伝性疾患データベース（UR-DBMS/Syndrome Finder）：http://becomerich.lab.u-ryukyu.ac.jp/
2）OMIM®-Online Mendelian Inheritance in Man®：http://www.ncbi.nlm.nih.gov/omim
3）GeneTest：http://www.ncbi.nlm.nih.gov/sites/GeneTests

診療のコツ

検索に使うキーワードをいかに選ぶかがポイント．症例の全体像のなかで，なるべく本質的な症状や，特徴的な症状を選んで検索する．場合によっては，いくつかの組合せで出てきた疾患群を比べて，共通するものを選んだりすることにより，正しい診断名にたどり着くことができる．最終的には，報告されている疾患に認められる症状の頻度などを参考にして，最も症例に近い疾患を選ぶのがミソである．

● 次に，確定診断のための検査法について述べる．表3にまとめたように前段階でかなり鑑別疾患が絞られた場合には，生化学的，病理学的，染色体，遺伝子レベルでの診断が可能であり，それぞれの疾患によりその診断法を使い分ける必要である．

5 保護者への説明のポイント

前述のように，異常な所見が見つかった時点で，その段階における医学的情報を，適切に家族に伝えることが肝要である．いたずらに告知を遅らせたり，両親の一方だけに伝えたりすることは避けるべきと考えられている．ただ，最初の告知のときの説明の仕方も重要であり，両親の子どもに対する受け入れがよくなるかどうかも，告知する側の言葉の選び方や共感的な態度によると考えられる．

また，診断とともに，遺伝的な疾患の場合には次子への影響などを含めた情報提供も重要であり，適切な時期に遺伝カウンセリングが受けられるように配慮することは，今後さらに

大切な医療介入となろう．

6 遺伝カウンセリングについて

　遺伝カウンセリングとは，遺伝性疾患の患者，家族またはその可能性のある人に対して，生活設計上の選択を自らの意志で決定し行動できるよう臨床遺伝学的診断を行い，遺伝医学的判断に基づき遺伝予後などの適切な情報を提供し，支援する医療行為である，と定義される．つまり，遺伝カウンセリングにおいては遺伝学的な情報提供のみならず，クライエント（来談者）と遺伝カウンセリング担当者との良好な信頼関係に基づき，さまざまなコミュニケーションが行われ，この過程で心理的，精神的援助がなされることが本質的とされている（「遺伝学的検査に関するガイドライン」より）．

　この医療行為はすべての医療者が身につけることが望ましいと言えるが，現状での医学教育ではまだ手薄な分野と言え，一方ではかなり専門的な知識，経験を要することもあり，臨床遺伝専門医や認定遺伝カウンセラーの養成が進んでいる．遺伝性疾患が診断されたときには，遺伝子診療部の外来に紹介することが望ましい．

> **診療のコツ**
> 遺伝子診療部の情報は下記ホームページで確認できる．
> 全国遺伝子医療部門連絡会議：http://www.idenshiiryoubumon.org/

7 注意点，アドバイス

　先天異常は生直後あるいは乳児期の間に気付かれる先天性の形態上，機能上の異常であり，家族がまだ子どもへの受け入れや愛情形成ができる前に出会うことになる．その対応は，医療上適切な時期に行われることも必要であるが，家族への説明などの対応が他の疾患と比較しても大変重要であり，これが家族の疾患や患者そのものに対する受け入れに大きく関与することに留意すべきである．説明は正確であることはもちろんであるが，ショックを受けている家族の気持ちにも共感的であるとともに，可能な治療や医療的介入，将来的には福祉情報などの提供を，医師，看護師，MSW（medical social worker），認定遺伝カウンセラーな

Column ◆ 臨床遺伝専門医のすすめ

　医学の進歩により，多くの疾患が遺伝的影響をもっていることが明らかになっているにもかかわらず，その遺伝にかかわる専門家は少なく，患者の需要に十分対応できていないと感じます．欧米の医療状況と比較して，日本の臨床遺伝のレベルはまだまだ遅れています．その原因は日本における生物学のなかでの遺伝学教育の不十分さであり，医学教育においてもまだまだ十分と言えないことと思われます．日本人類遺伝学会と日本遺伝カウンセリング学会が認定する臨床遺伝専門医の制度があり，別の専門医を取ったうえで，専門医研修施設での研修と試験により，取得が可能です．ぜひ，小児科を学ぶ多くの若手のみなさんがこの臨床遺伝専門医を目指して，今後の日本における臨床遺伝を向上させて欲しいと願っています．

　　参考：日本人類遺伝学会ホームページ，
　　　　　http://jbmg.org/

どとの協働により行うことが望ましい．また，遺伝カウンセリングを受けられる環境があれば，適切な時期に紹介できることが望ましい．

文献
1）特集：形態異常の見方．小児内科，42（8）：2010
2）近藤達郎：外表奇形の見方/考え方．日本小児科学会雑誌，109（10）：1173-1186, 2005
3）『新先天奇形症候群アトラス』（梶井正他/編），南光堂，1998
4）『Smith's Recognizable Pattern of Human Malformation 6th ed』（Jones KL et al, eds), Saunders, 2005

◆著者プロフィール

酒井規夫（Norio Sakai）：大阪大学大学院医学系研究科小児科/遺伝子診療部，准教授．大阪大学医学部に学士入学し，先天異常，遺伝疾患の医療に関心をもったため，小児科に入局した．先天代謝異常や染色体異常を専門とする代謝グループに属し，大学院でクラッベ病の原因遺伝子のクローニングを行う．その後も代謝疾患，神経疾患の診療と研究を行い，また大阪大学で遺伝子診療部の設立時から遺伝カウンセリングを行っている．

Mini Lecture

国際化により問題になってくる疾患

中野貴司

ガーナ滞在中に自らの病気を誤診？！

　二十数年前，小児科医になって3年半ほど経った頃であった．西アフリカのガーナに2年間滞在した．いくつかの村を巡回して，乳児健診・予防接種や診療を行っていたが，ある日自分が体調不良となった．発熱と倦怠感が主症状で，その後下痢も出現した．当初は熱帯熱マラリアを念頭において，自ら検査や治療を行った（表1）．血液塗抹標本でマラリア原虫は陰性であったが，抗マラリア薬は2種類使用した．最初の薬剤で1コース治療したが，一旦改善したかにみえた症状が再燃したからであった．しかし，症状は持続した．腸チフスを鑑別診断の対象にさらに検査したが，結果は否定的であった．その後便培養から*Shigella flexneri*が分離され，診断は赤痢であった．教科書的な第一選択薬は手元になかったが，持ち合わせていた抗菌薬で5日間ほど治療したら完治した．

間違っていなかった診断と治療の手順

　ガーナでの日常業務のなかで身に付けた考え方に基づいて自ら診断と治療を進めたが，結果的に最終診断に至るまでの経過は間違っていなかったと思っている．当地では熱帯熱マラリアはきわめて一般的な疾患であり，合併症や重症化を起こさないためには，一刻も早い治療が大切である（表2，コラム）．腸チフスは，他の細菌性疾患よりも十分な期間の抗菌薬療法が必要であり，遠隔期の合併症も起こる．それらの疾患への対処をまず行ったうえで，最終的には赤痢であった．

頻度の高い疾患は忘れずに

　ガーナの熱帯熱マラリアもそうであるが，当地で頻度の高い疾患については，必ず最低限の知識はもっておくことが必要である．その観点から，

表1 ● マラリアの症状と診断

- 主症状は発熱で，頭痛，倦怠感，身体痛，嘔吐，下痢も認める．
- 典型的な三日熱マラリアでは1日おき，四日熱では2日おきに発熱が認められる．熱帯熱マラリアの熱型は一定していない．
- 熱帯熱マラリアは，中枢神経症状（脳マラリア）や腎不全を合併しやすく，早期に適切な治療を行わないと予後が不良である．
- 血液塗抹標本ギムザ染色の鏡検で診断する．
- 少量の末梢血液を検体に用いる迅速診断キットも，広く使われつつある．わが国でも輸入代理店から入手可能だが，体外診断薬として認可されていない．
- 急性期の検査所見では，血小板減少やCRP高値が参考になる．
- 黄疸，貧血，脾腫はよく知られた症状だが，急性期では認めないことが多い．

表2 ● マラリアの治療に用いられる薬剤

- アーテミシニン誘導体
  アーテメターやアーテスネートの経口薬，注射薬，坐剤
- メフロキン（経口薬）
- アトバコン/プログアニル合剤（経口薬）
- クロロキン（経口薬，注射薬）
- キニーネ（経口薬，注射薬）
- ドキシサイクリンやクリンダマイシン
- プリマキン　〜三日熱・卵形マラリアの再発予防

上記薬剤のなかで，メフロキンとキニーネ経口薬以外はわが国では承認されていない．
ドキシサイクリンやクリンダマイシンは，薬剤としては存在するが，"マラリアの治療"は適応症に含まれていない．

> ◆ **マラリアと診断したら，薬剤の入手は？**
>
> 　治療に際してわが国で未承認の抗マラリア薬が必要な場合は，厚生労働科学研究費補助金・創薬基盤推進研究事業「国内未承認薬の使用も含めた熱帯病・寄生虫症の最適な診療体制の確立」に関する研究班＜http://www.med.miyazaki-u.ac.jp/parasitology/orphan/index.html＞に相談できます．本研究班は，熱帯病・寄生虫症の治療薬として海外では標準的に使われる薬剤でありながら国内では未承認のものを導入し，日本人におけるそれら薬剤の有効性や安全性を確認することで，わが国における熱帯病・寄生虫症治療の最適な治療体制の確立を目指す目的で活動しています．

　近年忘れてならない疾患はデング熱である．特にアジア各国では流行が報告されており，日本からの渡航者，海外からの来日者の双方で，高い確率で遭遇することが想定される疾患の1つである．

　わが国では，年間約100例のデング熱輸入感染症例が報告されていたが，2010年は著増し243例の届け出があった．軽症で予後のよいデング熱と重症のデング出血熱がある（表3）．デングウイルスに対する抗ウイルス薬や予防ワクチンはない．解熱薬について，アスピリンなどサリチル酸系解熱薬は出血とアシドーシスを助長するため使用は控える．

　ネッタイシマカとヒトスジシマカが主たる媒介蚊である．媒介蚊はヒトの住環境が発生母地で，都市部で流行する．国内でも東北地方以南に媒介蚊は生息する．第二次世界大戦中～戦後の混乱期には，神戸・大阪・広島・呉・佐世保・長崎などで約20万人に上る温帯地域最大のデング熱流行が発生した．今後，地球温暖化に伴う蚊の生息域の変化による流行地の変動にも注意が必要な疾患である．

表3 ● デング熱の症状と診断

- 潜伏期間は数日から1週間．
- 発熱，頭痛，関節痛，筋肉痛，嘔吐，発疹，白血球減少，血小板減少などが主症状．通常は1週間程度で後遺症なく回復．
- 患者血液を検体として，ウイルス分離，ウイルス遺伝子検出（RT-PCR法），血清抗体価により診断する．
- デング出血熱は，初回罹患時とは異なる血清型のデングウイルスに再感染した際に発症する．ただし，3度目以降の感染による発症はまれである．
- デング出血熱では，発症初期はデング熱と区別がつかない．解熱する頃に重篤な症状が始まり，著明な出血傾向，循環不全，低血圧，ショックなどが認められる．

◆ 著者プロフィール

中野貴司（Takashi Nakano）
川崎医科大学 小児科学 教授．大学卒業後，国内で小児科医として勤務し，1987年から2年間ガーナ野口記念医学研究所，1995年12月から1年間中国ポリオ対策（ともにJICAプロジェクト）へ派遣．専門は小児感染症学，国際保健，予防接種．青年海外協力隊技術専門委員．

第4章

疾患別ケーススタディで学ぶ
小児診療のポイント

第4章 疾患別ケーススタディで学ぶ小児診療のポイント

1. 腸重積症
疑うことが大切！

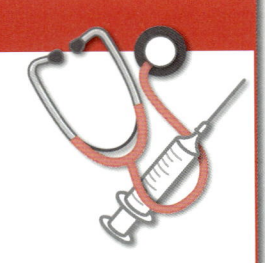

大熊喜彰

Case Study

症 例 11カ月　男児
既往歴に特記すべきことなし．

現病歴 ここ数日軟便を認めていた．今朝から少し不機嫌で食欲がやや低下，その後徐々にぐったりして時折激しく泣いたり，ミルクを吐いたりするようになった．症状が強まるため，お昼過ぎに救急外来を受診した．

身体所見 顔色不良で無欲様顔貌，不機嫌で間欠的に激しく泣く．診察中も時折嘔吐がみられた．腹部は軽度膨満し，腸蠕動音が減弱していた．注意深く触ると右季肋下にやわらかい腫瘤が触知された．

検 査 浣腸を行ったところ粘血便が排出された．腹部超音波検査でtarget signおよびpseudokidney signを認めた．

診 断 腸重積症

治 療 脱水の改善のために細胞外液補充液を用いて輸液を行い，一般状態評価のために血液検査を提出した．比較的全身状態がよく，発症してから6～7時間の経過と考え超音波下非観血的整復術（媒体：生理食塩液）を試みた．肛門からバルーンカテーテルを挿入・留置した後，イルリガートルから微温生理食塩液を注入し，最終的にcrab-claw signとpost reduction signを確認して整復を終了した．その後，1泊入院で経過観察し，再発や腸穿孔のないことを確認して退院とした．

2012年に日本小児救急医学会から「エビデンスに基づいた小児腸重積症の診療ガイドライン[1]」が発表された．小児救急に携わる臨床医はぜひ参考にしていただきたい．

1 臨床像

腸重積症はどの年齢にも起きうるが，1歳未満の乳児が半数以上を占め，3カ月未満や6歳以上は少ない．男女比は約2：1である．

「三主徴」として**腹痛**，**嘔吐**，**血便**が挙げられるが，**初診時にすべてがそろう症例は10～50％程度である**．腹痛は初発症状としての頻度が高い症状であり，15～20分ごとに繰り返す疝痛で，それに伴う啼泣や苦悶様の表情がみられる．痛みの間欠期には比較的元気に遊べるくらいになることもあるが，間欠期の時間は徐々に短くなる．嘔吐は腹痛と同じくらい頻度が高い症状である．血便は，典型例では血液と便が混在した粘血便（いちごゼリー状）がみられるが，発症12時間以内では自然排泄されることはまれ[2]で症状の進行に伴って出現する．

「ソーセージ様」と表現される右季肋部付近の腹部腫瘤は，約半数に触知されると言われる．Dance徴候（右下腹部の空虚なさま）は出現頻度が低い．

腹部症状のほかにショック状態や意識障害で受診する例があるため，髄膜炎や他の原因による敗血症と見まがうこともある．

最近では症状出現から早期に救急外来に連れてこられる症例が増えたため，三主徴がそろわないことが多い．また，保護者の「泣き方がいつもと違う」「ぐったりしてなんとなく元気がない」などの訴えが本症の初期症状であることが少なくない．急性胃腸炎の流行時には，嘔吐・腹痛などを主訴に受診する患者が多くなるため診断に苦慮することがあるが，**乳幼児で機嫌不良で嘔吐があれば腸重積症も疑い，浣腸による血便の有無の確認**[3,4]，**便潜血反応**[5]，**腹部超音波検査などを行うことが重要**である．診断した後は，重症度評価→治療と進む（図）．

症例のここに注目！
- 11カ月　男児
- 間欠的に激しく泣く
- 診察中も時折嘔吐がみられた
- 右季肋下にやわらかい腫瘤が触知された
- 粘血便が排出された

2 診　断

ガイドラインに示されている診断基準（表1）を示す．

典型的な症状がそろえば診断は比較的容易だが，乳児例や症状が非典型的な場合は**まず「腸重積？」と疑うことが大切**である．疑ったら早期に診断して非観血的整復での治癒を目指す．**腹部超音波検査は感度・特異度ともに100％近い報告がある**[6-8]ことに加え，容易で放射線被曝がないため有用である．所見としては，重積した腸管の短軸方向の断面では「target

Column ◆ 胃腸炎の間に潜む腸重積．あのまま帰宅させなくてよかった．

医師3年目の冬のことです．当直をしていた際，10カ月の男児が嘔吐・不機嫌を主訴に小児科救急外来を受診しました．感染性腸炎が流行し，来院する患者さんの3人に2人は嘔吐が主訴だったため，「また胃腸炎だろうな」と思いましたが，腸重積も考えて浣腸を施行したところ血便は認められませんでした．患児のご両親に「帰宅して構いませんよ」とお話ししようとしましたが，母親が「泣き方がおかしい」と強く主張するため，再度浣腸したところ典型的な粘血便の排出があり，腹部超音波検査も施行のうえ，腸重積と診断し非観血的整復を行いました．あのまま帰宅させていたらと思うと冷や汗が出ました．

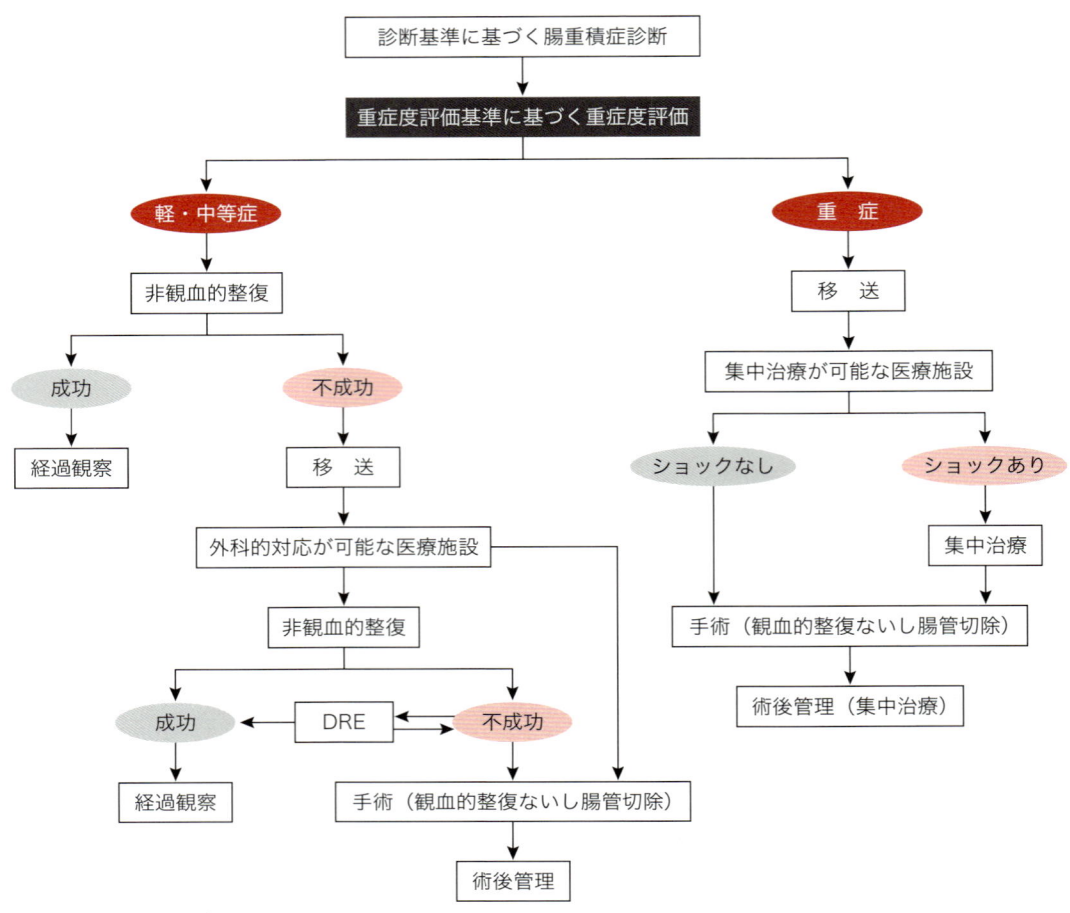

図 フローチャート
DRE：delayed repeat enema
（文献1より転載）

表1 小児腸重積症の診断基準（試案）

A項目	腹痛ないし不機嫌 血便（浣腸を含む） 腹部腫瘤ないし膨満
B項目	嘔吐 顔面蒼白 ぐったりして不活発 ショック状態 腹部単純Ｘ線写真で腸管ガス分布の異常
C項目	注腸造影，超音波，CT，MRI等の画像検査で特徴的所見

疑診：A2つ，A1つとB1つ，ないしB3つ以上で疑診
　　　ただし腹痛ないし不機嫌が間欠的な場合は，それだけで疑診

確診：疑診に加え，さらにCを確認したもの

（文献1より転載）

表2 ● 小児腸重積症の重症度評価基準（試案）

重症	全身状態が不良，または腸管壊死が疑われる以下のいずれかの状態を有する． ❶ ショック状態 ❷ 腹膜炎症状 ❸ 腹部単純X線写真で遊離ガス像
中等症	全身状態が良好で，腸管虚血の可能性を示す以下のいずれかの条件を有する． ❶ 初発症状からの経過時間が48時間以上 ❷ 生後3カ月以下 ❸ 先進部が脾彎曲より肛門側 ❹ 回腸回腸結腸型 ❺ 白血球増多（＞20,000/μL），CRP高値（＞10 mg/dL） ❻ 腹部単純X線写真で小腸閉塞 ❼ 超音波検査で以下のいずれかの所見 　・血流低下 　・腸管重積部の液体貯留 　・病的先進部の存在
軽症	全身状態が良好で，「重症」「中等症」の基準を満たさないもの．

（文献1より転載）

sign」，長軸方向の断面では「pseudokidney sign」が特徴的である．超音波検査に不慣れな場合や，診断が不確実な場合は注腸造影検査が必要である．

腹部CTは被曝の問題があるものの，病的先進部をもつ症例や超音波での描出が困難な症例，他の急性腹症との鑑別で有用なことがある．

症例のここに注目！ ・腹部超音波検査でtarget signおよびpseudokidney signを認めた

3 重症度評価

ガイドラインに示されている重症度評価基準を示す（表2）．
重症例や非観血的整復が困難な症例は外科的対応が可能な施設への搬送が必要となる．

4 治療

非観血的整復として超音波下整復とX線透視下整復があるが，整復率を比較検討した論文はない．当科では，放射線被曝が避けられるという点で超音波下整復を行う頻度が高くなっている．鎮静薬投与は行っていない．施設や医師の習熟度の違いによって慣れた方法を選択してよいと思われる．

初回の非観血的整復が成功しなくても，患児の全身状態が安定しており，初回の注腸で重複腸管が部分的に整復された症例では，一定の時間をおいて再度非観血的整復を行う（delayed repeat enema：DRE）ことで整復率が上がることが報告されている[9)10)]．ただ，DRE施行に際しては外科医と連携を取ることが必要である．

整復後は約1～2日経過をみて，再発や腹膜炎，穿孔などの合併症がないか観察する．

再発例ではMeckel憩室や重複腸管，悪性リンパ腫，良性ポリープ，血管性紫斑病などの基礎疾患を考慮する必要がある．

まとめ
- ◆ 不機嫌で嘔吐を認める乳幼児をみたら，腸重積も疑う．
- ◆ ベッドサイドで積極的に腹部超音波検査を行う．
- ◆ 重症例や非観血的整復が困難な例では，外科と密接な連携を取る，もしくは外科対応可能な施設へ搬送するなどして用手整復を躊躇しない．

文　献
1) 『エビデンスに基づいた小児腸重積症の診療ガイドライン』（日本小児救急医学会ガイドライン作成委員会/編），へるす出版，2012
2) Bruce J et al : Intussusception : Evolution of current management. J Pediatr Gastroenterol Nutr, 6 : 663-764, 1987
3) 石田裕二，他：小児腸重積症248例の検討．小児科臨床，41：309-314，1988
4) 渡辺幸恵，他：小児腸重積症66例の臨床的検討．小児科臨床，39：2351-2355，1986
5) Losek JD & Fiete RL : Intussusception and the diagnostic value of testing stool for occult blood. Am J Emerg Med, 9 : 1-3, 1991
6) Verschelden P et al : Intussusception in children : Reliability of US in diagnosis—a prospective study. Radiology, 184 : 741-744, 1992
7) Pracros JP et al : Acute intestinal intussusception in children. Contribution of Ultrasonography (145cases). Ann Radiol, 30 : 525-530, 1987
8) Shanbhougue RLK et al : Ultrasonography is accurate enough for diagnosis of intussusception. J Pediat Surg, 29 : 324-328, 1994
9) 吉田史子，他：腸重積症に対するdelayed repeated enemaの検討．日本小児救急医学会雑誌，6：200-204，2007
10) Navarro OM et al : Intussusception : the use of delayed, repeated reduction attempts and the management of intussusceptions due to pathologic lead points in pediatric patients. Am J Roentgenol, 182 : 1169-1176, 2004

◆著者プロフィール
大熊喜彰（Yoshiaki Okuma）：国立国際医療研究センター小児科．専門：小児循環器，川崎病，小児救急．日々，子どもたちと向き合い診療しながら臨床研究に興味をもって取り組んでいます．

第4章 疾患別ケーススタディで学ぶ小児診療のポイント

2. 細菌性髄膜炎
起炎菌の同定と感受性検査が非常に重要

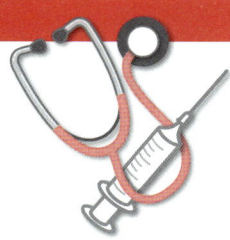

赤城邦彦

Case Study

症　例	6歳　男児
現　症	朝より頭痛，嘔吐（2回）出現．近医で感冒と言われた．昼過ぎからボーとした感じ．夕方，呼名反応乏しく前医受診．発熱，嘔吐，意識障害のため当院紹介入院となった．
予防接種歴	Hibワクチン，肺炎球菌ワクチンの接種歴なし．
身体所見	39.8℃，意識レベルJCS Ⅱ-30，血圧112/60 mmHg．皮疹なし．心肺腹部：異常なし．項部硬直（2+），Kernig（2+），腱反射→，咽頭発赤なし，鼓膜：正常．
検査所見	WBC 23,700/μL，Plt 30.3×10^4/μL，CRP 6.7 mg/dLで，凝固機能は正常であった．脳CT検査は全体に軽度浮腫のみ．髄液所見：細胞数は多数のため計測不能，糖＜10 mg/dL，蛋白401 mg/dL．鏡検にてグラム陽性双球菌多数．ラテックス凝集迅速診断にて肺炎球菌に凝集．
診　断	以上から肺炎球菌性髄膜炎と診断した．
治　療	デキサメタゾン（デカドロン®）4 mg静注後，CTRX（ロセフィン®）1回60 mg/kg，1日2回とPAPM/BP（カルベニン®）1回30 mg/kg，1日4回の点滴静注を開始した．濃グリセリン（グリセオール®）1回200 mL，1日4回とし，水分制限は1,200 mL/m^2/日（グリセオール®の水分量は60％と計算）とした．また免疫グロブリンを250 mg/kg点静した（2日間）．
経　過	3病日，39℃持続でJCS I-1で意味不明の言語あり．CRP 26.7 mg/dL．髄液所見（治療開始36時間後）：細胞数80,640（P66,560，M14,080）/3μL，鏡検上グラム陽性菌（+）のため，抗菌薬の効果不十分と考えVCM（バンコマイシン塩酸塩）1回11 mg/kg，1日4回点静を追加した．5病日，解熱し意識レベルも正常化した．10病日，CRP 0.51 mg/dLにてVCM中止．14病日，グリセオール®中止．21病日，CTRXとPAPM/BP中止．神経所見，脳MRI，脳波正常，耳鼻科所見異常なし．入院時のIgGサブクラス，回復時の血清補体値ともに異常なし．抗菌薬感受性試験ではペニシリンG＞2.0 μg/mLとペニシリン高度耐性肺炎球菌（PRSP）であった．

1 細菌性髄膜炎の徴候—年齢による違い

	新生児	乳児〜幼児	年長児
徴候	・高熱/低体温 ・不機嫌/傾眠 ・哺乳障害 ・無呼吸/チアノーゼ ・けいれん** ・大泉門膨隆	・高熱/平熱/低体温* ・活動性低下（様子が変） ・嘔吐 ・項部硬直（±） 　（12〜16カ月以降） ・大泉門膨隆 ・けいれん**	・頭痛，羞明 ・項部痛/項部硬直 ・行動変容＋意識障害 ・嘔吐 ・発熱

* ：診察時は，解熱剤などで高熱でないことあり
** ：けいれんないことあり．様子が変なら敗血症ワークアップとして腰椎穿刺を行う．乳児期は，髄膜刺激症状が目立たない

2 細菌性髄膜炎の起炎菌—年齢による違い

新生児	乳児（1〜2カ月）	乳児〜幼児（3カ月〜5歳）	年長児（6歳〜）
・グラム陰性桿菌 ・B群連鎖球菌 ・リステリア菌 ・黄色ブドウ球菌	・新生児期の細菌 ・インフルエンザ桿菌 ・肺炎球菌	・インフルエンザ桿菌 ・肺炎球菌 ・髄膜炎菌	・肺炎球菌 ・髄膜炎菌

他に，髄液漏は肺炎球菌，皮膚洞・VPシャント・貫通創はブドウ球菌，補体後期成分欠損症は髄膜炎菌など基礎疾患によって起炎菌が異なる．

3 細菌性髄膜炎：支持療法を必要とする急性期合併症

・敗血症性ショック
・脳浮腫
・梗塞
・けいれん
・喚気障害

4 診断・治療のポイント

発熱・嘔吐・意識障害（**けいれん**を伴うことが多い）があり，**項部硬直**を認めるときは，髄膜炎・髄膜脳炎を疑い，血液培養とともに腰椎穿刺を行う（コラム参照）．細菌性髄膜炎では，ウイルス性髄膜炎と異なり，一般に中等度以上のCRP陽性を認める．

髄液では，細菌数・**蛋白**・**糖**のほか，菌推定のため**グラム染色**と，**ラテックス凝集迅速診断**を行う．

表 髄膜炎での肺炎球菌の抗菌薬感受性分類と治療薬（2008年CLSI判定基準の改定後）

	最小発育阻止濃度（MIC）による分類		治療薬の選択
髄膜炎での肺炎球菌	PCGのMIC≦0.06 μg/mL ペニシリン感受性（PSSP）		PCG またはABPC
	PCGのMIC≧0.12 μg/mL ペニシリン耐性（PRSP）	CTXのMIC≦0.5 μg/mL セフォタキシム高感受性	CTX またはCTRX
		CTXのMIC＝1.0 μg/mL セフォタキシム中等度耐性	VCM またはPAPM/BP
		CTXのMIC≧2.0 μg/mL セフォタキシム高度耐性	

CLSI：米国臨床検査標準化委員会．（文献4より転載）

菌推定できればそれに対応できる抗菌薬を，菌不明なら年齢ごとに起炎菌を想定（**2**参照）して，抗菌薬を投与する．抗菌薬治療後は，菌陰性を確認のため，36〜48時間後に髄液検査の再検を行う．合併症の治療も併用する．

症例のここに注目！
・発熱，嘔吐，意識障害
・項部硬直（2＋）
・髄液所見：細胞数は多数のため計測不能
・糖＜10 mg/dL
・蛋白401 mg/dL
・鏡検にてグラム陽性双球菌多数
・ラテックス凝集迅速診断にて肺炎球菌に凝集

◆ 細菌性髄膜炎の診断・治療時の注意点　Column

・髄膜炎を疑うときで，神経学的局所所見や脳膿瘍など脳浮腫が疑われるときは必ず脳CT検査で脳浮腫の有無を確認した後に，腰椎穿刺を行います．
・好中球優位の髄液細胞数増多と血糖の1/2〜2/3以下の髄液糖の低下は細菌性髄膜炎を疑いますが，特に髄液糖10 mg/dL未満は難聴など後遺症の可能性が高くなります．
・肺炎球菌性髄膜炎は1カ月以降のどの年齢でも発症しえますが，本邦ではペニシリン耐性菌（中等度耐性を含む）がほぼ80％を占めます．グラム染色や迅速診断で肺炎球菌が疑われるときは，初期治療として第三セフェムとカルバペネムまたはバンコマイシンの併用がよいです（表）．

◆ デキサメタゾン（デカドロン®）療法の使用をめぐって

乳幼児〜小児期のインフルエンザtype b型髄膜炎で，難聴などの神経学的後遺症を減少させるとして推奨されています．投与量は0.15 mg/kg，6時間毎，2日〜4日間で，初回抗菌薬投与の10〜20分前に，遅くとも同時に投与します．すでに抗菌薬が投与されているときは投与しません．乳幼児〜小児期の肺炎球菌性髄膜炎には，有効性を証明する十分な根拠はありません．ペニシリン耐性菌が多い肺炎球菌性髄膜炎の本邦の現状では，デカドロン®の抗炎症作用により抗菌薬（例，VCM）の髄液移行が抑制されるという問題があります．VCM 60 mg/kg/日では髄液中濃度は十分だったとの成人での報告があり，わが国の投与量VCM 1回15 mg/kg，1日3回では不十分な可能性があります．このためデキサメタゾン療法時は，VCM 1回15 mg/kg，1日4回とするか，RFP 1回10 mg/kg，1日2回の併用も考慮します．新生児期の細菌性髄膜炎（大腸菌，B群連鎖球菌，リステリア菌など）には，デキサメタゾン療法は行いません．

> **診療のコツ**
>
> 髄膜移行のよい殺菌性薬剤で，十分量（通常の感染症の2～3倍量）を投与する．以下は，細菌性髄膜炎（2012年現在）に対する抗菌薬の投与量
> ABPC 1回50～75 mg/kg，1日4回（max 12 g/日）
> CTX 1回50～75 mg/kg，1日4回（max 12 g/日）
> CTRX 1回50～60 mg/kg，1日2回
> PAPM/BP 1回30～40 mg/kg，1日3～4回
> MEPM 1回35～45 mg/kg，1日3回（max 6 g/日）
> VCM 1回15 mg/kg，1日3～(4)*回 （ ）*は欧米量

まとめ

- 菌の同定・感受性が判明するまでの抗菌薬は，グラム陰性短桿菌なら第三セフェム（CTX/CTRX）とカルバペネム（MEPM），グラム陽性双球菌なら第三セフェムとグリコペプチド系（VCM）またはカルバペネム（PAPM/BP）の併用で投与開始する．
- グラム染色に加えて，ラテックス凝集迅速診断キット（肺炎球菌，インフルエンザ桿菌 type b，髄膜炎菌，B群連鎖球菌，大腸菌の抗原の有無をチェック）で菌の推定を行う．
- 抗菌薬投与36～48時間後の髄液検査で菌陰性化が得られないときは，投与量の再確認とともに抗菌薬の変更や追加を考慮する．
- 米国では合併症がなければ投与期間は肺炎球菌では14日前後だが，筆者は髄液の正常化とCRPの2回陰性化を目安としている．

文 献

1) 『細菌性髄膜炎の診療ガイドライン』（細菌性髄膜炎の診療ガイドライン作成委員会/編），医学書院，2007
2) Kim KS：Acute bacterial meningitis in infants and children. Lancet Infect Dis, 10：32-42, 2010
3) Feigin RD & Cutrer WB：Bacterial meningitis beyond the neonatal period.『Feigin & Cherry's Textbook of Pediatric Infectious Diseases, 6th ed』(Feigin RD et al, eds), pp439-471, Saunders, 2009
4) 谷口智宏：中枢神経系感染症ケース31.『感染症ケースファイル』（喜舎場朝和，遠藤和郎/監），pp223，医学書院，2011
5) Ricard JD et al：Levels of vancomycin in cerebrospinal fluid of adult patients receiving adjunctive corticosteroids to treat pneumococcal meningitis：a prospective multicenter observational study. Clin Infect Dis, 44：250-255, 2007

◆著者プロフィール

赤城邦彦（Kunihiko Akagi）：神奈川県立こども医療センター 感染免疫科．専門：小児の感染症，リウマチ性疾患，免疫不全．特に病原体と個体の反応，自己免疫疾患のさまざまな病態と個体差，小児の免疫系の発達などに感心がある．同じ疾患でも，共通するものと個人差のあるものを，日常診療の場で確認してほしい．

第4章 疾患別ケーススタディで学ぶ小児診療のポイント

3. 小児の1型糖尿病
尿が出ていれば大丈夫？

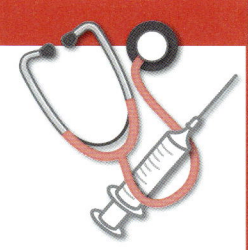

小松なぎさ

Case Study

患者 8歳 女児

主訴 嘔気嘔吐，倦怠感

現状歴 受診1週間前から疲れやすいと感じていた．受診3日前から嘔気嘔吐が出現し食事もとれなくなったため近医を受診した．胃腸炎と診断され，「水分はとれており尿も出ているから大丈夫」と言われ自宅で様子をみていた．来院前日から起き上がれないほどの倦怠感があり，意識朦朧状態であったために当院紹介になった．

来院時の心拍数は120/分と頻脈を認め，capillary refill time[注1]は4秒と著明に延長していた．半年前に比べて体重が5 kg減少しており，確認すると，受診半年前から多飲多尿の傾向はあったが，本人・家族とも特に気にしていなかった．来院時の血糖は747 mg/dLで，pH7.149，HCO_3^- 7.3 mEq/L，BE −21.2と著明なアシドーシスを認めた．BUN 20.5 mg/dL，Cr 0.49 mg/dL，Na 131 mEq/L（補正Na = 141）であった．

1 診断のポイント

1型糖尿病の症状として多飲多尿は有名ではあるが，患者や家族はそのことに気付かないことも多く，嘔気，嘔吐，腹痛，倦怠感などの症状を呈して初めて病院を受診することも多い．診断は検査すれば容易であるため，まず疑うことが重要である．

一般診療では脱水の指標として利尿の有無を確認することは重要であるが，1型糖尿病では尿糖による浸透圧利尿が起こるため脱水はあっても利尿が保たれていることが多く，脱水の指標にならない場合も多い．そのため体重減少の有無や，心拍数，capillary refill timeなどで総合的に脱水の評価を行う必要がある（表）．

注1：capillary refill time（毛細血管再充満時間）
強く爪の部分を圧迫し，離して爪の下の色が戻るまでの時間を計測する．2秒以内なら正常．利点は短時間で判断できること．ただし極端に寒いとできない．

表 ● 水分欠損量の推定

重症度	軽度	中等度	重度
水分欠損量（mL/kg）	30〜50	60〜100	90〜150
Capillary refill time	<2秒	2〜3秒	>3秒
心拍数	正常〜軽度増加	増加	増加
HCO_3^-（mEq/L）	正常	10〜20	<10
pH	正常	>7.20	<7.20
血糖値（mg/dL）	300〜400	400〜600	>800
補正Na（mEq/L）※		<150	>150

※ 補正Na＝実測Na＋1.6×（血糖値−100）/100（文献2より）

症例のここに注目！
- 受診半年前から多飲多尿の傾向
- 嘔気嘔吐，倦怠感（主訴）
- 著明なアシドーシス
- 心拍数は120/分と頻脈を認め，capillary refill timeは4秒と著明に延長していた
- 半年前に比べて体重が5kg減少

2 治 療

　糖尿病性ケトアシドーシスの治療で重要なことは致命的な合併症となりえる脳浮腫を起こさないようにすることである．輸液量は脱水量をもとに算出されるため，適切な輸液を行うためには脱水量を正しく評価しなければならない．ケトアシドーシスの治療中の輸液は電解質補正（カリウム，リンなど）を適宜行う必要がある．最近では急激な血糖降下を避けるためにインスリンの急速静注は行わず，インスリンの24時間持続静注が推奨されている．また炭酸水素ナトリウムによるアシドーシス補正は原則として行わない（ショック状態，初期輸液後のpH＜7.0あるいはHCO_3^-＜5 mEq/Lに限定）．

　1型糖尿病の治療目標はケトアシドーシスを乗り切ることはもちろんであるが，その後の自己血糖コントロールまで確立していくことにある．そのため治療に当たる場合には1型糖尿病の治療経験豊富な医師に相談した方がよい．

まとめ
◆ 1型糖尿病の脱水量は尿量では判断できないため体重減少やcapillary refill timeなどを指標に総合的に行う

文　献
1) Tibby SM et al：Capillary refill and core-peripheral temperature gap as indicators of haemodynamic status in paediatric intensive care patients. Arch Dis Child, 80：163-166, 1999
2)『小児当直医マニュアル　改定第11版』（神奈川県立こども医療センター小児内科小児外科/編），診断と治療社，2007

◆著者プロフィール

小松なぎさ（Nagisa Komatsu）：熊本赤十字病院小児科勤務

第4章 疾患別ケーススタディで学ぶ小児診療のポイント

4. 気道異物
1歳男児はむせやすい？

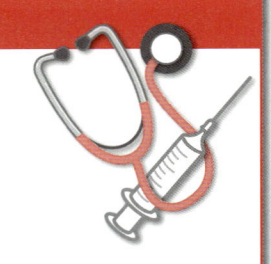

川﨑一輝，遠藤美紀

Case Study

症　例　1歳11カ月　男児

現　症　前日にピーナッツを食べていたところ，突然激しく咳込んで砕けたピーナッツを吐き出した．その後から軽度の喘鳴・咳嗽が持続したため翌日受診．

身体所見　顔色良好．努力性呼吸なし．左肺の呼吸音は著明に減弱し，軽度の呼気性連続性副雑音あり．

検査所見　気道異物を疑い，胸部単純X線撮影を吸気相（図A）と呼気相（図B）で行ったところ，右肺は十分に換気できるが，左肺はほとんど呼出できないことがわかった．

診　断　左気管支異物の疑いで全麻下に気管支ファイバースコピーを行い，診断を確定した．

治　療　引き続いて換気式硬性気管支鏡と異物鉗子を用い，左主気管支からピーナッツを摘出した．術後喘鳴は消失した．

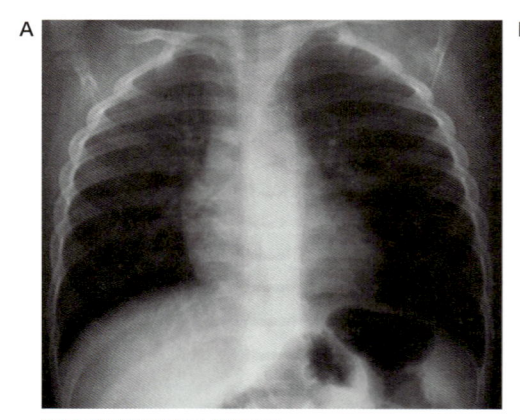

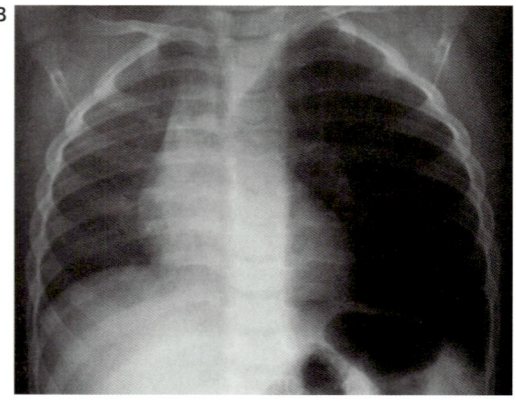

図●胸部単純X線写真　　A) 吸気相，B) 呼気相．左肺は空気をほとんど呼出できない

1 診断のポイント

❶ 気道異物の自験例（表）

表 ● 気道異物の74例

年齢	8カ月～11歳（1歳：45）
性別	男：50，女：24（**1歳男：31**）
吸引のエピソードあり：69	
部位	喉頭：4，気管：16，右気管支：28，左気管支：26
種類	ピーナッツ：30，他の豆類：20，他の食物：8，食物以外：16

2002年以降の自験例

❷ 危険因子

　これまでの経験から，**1歳児は気道異物を起こしやすい群（全体の61％）** であり，特に**1歳男児は最も危険性が高い**と考えられる（表）．1歳児で吸引のエピソード（後述）があれば，気道異物を積極的に疑う．また，エピソードがない場合でも，原因不明の無気肺や限局性の過膨張肺が持続すれば疑うべきである．

　固くてツルツルした小物が気道異物の原因になりやすい．特に**ピーナッツに代表される豆類**は要注意である．食物以外では，プラスチック製の玩具部品が多い．

症例のここに注目！
- 1歳11カ月，男児
- ピーナッツを食べていた

❸ 吸引のエピソード

　異物吸引のエピソード，すなわち何かを口の中に入れているときに**突然激しく咳込む**という状況は，年長児や大人には容易に認識できる．それを契機に喘鳴や咳嗽などの気道症状が持続すれば，気道異物を疑う．特に1歳児であれば，通常は家族とともに行動しているため，大人に認識されている場合がほとんどである（自験例で93％）．一方，年長児では明らかな吸引のエピソードがあっても，罪悪感（？）などから進んで話そうとしない傾向があるので注意する．

症例のここに注目！
- 突然激しく咳込んで

❹ 症状の推移

　吸引直後は激しく咳込む．そのまま咳，喘鳴，呼吸困難が持続すれば診断は容易である．しかし，数分から30分以内に**気道症状がかなり軽減する症例も少なくない**．その場合でも，**軽度の咳嗽や喘鳴は持続**する．その後の経過はさまざまであり，気管支喘息様になるもの，肺炎を反復するもの，胸部X線写真で異常陰影が持続するものなどが多い．短期間のうちに明らかな気管支拡張症になるもの，喉頭異物のためにクループ症状を反復するもの，まったく無症状で胸部X線写真で偶然発見されるものもある．

症例のここに注目！
- 喘鳴・咳嗽が持続

❺ 聴　診

呼吸音の減弱部位を捜す．年少児では安静時や睡眠時のほうがわかりやすい．喘鳴が肺野全体に聞かれる場合には判断しにくい．

> 症例のここに注目！　・呼吸音は著明に減弱

❻ 画像検査

必ず**吸気・呼気の胸部X線撮影**を行い，**呼気相でも透亮性が亢進している**部位を捜す．異物が気管内にある場合には，肺野に局所的な異常所見を呈さないので注意する．異物の長期介在例では，無気肺，過膨張，気管支拡張などの所見が持続する．

その他の画像診断法として，CTや肺血流シンチグラフィー，ピーナッツ異物を疑う場合のMRIがある．これらは気道異物の診断に疑問をもつ場合には試みてよい．明らかな吸引エピソードがあり，聴診や単純X線写真で気道異物の可能性が高ければ，あえて行う必要はない．

> 症例のここに注目！　・胸部単純X線撮影を吸気相（図A）と呼気相（図B）で行った

2 対　応

以上までの段階で気道異物の疑いがある場合，あるいは救急対応を要する場合には，さらに精査を行わなくても異物を摘出できる医療機関に相談すべきである．転院が必要と判断されたら，できるだけ早期に，できるだけ侵襲を加えずに対応する．

年少児例では，全麻下に**気管支ファイバースコピー**を行い，診断確定後に硬性気管支鏡を用いて異物摘出を行う．

> 症例のここに注目！　・気管支ファイバースコピーを行い

まとめ
- 喘鳴や咳嗽が突然出現した1歳児では，必ず気道異物を疑ってみる
- 豆類は気道異物のハイリスクである
- 異物が気管支にあれば，肺野の呼吸音やX線所見で左右差がみられる
- 異物が喉頭か気管にあれば，気道閉塞が強く迅速な対応が要求される

文　献
1）川﨑一輝：気道異物．実践小児診療．日本医師会雑誌，129：S148-150，2003

◆著者プロフィール

川﨑一輝（Kazuteru Kawasaki）：国立成育医療研究センター呼吸器科医長．
遠藤美紀（Miki Endo）　　　　：国立成育医療研究センター呼吸器科．

第4章 疾患別ケーススタディで学ぶ小児診療のポイント

5. 成長障害と肥満
この組み合わせに注意

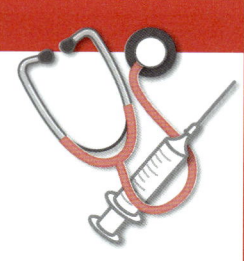

横谷 進

Case Study

症例 初診時9歳2カ月　女児

現病歴 7歳より多食傾向なしに肥満が始まった．8歳で挫瘡，9歳で背部に明らかな多毛あり．成長曲線からは8～9歳での成長率低下が認められた．

初診時現症 身長 124 cm（－1.1SD），体重 43.2 kg（＋2.9SD），肥満度 ＋84.3％．血圧 130/94 mmHg．中心性肥満，満月様顔貌，尋常性挫瘡，背部の多毛，大腿内側の皮膚線条を認めた．乳房 Tanner 3度，陰毛 3度．皮膚色素沈着を認めず．

主な検査所見 ACTH 3.2 pg/mL，コルチゾール 24.6 μg/dL で日内変動を認めず．尿中コルチゾール 56.6 μg/日，8 mg相当デキサメタゾン（デカドロン®）にて抑制されず．アルドステロン 7.0 ng/dL，DHEA-S 2,510 ng/mL，アンドロテンジオン 8.1 ng/mL，テストステロン 130 ng/dL．以上より，ACTH非依存性の，副腎性アンドロゲンの過剰を伴うコルチゾール分泌過剰と考えられた．画像診断では，左副腎に径2 cmの腫瘤が，低エコー，肝実質相当のCT濃度，T1・T2強調で腎実質相当の低信号で認められた．

治療と経過 左副腎腫瘍核出術を施行．腫瘍は主に好酸性細胞質を有する腫瘍細胞からなり，各種ステロイド合成酵素を発現しており，腺腫に矛盾しなかった．術後7年を経過して再発を認めない．

1 早期診断のためのポイント

❶ 成長曲線からの鑑別診断

　成長障害や肥満では，必ず成長曲線を描こう（**図**）．この症例では，7歳ごろから肥満が始まっているが，本人や親の話からは十分な体重コントロールの努力をしており，過食や運動不足といった生活習慣に肥満の原因を求めにくい点は**単純性肥満**に適合しない．

　8歳からは身長の伸びが停止している．単純性肥満では，普通は成長も促進されるので，「単純性肥満ではない」と気付かなければならない．**肥満と成長障害の組み合わせをみたら**——こうしたことはまれであるが——**クッシング症候群**（広義．下垂体腺腫によるクッシング病と

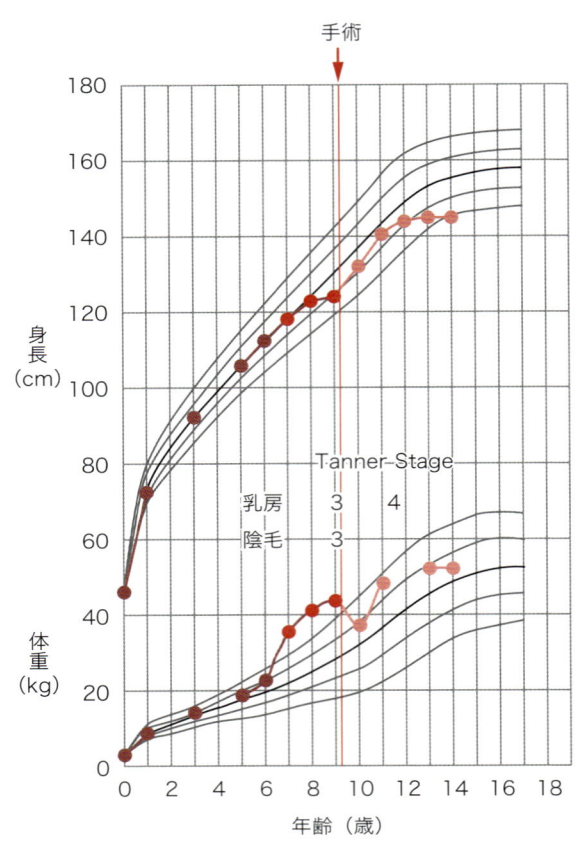

図● 患児の成長曲線
7歳からの著しい肥満と8歳からの成長率低下が明らかである（●で強調して示した）．この「肥満と成長率低下」の組合せに注目しよう．左副腎腫瘍摘出（手術）を示す縦の線（｜）の右側では，肥満の改善と成長キャッチアップがみられた．しかし，骨成熟促進のために身長はやや低く留まっている

副腎腫瘍による狭義のクッシング症候群を合わせていう）を強く疑うべきである．クッシング症候群（広義）ではしばしば成長ホルモン分泌不全を伴うが，それとは別に**糖質コルチコイド**の過剰自体も成長障害を引き起こすものと考えられる．本症例では，糖質コルチコイドの過剰により肥満が始まり，さらに進行して成長が障害された（肥満と成長障害の閾値が異なっている）と推測される．

> **症例のここに注目！**
> ・多食傾向なしに肥満
> ・8～9歳での成長率低下

❷ その他の兆候からの早期発見

男性化兆候（多毛，挫瘡，陰毛早期発生など）は，早期発見の手がかりになる．また，クッシング病の場合には，ACTHの過剰による皮膚色素沈着がみられる．

2 確定診断と治療

クッシング症候群（広義）の診断は，血中尿中の**糖質コルチコイドの過剰**による．クッシング病と狭義のクッシング症候群の鑑別は，血漿ACTH，大量（8 mg）デキサメタゾンに対する抑制性，下垂体・副腎の画像検査に基づく．思春期年齢以降ではクッシング病が多いが，

それより年少の小児はクッシング症候群（狭義）が多く，特に5歳未満では副腎癌の割合が高い[1]．本症例では，左側副腎に腫瘍が発見され，全摘された．クッシング症候群では病理組織のみでは悪性の有無の判定は困難なことがあり，慎重なフォローを必要とする．

本症例では，術後に著明な成長キャッチアップが認められたものの，治療前に中枢がアンドロゲンに曝露されていた結果と考えられる**思春期早発**の傾向により，早期に骨成熟が進行して，やや低い身長に留まった．

まとめ

- ◆ 成長の異常や肥満を診療するときには，必ず，標準成長曲線に成長曲線を書き込もう．
- ◆ 身長の伸びと体重の増加にアンバランスがないかにも注目しよう．
- ◆ 成長障害（成長率の低下）と肥満の組み合わせは，クッシング症候群を疑わせる有力な手がかりである．

文 献
1) 佐藤清二：副腎皮質機能亢進症．小児内科，33（増刊）：226-228, 2001

◆ 小児でBMIを活用するために　Column

小児の肥満の臨床研究や疫学研究において，日本では，代替指標として用いられる体格指数として肥満度が多く用いられてきましたが，国際的にはBMIの方がより多く用いられています．BMIが臨床的に使いにくい主な理由は，年齢によって基準値が異なり，一律の基準で評価ができない点にあります．しかし，日本人小児の年齢別BMI基準値が報告され（Clin Pediatr Endocrinol 20：47, 2011 日本小児内分泌学会ホームページ参照），BMI標準曲線に記入したりBMI SDスコアを計算したりすることができるようになり，この点の問題がある程度克服されました．成人では，BMI 25を健康管理の指標にすることは確立していますが，小児では，そうした基準は明確になっていないものの，18歳におけるBMI 25および30に相当するBMIパーセンタイル値（LMS法という方法で作成された基準値の場合には，BMI SDスコアも同じ意味で用いられる）を求めてそのパーセンタイル値を小児の全年齢に適用することが，WHOによって提唱されています．この方法によるBMIパーセンタイル値は，BMI25に対して男子で87.3パーセンタイル（＋1.14SD），女子で89.8パーセンタイル（＋1.27SD）に相当します．細かく調べてみると，BMIは，思春期年齢では低身長児で過小評価，高身長児で過大評価の傾向がありますが，通常は大きな問題を生じません．思春期から成人に至る健康管理を同じ指標で行えるメリットを考えると，BMIの有用性は臨床的にも高いと思われ，積極的な利用が勧められます．

◆著者プロフィール

横谷 進（Susumu Yokoya）：国立成育医療研究センター生体防御系内科部部長．専門：小児内分泌疾患．ひとこと：たくさんの若者が小児科医になってくれることを望みます．小児内分泌などのサブスペシャルティーをもつことはたいへん役立ちますが，小児疾患なら何でも診られるのが小児科医です．臨床も研究も興味は尽きません．

第4章 疾患別ケーススタディで学ぶ小児診療のポイント

6. 行動障害・広汎性発達障害
親子の関係性が大事

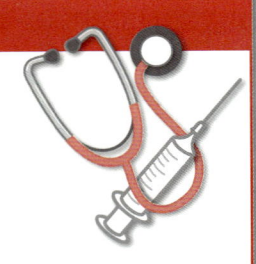

渡辺久子

Case Study

症　例　3歳　女児

現　症　元気だった子が突然暗くなり，泣き叫び，うずくまって震え，母と自分の陰部を触り，夜泣き騒いで眠れない．母に連れられて受診した．

診察所見　母にしがみついて泣いている．男性医師の診察に抵抗する．母親がなだめると一瞬おさまる．代わりに女性の看護師に全身の視診はやらせる．下腹部，肛門，陰部の視診では陰部擦傷以外異常なし．母親は「保育園に男性保育士が新しく来た．元気に登園していた子が，昨夕から変．怯えた顔つきやうつろな目でぴりぴりして寝付けない．今朝の登園も嫌がって，今夜は激しく泣いて暴れた」と言う．

検査所見　異常なし

治　療　母にしがみつき警戒する子に「何かこわいことが園であったの？」と聞くとうなずく．「身体は大丈夫そうだから家に帰り，お母さんに添い寝して寝よう．明日は登園をやめて，その後の様子を伝えて欲しい」と指示した．

経　過　帰宅後その子は男の保育士に陰部を触られ，「言ったら親を殺す」と脅されたと打ち明けた．早速父親が園に抗議し，病院も児童相談所に通告し，児童相談所の指導のもと親子相談が心理臨床家により開始された．

啼泣と行動障害は，言葉の話せない乳幼児期とその後の学童期・思春期に分けて考える．

1 乳幼児期

❶ 前　期

乳児の啼泣と行動障害は，その子の全身のSOS．診察では（図1），まず身体疾患を見逃さぬこと．全身を観察し重症度を判定する．救急措置を要する身体疾患はバイタルサイン，神経所見をすみやかに把握する．緊急性が低ければ，ひどく啼泣させぬため乳児に触れず，まず行動観察，視診，医療面接を進め，大丈夫なら診察する．6カ月から2〜3歳児の間欠的なぐずり泣きは，常に腸重積の初期を念頭に置く．その他の腸捻転，イレウス，骨折，急性炎

```
啼泣・行動障害 → 表情，意識，体動
                ぐったりしている
                笑わない，怯えている      → 重症感＋ → 身体疾患の検索 → 診断・治療
                顔色が土気色                                           ↓
                生気がない                                           診断不明
                     ↓                                                ↓
                  重症感−                                         検索続行
                     ↓                                           経過慎重に観察
        ┌────────────┼────────────┐
     医療面接    ＋   視　診    ＋  親−乳児相互作用の観察

・症状は？          ・月齢相応の発育発達か？   ・親−乳児の関係性障害
・夜，昼，昼夜      ・発達の偏り・障害はないか？ ・母親の育児不安／抑うつ
・急に，前から，    ・不自然なあざや皮膚所見は  ・親の幼児期のトラウマ，
  散発・頻発？        ないか？                   家庭内のDV（domestic
・分娩・周産期障害？                             violence），虐待など
・哺乳，夜泣きなど
・育てにくい気質（difficult
  child）の有無
```

問題を多軸的にとらえ（表1を参照）対応する

身体疾患の軽いものや初期 ＋ 親の不安？ → 親の不安をよく受けとめながら十分に説明
　　　　　　　　　　　　　　　　　　　　（例：熱や食欲や元気に気をつけながら様子をみてください．
　　　　　　　　　　　　　　　　　　　　寝ぼけを繰り返し過ぎと心配なら専門を受診してください．）

親子の関係性障害（表1 Ⅱ軸） → 心理相談につなげる
（例：母の育児ノイローゼ，抑うつ？）

虐待？ ────────────────→ 乳幼児を観察・保護できる場におく（例：入院，祖父母に来てもらう）

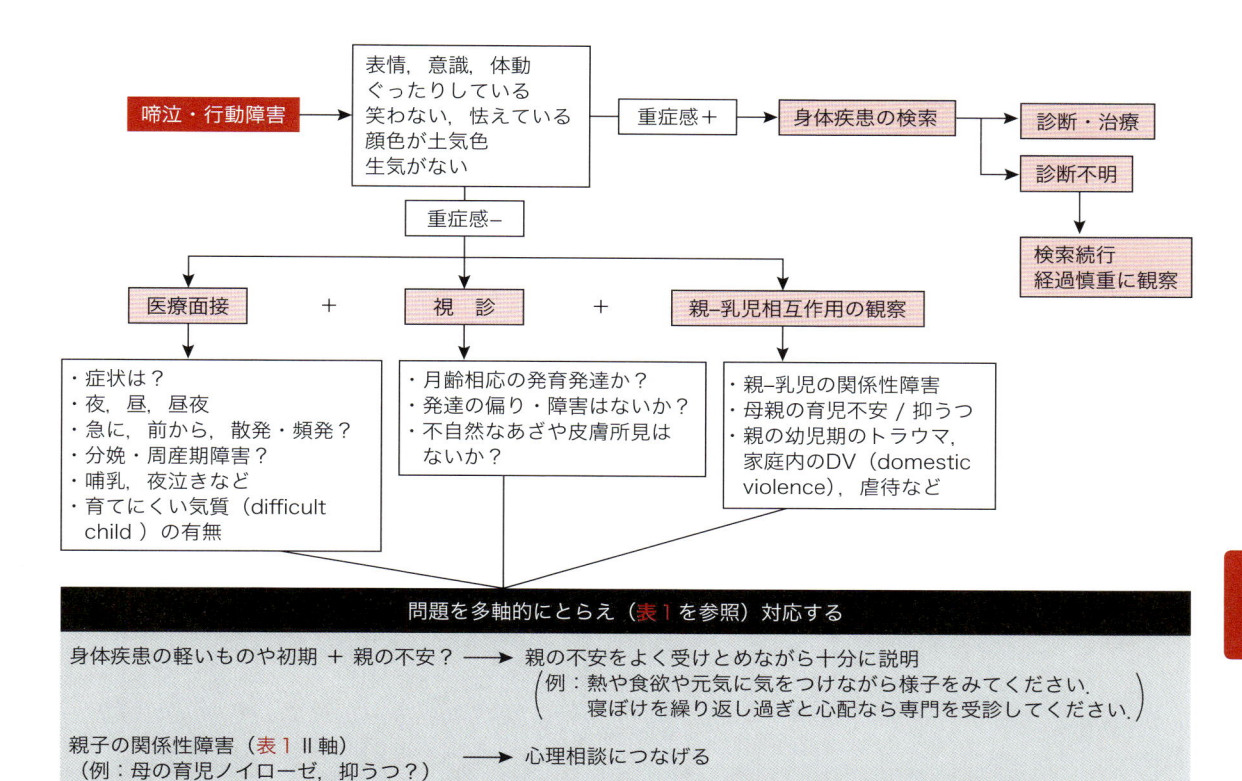

図1 ● 乳幼児の啼泣と行動障害の診察手順

表1 ● 0歳〜3歳の心の問題の診断基準

Ⅰ軸　1. **外傷的ストレス障害**：災害，事故，反復するトラウマや慢性ストレスへの反応
　　　2. **調節障害**：発達の幼なさ不器用さゆえに，感情や行動がまとまらない状態
　　　3. **感情障害**：抑うつ，興奮，不安発作，分離不安，親からの離・死別への悲嘆反応
　　　4. **適応障害**：転居，転園などの環境変化後，4カ月以内の不安定な状態
　　　5. **愛着障害，虐待**：その乳児にとり不十分，不適切な心身のケア内容の育児
　　　6. **睡眠障害，摂食障害**：背景に1，2，3，4，5，7などのいずれがあるかを検討
　　　7. **発達障害**：自閉症，視聴覚障害，多動性症候群，発達遅滞などの育てにくさをもつ乳児

Ⅱ軸　**関係性障害**：親の乳児へのかかわり（行動，心，感情面）に問題がある
　　　①侵入的，②無関心，放任，③高い不安緊張，④強い怒りや敵意，⑤以上の混合
　　　例：母親の抑うつを反映し乳児の啼泣と行動障害が生じていることがある

Ⅲ軸　**医学診断，発達診断**

Ⅳ軸　**社会心理的ストレス**：父母や家族の葛藤や精神障害，社会経済状態など

＊例：前記症例は，Ⅰ軸：性虐待による外傷的ストレス障害，Ⅱ軸　男性保育師の性格異常

表2● 学童期・思春期の啼泣と行動障害

1. 反応性障害
   ❶ストレスへの反応：友との離別，転校，親しい人との離死別
   ❷PTSD：日常ありえない災害，暴行などにより心的外傷を受けた子の健康な反応
      フラッシュバック，過覚醒，回避，睡眠障害，頭痛，腹痛，吐気，嘔吐，不安抑うつ状態，感情爆発
      小学校，中学校で教師・生徒のいじめによるものが増加
   ❸虐待（身体的虐待，性的虐待，ネグレクト，心理的虐待）
2. 神経症レベルの障害
3. 人格障害・精神病圏の障害
4. シンナーその他の薬物中毒性障害
5. 脳炎，SSPE，変性疾患，膠原病（中枢性Lupus）などの器質性精神障害
6. 発達障害（自閉症，精神発達遅滞などの思春期の情動反応）

症（中耳炎，膀胱炎，急性脳炎）なども見逃さぬこと．

身体疾患でないとしたら，親-乳児のやりとりを観察し，問題を多軸的にとらえる（表1）．

生後18カ月から3歳近くは，健康な乳児が自我発達のために啼泣・癇癪を起こしやすい時期．健康な発達の特徴であることを母親によく説明しサポートする．

❷ 後 期

3歳以上の啼泣と行動障害は，言葉では伝えられない全身反応．まず身体疾患を見落とさぬこと．そのうえでその子の症状の意味を理解するため，親から話を聞く．

症例のここに注目！
・下腹部，肛門，陰部の視診では陰部擦傷以外異常なし
・検査所見：異常なし
・母親の話から，保育園に男性保育師が新しく来たことが判明

話の辻つまが合わないときは虐待を疑う．親を退室させる．子どもが安心できるよう看護師に寄り添わせ，子どもに直接「先生たちは子どもの味方だからね」と伝える．全身の皮膚，神経所見などを診察し，必要に応じてMRI，CT，X線写真もとる．

幼児期には，夜間寝ぼけて泣き喚き暴れる夜驚も多い．敏感な性質か？ 昼間のストレスは？ 最近転居や病気をしたか？ 叱り過ぎてないか？ 夫婦喧嘩は？ 親自身の幼児体験は？ 長びく夜驚には専門家を紹介する．

2 学童期・思春期

啼泣と行動障害には表2に示すものが鑑別される．

Case Study

症例 11歳 女子

主訴 やせ，多動，反抗的態度

現症 クラス替えで新しい集団になじめず，塾通いもあり忙しく，気が付くと食べる量が減りやせこけてきた．毎食，母の料理にけちをつけて母子の親子喧嘩が日に日に悪化．夜は寝ず，薄着で冬に外に飛び出したりする．ある日意識がぼんやりして受診した．

家族歴・生育歴 4人家族．会社員の父，専業主婦の母と2歳上の姉．患児は満期正常産で，1，2歳にはダダごねがなく聞き分けの良すぎる子であった．成績優秀だが，友人ができず，買い物では選ぶのに時間がかかる．胸が大きくなり大人になることをこわがっている．

診察所見 体重31 kg．元の体重39 kgにて肥満度−20%．初潮は未発来．血圧80/60 mmHg．脈拍40回/分，血糖値50 mg/L．皮膚乾燥し脱水有．CT上脳萎縮有，X線写真上滴状心．

治療 まず本人にわかりやすく栄養障害の危険を伝えた．体重の成長曲線をつけ，脈を測り両方とも異常に少ないことを実感させた（図2，3）．長く食べていない身体は栄養不足で異化作用に陥っている．異化作用とは，動くために必要なエネルギーがもうないので，体をこわしてエネルギーを作り出す状態．これでは脳や心臓がやせて命が危ない．生きのびるには，まず安静臥床を保ち，血液を内臓によくめぐらせ臓器を守り休ませる．心臓に負担にならない範囲の点滴をし，胃腸もやせて消化機能が低下しているので，朝昼晩，規則的に経腸栄養剤（ラコール®）と消化のよい食事を，普通量の4分の1くらいから始める．騒がず嘔吐せず，1時間以内で摂取できたら，徐々に増やす．食後は2時間ほど安静．徐脈があるうちは外出はなし．この食行動のリハビリテーションを積み重ねた結果，異化作用が消え，健康な同化作用がよみがえり，バイタルサイン，特に夜間脈が60回/分に回復した．

治療経過 父母にも同様に栄養障害の危険をよく説明した．「発症の背景要因を一緒に考えましょう」と，乳幼児期からの生活史を聞き，ストレス要因をふりかえった．敏感でこわがり，よちよち歩きの2歳前後でみられるダダごねや癇癪がない．大人しすぎて本音が出せず，失敗を恐れる．勝気でプライドが強いが，実は内心自信がなく，自分が醜く太っていると思い込んでいる．甘え下手で，不満を言ったら見捨てられると恐れている，などがわかった．両親が一枚岩の父母連合を組み，母親が罪悪感をもたぬように父親が支え，和やかな家族の団欒をつくり母子の甘え直しを進めた．

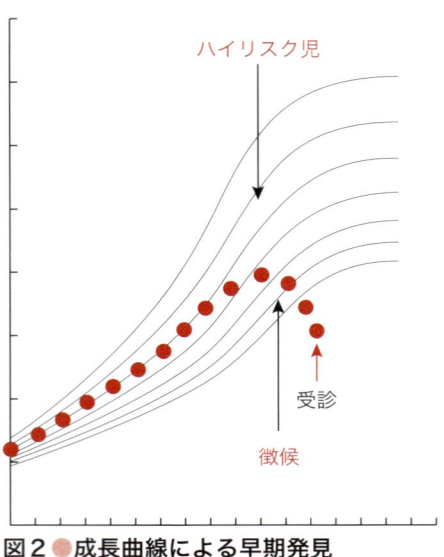

図2 ● 成長曲線による早期発見
1区分帯以上の体重減少は「ハイリスク児」として注意する．やせの徴候より早い発見につながる．

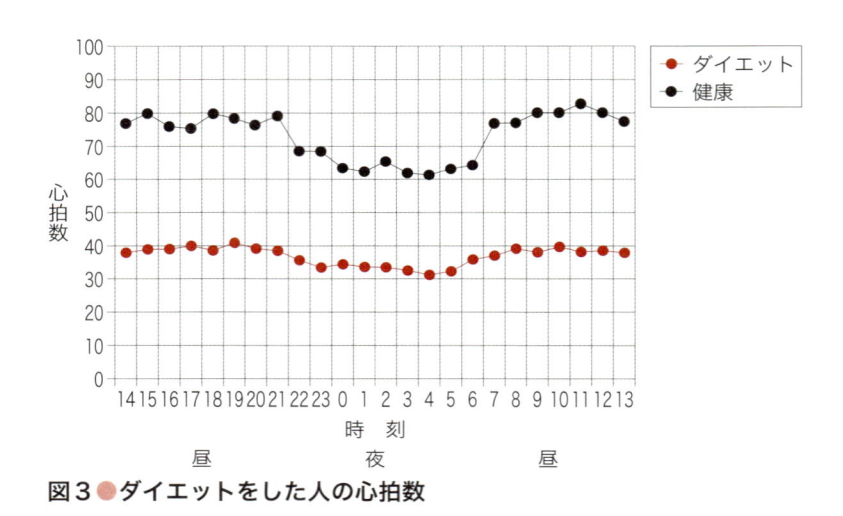

図3 ● ダイエットをした人の心拍数

3 戦後の不健康やせの増加

　小児の不健康なやせが鰻のぼりに増えている．戦後の高度経済成長は，思春期やせ症（別名：神経性食欲不振症）などの摂食障害の多発を生みだしている．思春期やせ症は不健康なやせのなかから発症する．ストレスや心の葛藤をやせることへのこだわりに置き換え，やせの危険に気付かずに心身を破壊していく．本症は栄養障害が進むと難治性の死亡率の高い疾患になる．発育盛りに代謝の同化作用が異化作用に転じ，発達成長が停止する．脳，骨，子宮などの重要臓器の萎縮と機能不全に加え，飢餓による内因性の脳内麻薬の分泌による精神異常が加わり悪循環に陥り自力の回復は難しい．

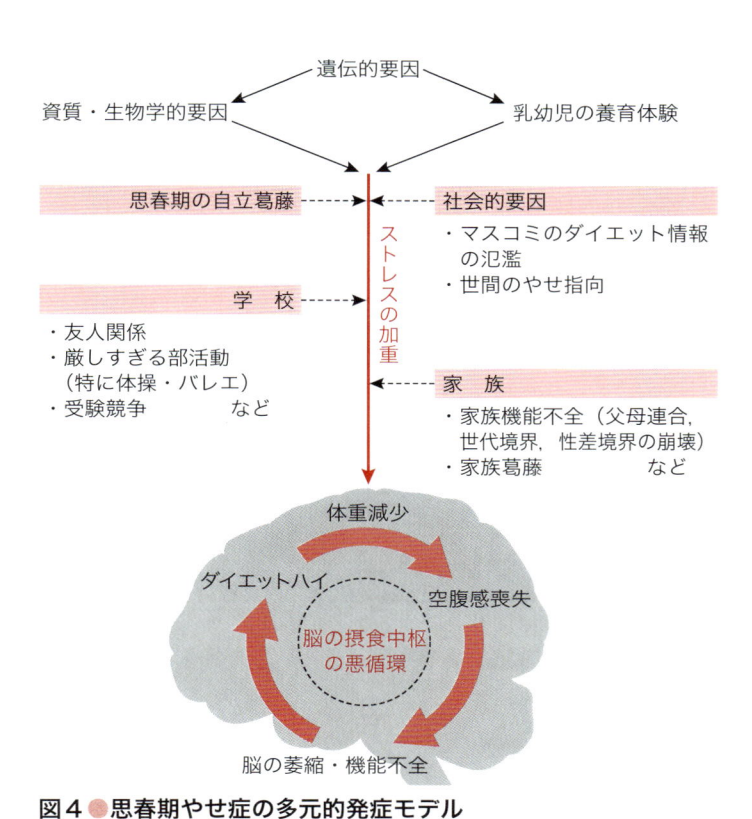

図4● 思春期やせ症の多元的発症モデル

発症の要因は単一ではない．患児や家族の個別の要因が，多様な現代社会の環境ストレスと複雑に絡み合っている（図4）．

症例のここに注目!
・体重31 kg，元の体重39 kgにて肥満度−20％
・CT上脳萎縮有，X線写真上滴状心

4 食行動障害の要因

　心因には素因，乳幼児期から潜在する心の発達の問題，引き金，病状固定の要因などが複雑に絡み合う．子どもがほっとできる親子のふれあいの少ない生活は大きな要因となる．例えばほとんどの患児の母親は，子どもがやせても，手に触れていない．子どもの手が冷たければおかしいと心配し，静かに寝かせて10分後に脈を測ってみるとよい．昼間60回/分以下の徐脈は，身体の疲れや消耗の徴である．また成長曲線を記入すれば不健康やせは一目瞭然である（図2）．体重曲線の1区分帯以上の下降は，身体の異化作用を示唆する．脈を測り成長曲線を記入する思春期やせ症の早期発見法は，感度と特異度が高く，自然な育児のなかで実施できる．普段親がわが子を守るために活用すべきツールであろう．

　神経性食欲不振症の中核には，人知れぬ自信のなさや自己不全感がある．その素地は乳幼児期に作られる．その子の敏感で激しい資質が，のびやかな自己感の発達を妨げる．また現代の不妊治療や産後うつ病の発症率の増加は，母親のストレスや葛藤にまきこまれる乳幼児

の増加につながっている．

「自分が今空腹なのか，苛立っているのか，疲れているのか，さみしいのかわからない」という患児は多い．鏡の中のやせこけた自分の姿を，まだ太っていると誤認し怯えるというダブル認知障害もしばしばみられる．

家族はどの小児にとっても最大の拠り所であり，発症の要因にも，治療の資源にもつながる．しかし，家族要因は見えにくいことが多い．発症したその子が，やがて治療のなかで何が自分には辛かったかを話してくれて初めてわかることがほとんどである．両親の協力を得て家族関係を率直にふりかえる．一家団欒には，母がゆったり子どもとふれあい寄り添う母性，父がしっかり母子を守る父性，そして父母が一枚岩で子を守る父母連合が必要である．また，子どもが親の余計な心配をしないためには世代境界が必要で，女子は母親が，男子は父親がモデルとなり守るという性差境界も大事な家族機能である．このような家族機能の不全が発病につながる．

症例のここに注目！
- 脈拍40回/分
- 体重の成長曲線をつけ，脈を測り両方とも異常に少ない
- 実は内心自信がなく，自分が醜く太っていると思い込んでいる

Case Study

症　例　4歳　男子

現　症　1,800gの低出生体重児で生まれ，保育器に入り無事退院した．夜泣きが激しく，授乳のむらがあり，とても育てにくかった．睡眠覚醒のリズムがつかず，生後4カ月になっても，昼間熟睡し，夜目覚めて，泣いていた．這い這いをしないと思っていたら，生後10カ月でいきなり立ちあがり，1歳で歩きだし，勝手に外に出てしまい，あわてて追いかけたことがある．言葉が遅く，3歳近くに一語文，3歳半で2語文，最近やっと3語文が出てきた．言われたことができず，ささいなことで癇癪を起こす．人になじまず，幼稚園に入れたが毎日激しく泣き続けている．

診察所見　落ち着いた静かな玩具のある部屋に導いた．そこでじっくり30分以上母子の相互作用を観察した（図5）．ほとんど母の方をふりかえらず，診察医と目を合わせることもなく，積み木を並べる動作を繰り返し続けた．周産期から現在までの発達を詳しく聞いた（図6）．3歳上の兄とは発達の様子や，日常生活の反応が違うので，母はずっと不安を抱いてきたことを打ち明けてくれた．

検査所見　脳波検査で，非特異的な背景脳波の未熟さと2カ所棘波を認めた．
頭部MRIは異常なし．

治　療　父母を呼び，育てにくさのある児であることを一緒に確認し，母のこれまでの努力をねぎらい，不必要な罪悪感や不安をやわらげた．他児とは決して比べず，その子の良

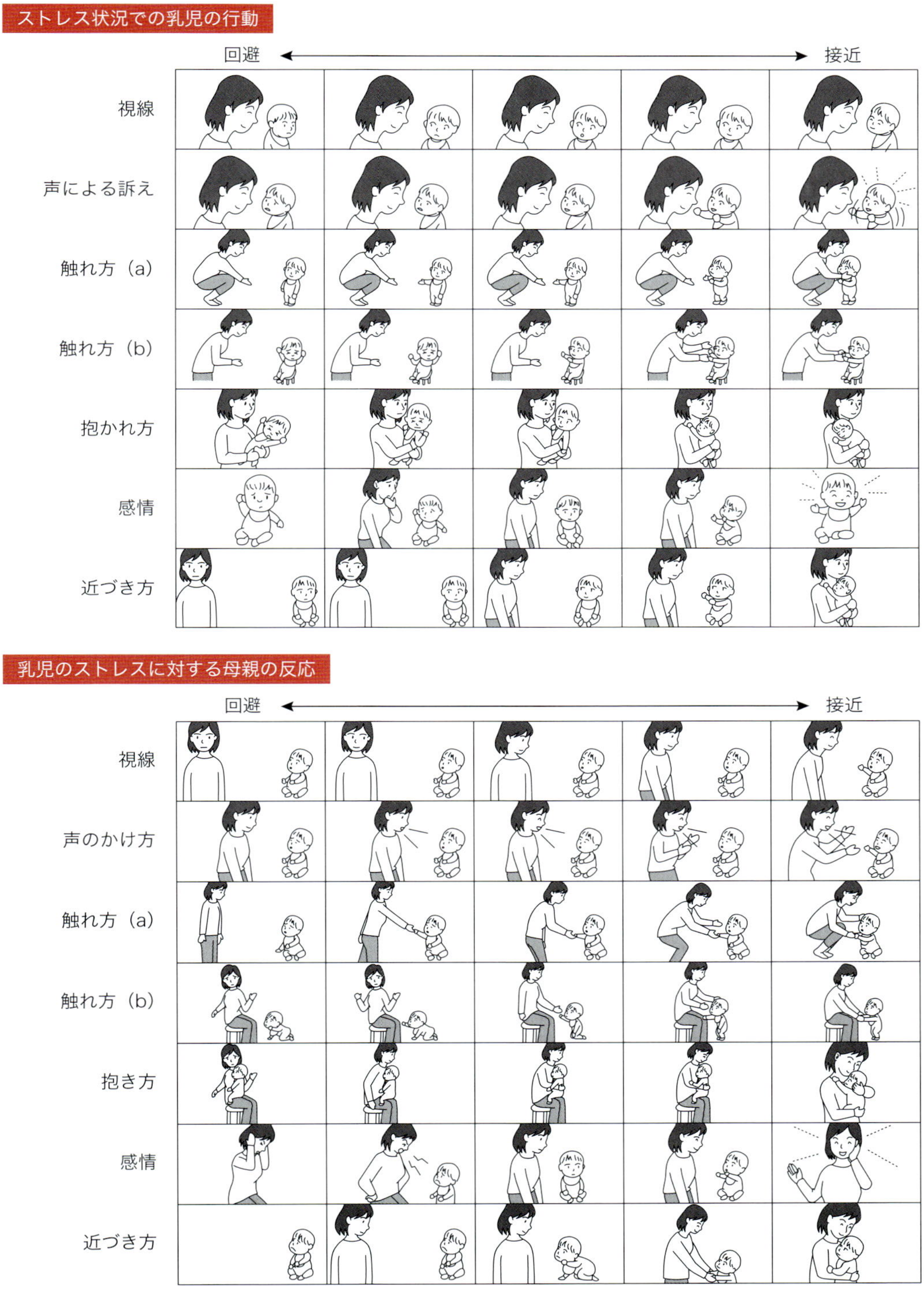

ストレス状況での乳児の行動

回避 ←——————————————————→ 接近

視線					
声による訴え					
触れ方（a）					
触れ方（b）					
抱かれ方					
感情					
近づき方					

乳児のストレスに対する母親の反応

回避 ←——————————————————→ 接近

視線					
声のかけ方					
触れ方（a）					
触れ方（b）					
抱き方					
感情					
近づき方					

図5 ● 母-乳児のストレス状況での愛着行動の尺度（Massie & Cambell, 1983. 一部改変）

乳児期：母親や他の養育者との関係性

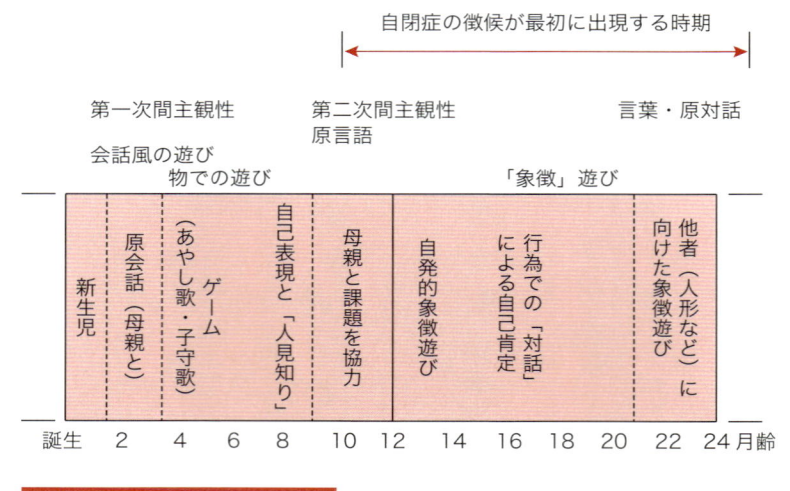

自閉症の徴候が最初に出現する時期

第一次間主観性　　第二次間主観性　　　　　　　言葉・原対話
　　　　　　　　　　原言語
会話風の遊び
　物での遊び　　　　　　　　　　「象徴」遊び

| 新生児 | 原会話（母親と） | ゲーム（あやし歌・子守歌） | 自己表現と「人見知り」 | 母親と課題を協力 | 自発的象徴遊び | 行為での「対話」による自己肯定 | 他者（人形など）に向けた象徴遊び |

誕生　2　4　6　8　10　12　14　16　18　20　22　24月齢

幼児期：大人・仲間との関係性

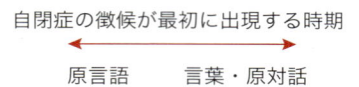

自閉症の徴候が最初に出現する時期

　　　　　　原言語　　言葉・原対話
　　　　　　　　　　　　　　　対話・原談話

仲間と	原初的仲間遊び（トドラー同士・人形と）即時模倣	動作，姿勢，しぐさのトドラー同士の相互模倣	友達との集団遊び		テーマや権利などについての交渉を伴う仲間との共同遊び
よく知っている大人と	動作や物の社会習慣に沿った共有の仕方を観察	人形での遊び，性役割	家庭内のことが遊びのテーマ	家族との家庭内外での生活を十分に共有できる	文化的話題への意識の拡大「心の理論」

誕生　1　2　3　4　5年齢

図6 乳児期から幼児期でのコミュニケーションと遊びの発達，および自閉症の症状が顕現する時期

いところをたくさん見つけ，わかりやすくはっきりほめる，いけないことははっきり温かく伝える，という接し方を身につけてもらった．育てにくさがどの点にあるのかを一緒に検討し，子どもが楽しく遊べる活動，母子が楽しくふれあえる活動，毎日繰り返しやすい生活リズム（起床，着がえ，朝食，遊び，昼食，お昼寝，遊び，夕食，一家団欒，入浴，就寝）のパターンを考え，相談にのった．

経　過　母子ともに不安緊張が下がり，笑顔が増え，子から母に甘える行動が増え，外出を楽しんだり，大人しい子のそばで遊んだり，少しずつ着実に，楽しい日常生活の展開になった．理解ある保育園に見学にいき，母子一緒の部分参加を積み重ね，翌年には，丸一日参加できるようになった．言葉も友達とのやりとりも着実にのびている．

5 発達障害とは

　発達障害は通常広汎性発達障害（PDD）を指す．広汎性発達障害には，自閉症，レット症候群，崩壊性人格障害，アスペルガー障害などが含まれる．胎生期から新生児期にかけて何らかの複数の要因が脳の形成不全を引き起こす．発達障害児の特徴は，生まれつきの間主観性※の不器用さや障害がみられることで，前頭前野の鏡細胞，その他の脳の機能不全が想定されている．

　そのような子は，生まれたときから間主観性がうまく機能しないために，対人関係の難しさに日々苦しみ，みじめな思いで生きている．まず親子に最大限の尊重と思いやりを向ける．

症例のここに注目！ ・脳波検査で，非特異的な背景脳波の未熟さと2カ所棘波を認めた

6 発達障害様の不安定行動の増加

　臨床現場では摂食障害や思春期の心身症が十分に治らないままに親になる人やDV被害を受けている母親などが増加している．生まれてくる子どもたちが，不安定な家族状況で心身とも不調な母の胎内での胎児期を経たり，早産低出生体重や障害を認めたり，母親の産後うつにさらされたための，発達の偏りを示すケースが少なくない．

　また高度先進医療（周産期医療，小児外科，親の生殖補助医療）は子どもの命を救っても，入院治療や手術によるトラウマや発達体験の剥奪に苦しむ子どもたちを増やしている一面がある．また東日本大震災の被災体験によるPTSDなど，新たな発達の偏りを示す子らも増えている．多様で複雑化する社会という発達しにくい場で生きる子どもたちひとりひとりを丁寧に診察し，理解し，日々を生きやすくしていくことが大切である．

症例のここに注目！ ・1,800gの低出生体重児で生まれ

7 発達障害の鑑別診断

　発達障害の要因の鑑別と発達障害様状態との鑑別の2つがある．

　広汎性発達障害の要因診断では，周産期から現在までの詳しい生活史を聴取する．広汎性発達障害の要因は複数で複雑である．脆弱X染色体症候群，レット症候群の染色体異常，ウイルス感染（胎児性風疹症候群）や，多因子遺伝による遺伝的関与，食物アレルギー，ビタミン欠乏症，環境汚染物質，胎内感染，母体低栄養や母体のDV被害やうつ状態などがあり，幅広く遺伝的，生物化学的要因から精神的要因にわたるものまで無数にあるとされている．胎児期から新生児期にそれらが不利に作用し，メチル化などの脳の発達機序の阻害が起きたと考える．

※ **間主観性とは**，乳児が生まれもつ対人関係のアンテナで，周囲の関係性の世界，つまり母親やまわりの人の声や表情を，聞き分け吸収する能力である．乳児は人の雰囲気や意図を見抜き，母親の安心を基盤に，周囲との対人関係の世界を広げていく．間主観性は**一次間主観性**と**二次間主観性**があり，後者は7，8カ月以降に親子でものを共同に注視し楽しみあう形をとる．

発達障害と類似の発達上の問題（発達障害様状態）との鑑別では，胎生期や新生児期の発達が正常でありながら，転居をくり返したり，父母の葛藤，DVや離婚などによるストレス体験を重ねたりしながら発達の偏りが生じ，行動異常が出現するケースが該当する．津波を生きのび，入院退院後，仮設住宅で母親のうつ状態にさらされ，言葉の遅れやひとり遊びが出てきた子もいる．

8 発達障害の多面的理解

言葉と対人関係の著しい発達の偏りを共通に抱えながらも，親子関係は皆異なる．何とか楽しい関係性の世界に向かえるよう支えていく．ウイニコットは「赤ちゃんは常に，誰か，そう母親とのつながりで生きている」と述べ，さらに「赤ちゃんは母の目を見るとき2つのものを見ている．母の瞳と自分を見つめる母とを」とも述べている．わが子のかかわりにくさに傷つく母，それを見つめて傷つく乳児という悪循環を防ぐことが発達障害の最初の介入になる．またどの子も皆異なり，その子のことを書いた教科書はどこにもない．ひとりひとりの状態を多面的に把握し，理解し，工夫をする．

そのためには，乳幼児精神医学において普及している乳幼児の多軸診断評価を行う．

［改訂版0-3歳乳幼児精神保健障害分類］では，

> 1軸＝乳幼児の状態・障害
> 2軸＝関係性
> 3軸＝身体性
> 4軸＝社会的関係
> 5軸＝最高発達到達レベル

の5領域を把握する．

症例のここに注目！
- 言葉が遅く，3歳近くに一語文，3歳半で2語文，最近やっと3語文が出てきた
- 言われたことができず，ささいなことで癇癪を起こす
- 人になじまず，幼稚園に入れたが毎日激しく泣き続けている
- ほとんど母の方をふりかえらず，診察医と目を合わせることもない

9 発達障害の療育の基本

物言えぬ発達障害児は，「今」「ここ」でどのような理解ある養育関係と環境に出会うかにより発達の明暗が分かれる．どの子も温かく受けとめられる関係に出会うと，生き生きと発達しやすくなる．安定した行動系や肯定的自己感が生まれる．否定される関係に出会うと，みじめな自己感が生まれ，行動障害は悪循環的に陥る．

発達障害をもつ子も生後1年以降には，その子なりのプライドをもつ．母親がその子に心からほれこめるようにすると，その子はぐんと安定する．さらに周囲が最大のまごころを向けて，丁寧に，その子にあったふれあい方を工夫すると，ほっと和み，良い関係が生まれる．

発達障害児と母親と家族への，周囲の徹底した理解と尊重が必要である．

　発達障害児と親への支援者である医師や保育士は，自分のかかわりを絶えずふりかえりながら，親子の混乱と不快を最小限にし，喜び，楽しみ，母子の自信や誇りを高めることに役立つ関係を工夫することである．その子の間主観性の世界がいかに弱くかすかにみえても，丁寧に波長をあわせ，これで良かったかと吟味しながら粘り強く接し方を工夫していくと，二次的な関係性障害が改善し，お互いに出会いやすい関係が生まれる．

まとめ
- ◆ 社会の多様化，複雑化で，生き生きとした発達がしにくくなっている
- ◆ 身体疾患を見落とさないように鑑別をまず行う
- ◆ 家庭環境（特に親子関係）や今までの発達の状況を詳しく聞くことにより多面的に問題点を探し出す
- ◆ 治療には，親の不安を減らし育児意欲を高めることが大事で，医療スタッフらが親をねぎらい励まし必要な改善を導く

文　献
1) Zero to Three：Infants, Toddlers and Families：Diagnostic Classification of Mental Health and Developmental Disorders of Infancy and Early Childhood（DC：0-3）. Arlington, VA, Zero to Three, 1994
2) 平成17年度厚生労働科学研究報告書 総括研究報告書「思春期やせ症と思春期の不健康やせの実体把握および対策に関する研究」（主任研究者：渡辺久子）
3) 『自閉症の子どもたち―間主観性の発達心理学からのアプローチ』(C.トレバーセン，他/共著，中野 茂，他/監訳），ミネルヴァ書房，2005

◆著者プロフィール

渡辺久子（Hisako Watanabe）：慶應義塾大学医学部小児科教室専任講師．専門：小児精神医学，乳幼児精神医学，思春期精神医学．

第4章 疾患別ケーススタディで学ぶ小児診療のポイント

7. 反復感染症
原発性免疫不全症を中心に

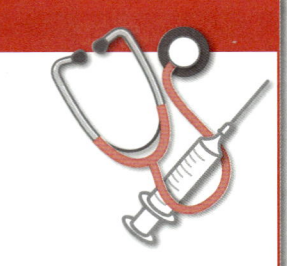

中澤裕美子，小野寺雅史

Case Study

症　　例　8カ月　男児

家 族 歴　母の従兄弟2人が幼少期に感染症で死亡

周 産 期　40週0日3,080 g，Apgar score 9点，異常なし

予防接種　BCG，三種混合ワクチン1回接種済み

現　　症　生後5カ月頃より多呼吸，喘鳴，哺乳不良，体重増加不良を認めるようになった．抗菌薬治療に反応せず，咳嗽が1カ月以上遷延，両肺野に広範な浸潤影を認め受診（図）．

身体所見　SpO_2 94％，呼吸数70回/分，心拍数150回/分，体重6,133 g
鼻翼呼吸あり，呼吸音：エア入り浅い，喘鳴なし，腹部：軟　膨満なし

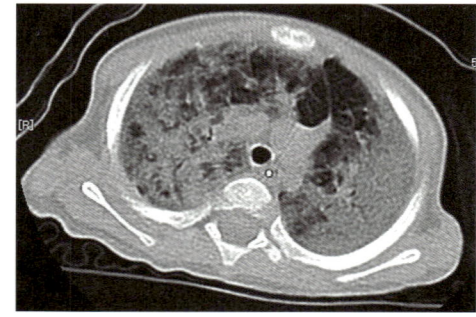

図●胸部CT像

検査所見　WBC 12,841/μL（リンパ球1,027/μL），Hb 10.5 g/dL，CRP 0.3 mg/dL，IgG 991 mg/dL，IgA 65 mg/dL，IgM 248 mg/dL
胃液培養グロコット染色にてアスペルギルスを検出
Phytohaemagglutinin（PHA），concanavalin A（ConA）によるリンパ球幼若化反応は陰性
百日咳抗体価：蛍光抗体法，受身凝固反応ともに陰性

診　　断　リンパ球フローサイトメトリーにてT細胞（−），B細胞（＋），NK細胞（−）の重症複合免疫不全症と診断し，遺伝子診断にて共通γ鎖異常によるX連鎖重症複合免疫不全症と確定診断した．

治療・経過　抗菌薬，抗真菌薬および抗ウイルス薬を使用して感染症に対処し，生後10カ月時に臍帯血移植を施行．移植後の経過は良好である．

表1 ● 原発性免疫不全症を疑う10の徴候

❶ 乳児で呼吸器・消化器感染症を繰り返し，体重増加不良や発育不良がみられる．
❷ 1年に2回以上肺炎にかかる．
❸ 気管支拡張症を発症する．
❹ 2回以上，髄膜炎，骨髄炎，敗血症や，皮下膿瘍，臓器内膿瘍などの深部感染症にかかる．
❺ 抗菌薬を服用しても2カ月以上感染症が治癒しない．
❻ 重症副鼻腔炎を繰り返す．
❼ 1年に4回以上中耳炎にかかる．
❽ 1歳以降に，持続性の鵞口瘡，皮膚真菌症，広範な疣贅がみられる．
❾ BCGによる重症副反応（骨髄炎など），単純ヘルペスによる脳炎，髄膜炎菌による髄膜炎，EBウイルスによる重症血球貪食症候群に罹患したことがある．
❿ 家族が乳幼児期に感染症で死亡するなど，原発性免疫不全症を疑う家族歴がある．

厚生労働省原発性免疫不全症候群調査研究班（2010年改訂）より

1 免疫不全症を疑うとき

　　免疫機構にかかわるさまざまな要素の異常により，感染症に対する抵抗力が低下した状態を免疫不全症と呼ぶ．先天的に免疫能に異常がある場合を原発性免疫不全症と呼び，感染症や化学療法，悪性腫瘍などの後天的要因により惹起される二次性の免疫能低下を続発性免疫不全症と呼ぶ．原発性免疫不全症は異常のある要素によりその症状が異なるが，一般的には表1に示すような臨床症状を呈することが多い．
　　なお，年齢ごとの特徴的な臨床所見を表2に示す．

症例のここに注目！
・母の従兄弟2人が幼少期に感染症で死亡
・体重増加不良
・抗菌薬治療に反応せず，咳嗽が1カ月以上遷延

2 免疫不全症の概要

　　原発性免疫不全症はT，B細胞などの獲得免疫系に異常がある場合と好中球やマクロファージなどの自然免疫系に異常がある場合に大別される．

❶ 獲得免疫系の異常

　　T細胞は自らが持つ細胞傷害能（cytotoxic T cell：CTL）に加え，B細胞やマクロファージ等の活性化の役割も担っていることから，T細胞の欠損は重篤な免疫不全症を呈することになる．このため，免疫グロブリン産生低下をもたらすB細胞機能異常と合わせて重症複合免疫不全症（severe combined immunodeficiency：SCID）と呼ぶ．生後6カ月前に体重増加不良などの発育不良をきたし（表1❶），継続する鵞口瘡（❽）やウイルス感染症が頻回に発症する場合（❷）はT細胞系の異常を考え，フローサイトメトリー（FCM）や遺伝子解析によるSCIDの病型診断を行う．T細胞の異常としては，共通γ鎖欠損によるX連鎖重症複合免疫

表2● 一部の原発性免疫不全症における特徴的な臨床所見

年齢群	所見*	疾患
6カ月未満	下痢，発育不全	重症複合免疫不全症
	斑点状丘疹，脾腫	移植片対宿主病を伴う重症複合免疫不全症
	低カルシウム血症性テタニー，先天性心疾患，耳介低位を伴う異常顔貌	DiGeorge症候群
	再発性化膿性感染，敗血症	C3欠損症
	眼皮膚白皮症，神経学的変化，リンパ節腫脹	Chediac-Higashi症候群
	チアノーゼ，先天性心疾患，正中線に位置する肝臓	先天性無脾症
	臍帯脱落遅延，白血球増加，歯周炎，創傷治癒不良	白血球接着欠乏症
	腫瘍，リンパ節腫脹，上顎洞閉塞，肺炎，骨髄炎	慢性肉芽腫性疾患
	皮膚，肺，関節および内臓の再発生ブドウ球菌性腫瘍，気囊腫，顔貌粗造，かゆみを伴う皮膚炎	高IgE症候群
	慢性歯肉炎，再発生アフタ性潰瘍および皮膚感染，重度の好中球減少	重症先天性好中球減少症
	消化管出血（例，血性下痢），湿疹	Wiskott-Aldrich症候群
6カ月から5歳まで	経口ポリオ免疫後の麻痺	X連鎖無ガンマグロブリン血症
	重度の進行性伝染性単核球症	X連鎖リンパ球増殖性症候群
	持続性の口腔カンジダ症，爪発育異常，内分泌障害（副甲状腺機能低下症，アジソン病）	慢性皮膚粘膜カンジダ症
5歳以上（成人を含む）	運動失調，再発性副鼻腔肺感染，神経障害，毛細血管拡張症	毛細血管拡張性運動失調症
	反復性のナイセリア菌髄膜炎	C5，C6，C7またはC8欠損症
	再発性副鼻腔肺感染，吸収不良，脾腫，自己免疫疾患，消化管の結節性リンパ組織過形成，気管支拡張症	CVID
	慢性エコーウイルス脳炎を伴う進行性皮膚筋炎	X連鎖無ガンマグロブリン血症

＊感染症以外．（文献3より）

不全症（SCID-X1）やアデノシン・デアミナーゼ（ADA）欠損症などがある．

　生後6カ月以降は母親由来の移行抗体が減少し，低ガンマグロブリン血症を呈する時期で，この頃から肺炎球菌やインフルエンザ桿菌などの中耳炎（❼）や副鼻腔炎（❻），肺炎（❷）などを頻回に繰り返し，抗菌薬を服用しても長引く場合（❺）はB細胞系の異常を考える．B細胞異常としてはX連鎖無ガンマグロブリン血症や高IgM症候群などがあるが，これらすべてがB細胞数の減少を伴う訳ではなく，一部免疫グロブリンの低下により発症する場合がある．特に，肺炎球菌やインフルエンザ桿菌の感染症に罹患しやすいIgG2欠損症は，IgGの大半がIgG1で占めるためIgG値は正常であり，診断のためにはIgGのサブクラスを測定しなければならない．

❷ 自然免疫系の異常

　自然免疫系の異常には食細胞や補体系の異常が挙げられる．食細胞は自然免疫，獲得免疫

の双方の感染防御を担っており，食細胞の障害は重篤な症状を呈する．食細胞に取り込まれた病原体の分解・殺菌が障害されている慢性肉芽腫症やChediak-Higashi症候群，殺菌能は正常であるが遊走能や接着能が障害された白血球接着欠乏症などがある．いずれもブドウ球菌やグラム陰性桿菌などの細菌感染に易感染性となり，化膿性感染を繰り返す（❹と❾）．また，最近ではヘルペスウイルスやパピローマウイルスなどに易感染性を示す疾患（TLR3欠損症やWHIM症候群）も報告されている．

補体は病原体により活性化し，炎症細胞の遊走，病原体のオプソニン化，病原体の破壊を行う液性分子である．補体の欠損は種々の免疫応答の障害を起こし，特にC3は補体活性化の中心的役割を担っているため，乳児期より化膿性感染を繰り返して重症化する．

❸ 免疫不全症を疑ったら行う検査

- CBC（分画），CRP，ESR，TP（分画），AST/ALT，BUN/Cr，Na/K/Cl/Ca
- IgG，IgM，IgA，（IgD），C3/C4，CH50，同種血液凝固素価（抗A，抗B）
- ワクチン抗原（インフルエンザ，破傷風，ジフテリア）に対する抗体反応
- リンパ球数，遅延型過敏性皮膚試験（カンジダ），PHA/ConA幼若化反応
- 胸部X線

①好中球減少症：＜1,200/μL，重症＜500/μL
②リンパ球数減少：出生時＜2,000/μL，9カ月＜4,500/μL，児童～＜1,000/μL
③血小板減少：特にMPV（mean platelet volume：平均血小板容積）の低下を伴う場合はWiskott-Aldrich症候群に注意．
④同種血液凝集素価：欠損している場合Wiskott-Aldrich症候群，IgG2サブクラス欠損症
⑤胸部X線：胸腺，アデノイドの欠損

これら検査を行ったうえ，早期に免疫科のある専門施設に相談する．フローサイトメトリーによるリンパ球解析，好中球機能検査，IgGサブクラス，遺伝子解析などにより確定診断に至る．

症例のここに注目!
- リンパ球フローサイトメトリーにてT細胞（−）
- リンパ球 1,027/μL

まとめ
◆ 原発性免疫不全症は稀な疾患であるが致死的な感染症を起こす危険性があり，早期の感染症対策が必要となる．特に，最近ではADA欠損症に対する酵素補充療法やSCID-X1やWiskott-Aldrich症候群に対する造血幹細胞遺伝子治療などがあり，造血幹細胞移植を含め根治に至る可能性が高く，早期診断・治療の重要性が強調される．

文　献

1) 『免疫生物学』（笹月健彦/訳），南江堂，2010
2) Notarangelo LD et al：primary immunodeficiencies：2009 update. J Allergy Clin Immunol, 124：1161-1178, 2009
3) Stiehm ER & Conley ME：Immunodeficiency Diseases：General Considerations.『Immunodeficiency Disease in Infants and Children, 4th ed』(Stiehm ER, ed)，pp212, Saunders, 1996

◆著者プロフィール

中澤裕美子（Yumiko Nakazawa）：国立成育医療研究センター　成育遺伝研究部，免疫科
小野寺雅史（Masafumi Onodera）：国立成育医療研究センター，成育遺伝研究部部長，免疫科医長

第4章 疾患別ケーススタディで学ぶ小児診療のポイント

8. 先天性心疾患
「疑うこと」と「早めのコンサルト」が早期診断・治療の決め手

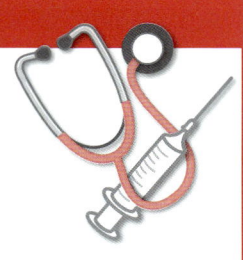

朴 仁三

Case Study

症　例　日齢12　男児

現　症　日齢7に産科医院を退院．本日正午より頻呼吸，哺乳量減少．夕方，ぐったりしたため救急車で来院．

身体所見　呼吸数90/分，脈拍190/分，体温35.2℃，皮膚蒼白で口唇，爪床にチアノーゼ，鼻翼呼吸，陥没呼吸を認めた．聴診上心雑音はなかったが心音は微弱で奔馬調律を呈していた．肝臓は右鎖骨中線上で季肋下に5cm触知，下肢の脈は触知せず．

検査所見　胸部X線：心胸郭比68％で肺紋理は増強
心電図：QRS軸＋150°，右室肥大，左側胸部誘導の陰性TとST低下
動脈血ガス分析：pH7.04, PaO_2 48 Torr, $PaCO_2$ 29 Torr, HCO_3 13.5 mEq/L, BE －16.3
心エコー：膜様部から流出路に進展した大きな心室中隔欠損，左室長軸像で流出路中隔の後方偏位．左室は拡大し内径短縮率は0.15と低下．鎖骨上窩からのアプローチで大動脈縮窄を認めるも動脈管は確認できず．以上より大動脈縮窄複合の動脈管閉鎖によるショックと診断．

治　療　①room airで人工呼吸，②炭酸水素ナトリウム静注，③PGE_1-CD持続静注，④ドパミン5μg/kg/分で開始．

以下，紙面の都合により特筆すべき点に絞って解説する．

1 はじめに

　先天性心疾患は心房・心室・大血管のつながりの異常，欠損孔や動脈管を介した短絡，系統循環もしくは肺循環系の閉塞ないし逆流性病変などの組合せにより，さまざまな血行動態を呈しうる．大まかにはこれらの病変によってもたらされる肺血流量の多寡と肺静脈血の系統動脈への流入しやすさで先天性心疾患は分類できる．頻度の少ない単純な心室機能低下，

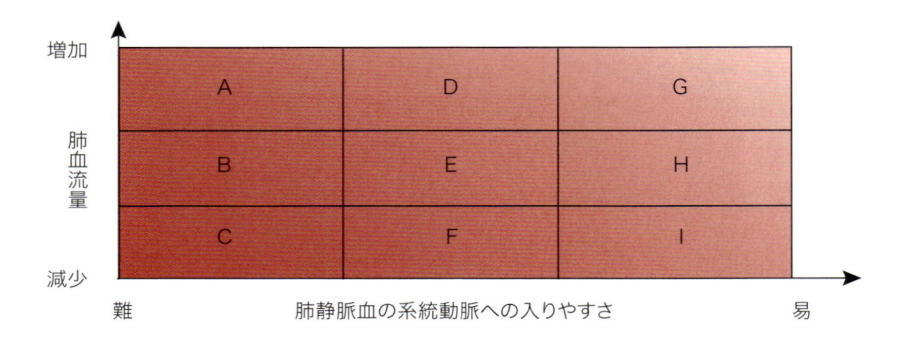

A, B, C群
完全大血管転位，
大血管転位型両大血管右室起始，
心房間交通の小さいd型単心室
（両房室弁心室挿入）
など

D群
左心低形成，
肺動脈流出路狭窄のない単心室や
三尖弁閉鎖，
総動脈幹症，
総肺静脈還流異常

E群
適度な肺動脈流出路狭窄をもつ
三尖弁閉鎖や単心室

F群
肺動脈閉鎖を伴った各疾患

G群
心室中隔欠損，
心房中隔欠損，
動脈管開存，
大動脈縮窄・離断複合，
大動脈−肺動脈中隔欠損，
心内膜床欠損

H群
短絡のない系統循環もしくは
肺循環系の狭窄性，
逆流性病変

I群
ファロー四徴症，
ファロー型両大血管右室起始

図●先天性心疾患の血行動態による分類

弁の逆流性疾患，軽度の大血管や弁の閉塞性疾患を除けば「肺血流量が多い」ほど心不全症状は強くなり，「肺血流量が少ない」もしくは「肺静脈血が系統動脈に入り難い」ほど低酸素血症は強くなる（図）．したがって先天性心疾患の示す症候は心不全症状，低酸素血症に基づく症状もしくは両者の混合である．

● **心不全症状**
　うっ血症状：多呼吸，喘鳴，努力呼吸，起座呼吸，肝腫大，浮腫，哺乳障害
　低心拍出量による症状：蒼白，チアノーゼ，冷汗，四肢冷感，不穏，低血圧，頻脈，乏尿
● **低酸素血症**
　チアノーゼ，バチ状指，低血圧（低酸素血症は体血管抵抗を低下させる）

2 診察のポイント

❶重症例を見落とさないためには全身状態の評価と循環不全を示す症候を見逃さないことが大事である．これらの症状を認めたら直ちに専門医にコンサルトする．

　症例のここに注目！
　　・ぐったりした
　　・呼吸数90/分，脈拍190/分，体温35.2℃，皮膚蒼白で口唇，爪床にチアノーゼ，鼻翼呼吸，陥没呼吸を認めた

❷心雑音がないことすなわち正常心とは言えない．ことに重症心奇形は心雑音を聴取しないことが多く，完全大血管転位，総肺静脈還流異常，大動脈縮窄・離断（単独，複合），左心低形成，肺動脈閉鎖を伴う諸疾患，総動脈幹症などは心雑音のないことが多い[1]．

症例のここに注目！ ・心雑音はなかったが心音は微弱で奔馬調律を呈していた

❸先天性心疾患を疑ったら必ず四肢の脈を触れ，その性状，強弱，上下肢差の有無を確認する．

症例のここに注目！ ・下肢の脈は触知せず

3 治 療

❶酸素は強力な肺血管拡張作用を有するため，肺血流量増加型心疾患（図のA，D，G群）に対する投与は通常禁忌である．ことにD群の左心低形成症候群では肺血流量を減少させる目的でしばしばroom airと窒素の混合ガスで換気する（**低酸素換気療法**）[2]．しかし，肺血流量増加型心疾患でも出生直後，敗血症，心房間交通が小さいなどの理由で肺血管抵抗が高値もしくは動静脈血の混合が悪く生存に十分な酸素化が得られない場合には，例外的に酸素を使用することもある．

注）新生児期のチアノーゼ性心疾患では**酸素飽和度70％，動脈血酸素分圧（PaO_2）で30 Torr以上**を保つように管理する[3]．

症例のここに注目！ ・room airで人工呼吸

❷**動脈管依存性心疾患**とは動脈管の存在が生命の維持に不可欠な心疾患であり，肺動脈閉鎖のように肺循環が動脈管に依存する型と大動脈縮窄・離断のように系統循環が動脈管に依存するものがある．動脈管を開存させる目的でPGE_1製剤を使用するが通常は**lipo-PGE_1**（リプル®，パルクス®：開始量5 ng/kg/分，維持量1～20 ng/kg/分）の持続点滴静注を行う．すみやかに動脈管を開く必要があれば**PGE_1-CD**（プロスタンディン®：通常50 ng/kg/分で開始，維持量5～300 ng/kg/分）を選択する．

症例のここに注目！ ・PGE_1-CD持続静注

◆ チアノーゼ性心疾患で SaO_2 を70％以上に保つのは何故か Column

胎児期後期には羊の大動脈血酸素飽和度は上行大動脈で65％，下行大動脈で60％です．母体内にいる間は自ら体温を産生する必要はありませんが，出生後は体温産生やその他の生命維持のために酸素消費量が増大します．この酸素消費量に見合ったSaO_2上昇が必要ですので$SaO_2 \geq 70$％という数値が設定されたようです．経験上重い心不全がなければこの数値は妥当であると思われます．

まとめ

◆ 先天性心疾患の主たる症状はうっ血性心不全と低酸素血症である．

◆ 小児のうっ血性心不全は，短絡のない房室弁や半月弁の狭窄・逆流，心室機能低下などを原因とすることは少なく，大部分が肺血流量増加を伴っている．

◆ したがって心不全症状を呈していても診断のついていない新生児，乳児に対する安易な酸素投与は控えるべきである．

◆ 新生児期，乳児期早期発症例の多くは動脈管依存性先天性心疾患である．この年齢の児が重篤な心不全症状や低酸素血症を呈している場合には直ちに循環器専門医にコンサルトすべきである．しかし，早急に診断できない状況であれば，見切り発車的にPGE_1を開始するのもある程度やむをえないと思われる．

文　献
1）『周生期の心臓病』（中澤　誠/編），pp45，南江堂，1995
2）朴　仁三：新生児期，乳児期肺血流量増加型心疾患に対する低酸素換気療法の効果．日小循誌，16：869，2000
3）吉儀雅章，他：チアノーゼ性先天性心疾患の管理におけるパルスオキシメーターの有用性．小児科臨床，46：2641，1993

◆著者プロフィール

朴 仁三（In-Sam Park）：榊原記念病院小児科．先天性心疾患の形態学，新生児期先天性心疾患，集中治療，心不全治療などが興味ある分野です．

第4章 疾患別ケーススタディで学ぶ小児診療のポイント

9. インフルエンザ
予防に勝る治療はなし．ワクチン接種

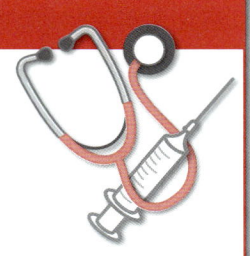

堀越裕歩

Case Study

症　例	気管支喘息の既往のある10歳男児
現症・既往歴	季節は冬．昨日からの発熱39℃台，鼻汁，呼吸苦で来院した．両側の四肢の筋肉痛も訴えた．喘息の治療をこの2カ月間は自己中断していた．過去に喘息の入院歴が5回ある．インフルエンザワクチンは未接種であった．
家族歴	生来健康な15歳の兄が4日前に高熱，関節痛を2日間呈し自然解熱した．
身体所見	呼吸数50回/分．心拍数120回/分．血圧120/85 mmHg．酸素飽和濃度93％(Room Air)．咽頭の軽度発赤．胸部の両側に著明な喘鳴を聴取．ラ音はなし．エア入りはやや不良．
検査所見	白血球数9,000/μL．CRP 1.23 mg/mL．静脈血ガスは正常．鼻腔ぬぐい液のインフルエンザウイルス迅速抗原はAが陽性であった．胸部X線は，過膨脹で肺炎像はなし．
診　断	インフルエンザウイルスA型感染．気管支喘息の急性増悪．
治　療	酸素投与，気管支喘息の治療に加え，オセルタミビル（タミフル®）の内服を開始した．発熱にアセトアミノフェンの頓用を行った．
経　過	入院当日の夜間に発熱とともに大声で泣き叫び，不穏がみられたため，観察が容易な部屋に移動させた．不穏は1時間ほどで改善した．治療開始3日後に解熱し，徐々に酸素需要も改善したために入院6日目に退院とした．

1 問診のポイント

インフルエンザウイルス感染は，流行状況の疫学情報が重要である．日本では冬に流行することが多いが，冬のどの時期かは地域差があるので地域の流行状況を把握する．家族内でインフルエンザウイルス感染と診断もしくは疑いの人がいる場合には，強く疑う．この症例では，冬の季節で兄のインフルエンザ様の疾患が手がかりとなる．

インフルエンザウイルス感染は，突然の高熱，倦怠感，頭痛，鼻汁，咽頭痛，咳，悪心，

嘔吐，下痢，関節痛，筋肉痛などの多彩な症状をとる．しばしば風邪症候群，他のウイルス性胃腸炎との鑑別が困難であるが，流行状況と検査を組み合わせて診断する．

気管支喘息など基礎疾患があると増悪することがある．特に呼吸器，循環器，免疫抑制のある児は合併症に注意する[1]．

インフルエンザワクチンは，接種していても罹患することはあるが，一般に2歳以上で6割程度の予防効果がある[2]．接種歴があってもインフルエンザウイルス感染の否定はできないが，より他の鑑別を考慮する手がかりになる．

症例のここに注目！
- インフルエンザワクチンは未接種
- 15歳の兄が4日前に高熱
- 季節は冬

2 診断のポイント

一般に炎症反応はあまり上昇しないことが多いが，炎症反応は非特異的なマーカーであり，これのみで細菌感染に対する抗菌薬投与の基準にはならない．児の全身状態，バイタルサイン，胸部X線上の肺炎像の有無など合わせて細菌感染の合併の有無を判断する．

診断は，インフルエンザウイルス迅速検査が用いられる．鼻腔ぬぐい液をスワブで採取する方法が一般的である．発症して早期の6時間以内などは感度が落ちるため，偽陰性に注意が必要である．

3 治療のポイント

抗インフルエンザウイルス薬のノイラミニダーゼ阻害薬が用いられる．増殖を抑制する作用機序のため，48時間以内の早期投与で効果が得られやすい．有熱期間を1日半程度，短縮する効果がある[3]．しかしランダム化比較試験（RCT）などによるハイリスク児の重症化予防やインフルエンザ脳症などへの進展を予防する確たるエビデンスはない[4][5]．

インフルエンザ罹患中にみられた10代の異常行動が抗インフルエンザ薬の投与に結び付けられたことがあり，高所から飛び降りて死亡するなど社会問題にもなった．この症例でも異常行動がみられたが一過性で消失している．インフルエンザウイルス感染自体による熱せん妄や異常行動があるため，薬剤によるものかの鑑別は困難であるが，抗インフルエンザ薬との因果関係は不明とされている．**インフルエンザ罹患児の異常行動は注意深い観察が何より重要である．**

インフルエンザ脳症と一部の解熱鎮痛薬の関連が指摘されている．**解熱薬はアセトアミノフェンを用いて，アスピリン，ジクロフェナクナトリウム（ボルタレン® など），メフェナム酸（ポンタール® など）の使用は避ける**[5]．

ノイラミニダーゼ阻害薬は，内服薬，吸入薬，点滴静注薬がある．流行しているインフルエンザウイルスの種類により耐性化していることがあるため，そのシーズンの流行している耐性ウイルスの状況に応じて有効な薬剤を選択する（表1）．

表1 ● ノイラミニダーゼ阻害薬の剤型と用法

ノイラミニダーゼ阻害薬	剤型	1回投与量	投与回数	投与期間
オセルタミビル（タミフル®）	ドライシロップ	1回2 mg/kg	1日2回	5日間
	カプセル（75 mg）	1回1カプセル	1日2回	5日間
ザナミビル（リレンザ®）	吸入	1回10 mg	1日2回	5日間
ラニナミビル（イナビル®）	吸入（10歳未満）	1回20 mg	1日1回	単回
	吸入（10歳以上）	1回40 mg	1日1回	単回
ペラミビル（ラピアクタ®）	点滴静注	1回10 mg/kg	1日1回	原則単回*

＊必要に応じて連日投与も考慮される

表2 ● インフルエンザによる熱性けいれんのときの対応

単純型熱性けいれんで来院時に意識障害なし	経過観察
単純型熱性けいれんで来院時に意識障害あり	意識の回復を確認する 遷延する場合は，脳症を疑う
複雑型熱性けいれん	脳症との鑑別が困難なことが多い
遷延する異常言動，行動を伴う	脳症を疑う

症例のここに注目！
- オセルタミビル（タミフル®）の内服を開始
- 発熱にアセトアミノフェンの頓用を行った
- 不穏がみられたため，観察が容易な部屋に移動させた

4 専門家へのコンサルテーション

　しばしばインフルエンザウイルス感染による熱性けいれんや精神神経症状とインフルエンザ脳症の鑑別が困難である．意識障害，異常言動や行動が1時間以上続く場合には，インフルエンザ脳症の可能性があり，状況に応じて治療可能な施設に速やかに紹介する（表2）[5]．

5 予防のポイント

　インフルエンザワクチン接種が勧められる．ワクチン接種後，2～4週間で免疫が得られ，5カ月ほど効果が持続する．臨床の現場ではインフルエンザワクチンを接種して発症した児をしばしば診察するためワクチンの効果に疑問をもつことがあるが，大部分はワクチンで予防効果のあった児であり，そのような児は受診をしないため出会っていないだけである．特に合併症のリスクの高い基礎疾患のある児，医療従事者は接種をするべきである．抗インフルエンザ薬による予防内服は，耐性ウイルスを誘導する可能性がありルーチンには勧められ

ない.

> **まとめ**
> ◆ インフルエンザ様の症状と流行状況が診断への手がかりとなる
> ◆ 解熱薬はアセトアミノフェンを使用する
> ◆ 予防でインフルエンザワクチンの接種が最も重要

文　献
1)『Principles and Practice of Pediatric Infectious Diseases』(Sarah Long et al, eds), Churchill Livingstone, 2008
2) Jefferson T et al：Vaccines for preventing influenza in healthy children. Cochrane Database Syst Rev, Issue 2：CD004879, 2008
3) Whitley RJ et al：Oral oseltamivir treatment of influenza in children. Pediatr Infect Dis J, 20：127-133, 2001
4) Wang K et al：Neuraminidase inhibitors for preventing and treating influenza in children. Cochrane Database Syst Rev, Issue 1：CD002744, 2012
5)『インフルエンザ脳症ガイドライン改訂版』(厚生労働省　インフルエンザ脳症研究班), 2009

Column ◆ 新型インフルエンザ騒動でも動じなかったトロント

　筆者は，2008〜2010年までカナダのトロント小児病院の小児感染症科に臨床留学をしていました．そこで2009年の新型インフルエンザ騒ぎをトロントで経験しました．トロントは移民が多い都市でメキシコからあっという間に伝播しました．一例目が出た日は，ちょうどオンコール当番でポケベルが10分おきに鳴りやまなかったのを覚えています．それこそ院内の医者が親戚の友人がメキシコ旅行から帰ってきたが大丈夫か？　とか本来の業務に関係ないものまでありとあらゆるコールがありました．トロント小児病院はすぐさま新型インフルエンザ専用回線を設け，当時の新型インフルエンザ関連のコールは翌日から来なくなりました．全部受けていたら通常業務が全くできませんでした．院内外や行政の対応と連携も整然としていました．こうした対応の早さは，SARSを経験したトロントがあらかじめ新興感染症に入念に準備をしていたおかげで感心したものでした．新たな新型インフルエンザの脅威はなくなったわけではなく，常に備えておくべきでしょう．

◆著者プロフィール

堀越裕歩（Yuho Horikoshi）：東京都立小児総合医療センター　感染症科．専門は小児感染症と国際保健．海外に負けない豊富な症例数を経験できる小児感染症の臨床トレーニングプログラムを国内につくることが目標．

第4章 疾患別ケーススタディで学ぶ小児診療のポイント

10. 流行性耳下腺炎

数％に無菌性髄膜炎を合併する
難聴は意外に多い（1,000例に1例）

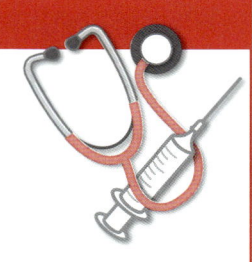

中山哲夫

Case Study

症例 5歳　男児

現症 近所の幼稚園でおたふく風邪が流行している．2〜3日前から，38〜39℃の発熱，左右の耳の下が腫れてきた．触ると痛い．食事を飲み込むときにも痛い．昨日から頭痛が出現して，食欲もなく，水分を飲んでも嘔吐が続く．無菌性髄膜炎の疑いで入院した．

入院時所見と臨床検査所見 項部硬直などの髄膜刺激症状を認め髄液細胞数は1,364/3 μLと細胞増多を認めた．臨床検査所見としては血清・尿中アミラーゼの高値以外には特記すべきことはなく，輸液療法のみで軽快し退院した．ウイルス学的検査は血清IgM EIA，IgG EIAともに陽性，髄液，咽頭ぬぐい液からムンプスウイルスが分離された．

治療と経過 髄液検査のための髄液採取により減圧され頭痛・嘔吐は軽快し，輸液療法のみで軽快した．

1 潜伏期間

　流行性耳下腺炎は，両側もしくは片側の耳下腺から頬部の腫脹を主要症状で発症し，唾液を介する飛沫感染により伝播する．ウイルスは鼻咽頭の粘膜上皮に感染し，一次ウイルス血症を起こし所属リンパ節で増殖し二次ウイルス血症から全身の臓器に播種される．耳下腺炎もこうした全身性ウイルス感染症の1つの症状として発症したものである．潜伏期間は2〜3週で平均は15〜16日である．ウイルス分離は発症前4〜5日，発症後5〜7日はウイルスが分離され，感染源となる[1]．麻疹・ムンプス・風疹のMMR三混ワクチンが1993年以降中止となっており，現在は単味ワクチンが使用されているがワクチン接種率は30％前後で最近でも流行を繰り返している．

　散発例では，診断に迷うことがある．幼稚園や小学校での流行状況を把握すること，家族内での感染の有無を聞くことが有用な情報となる．

症例のここに注目！ ・近所の幼稚園でおたふく風邪が流行

表●ムンプスの臨床像

平均年齢		4.90歳	耳下腺腫脹	1,051 (98%)
発熱	37.5〜38.4	292 (27%)	頭痛	245 (23%)
	38.5〜39.4	404 (38%)	けいれん	8 (0.7%)
	>39.5	136 (13%)	無菌性髄膜炎	13 (1.2%)
	total	832 (77%)	難聴	1
持続期間		2.38日	再感染	3
嘔吐		180 (16.7%)		
	回数	2.01		

総計　1,075例

2 耳下腺が腫れているみたいだけどムンプスなのかな？

　耳下腺炎は**耳下腺，顎下腺，舌下腺の腫脹，圧痛，嚥下痛**を認めるもので，ムンプスウイルスの感染による流行性耳下腺炎以外にも，パラインフルエンザウイルス，エンテロウイルスの感染によるものもある．また，ウイルス感染症以外にも細菌性化膿性耳下腺炎，唾液腺石などの鑑別すべき疾患が挙げられる．ムンプスウイルスの耳下腺炎は通常3日以上持続し，唾液腺結石などによる耳下腺腫脹はレモン，梅干しなどで唾液分泌を促すことにより軽快することから鑑別できる．血清学的には基本は**急性期と回復期のペア血清で抗体の上昇**を確認することであるが，**単一血清でIgM EIA抗体を測定**するのでもよい．過去の既往歴をみるにはIgG EIA抗体を測定する．

症例のここに注目！
　・触ると痛い．食事を飲み込むときにも痛い
　・血清IgM EIA，IgG EIAともに陽性（臨床像だけからは診断が難しいときには抗体検査を）．

　ムンプスの臨床症状と合併症をまとめて**表**に示した．日本外来小児科学会ワクチン研究班との共同研究で，全国11の小児科開業医から臨床的にムンプスと診断された症例1,353例を対象にウイルス分離を行うと872例（64.5％）が陽性で，PCR陽性者も加えると1,085例（80.2％）においてウイルス学的にムンプスウイルスの感染が証明された．ウイルス学的にムンプスと診断された1,085例中，臨床経過の情報が得られた1,075例の臨床像，合併症を調べた結果である．平均年齢は4.9歳，37.5℃以上の発熱は77％，39.5℃以上の発熱は13％に認めている．持続期間は2.38日，**嘔吐は16.7％**に認められる．耳下腺炎は98％，**頭痛は23％，けいれんは0.7％**に認められた．再感染を疑われる例が3例あり，抗体の中和能は異なる遺伝子タイプのウイルスは中和し難いことが外国のワクチン株で報告されている[2]が，日本での流行株とワクチン株では差がなかった[3]．

　合併症としては無菌性髄膜炎が多く，**入院を必要とする無菌性髄膜炎は13例（1.2％）**に認められた．**ムンプスの重大な合併症は難聴**が挙げられる．ムンプス罹患後に発症する**難聴は教科書的には約15,000例に1例**と言われている[1]．臨床経験からもムンプス難聴は決して少ないものではなく今回の研究でも1,000例に約1例の頻度で認められる．その後の報告で

も約1,000例に1例と報告されている[4].

症例のここに注目!
・昨日から頭痛が出現
・嘔吐が続く
・無菌性髄膜炎の疑いで入院

まとめ
◆ ムンプスの合併症として入院を要する無菌性髄膜炎は1〜2％の頻度.
◆ ムンプス難聴は約1,000例に1例の頻度で合併する.

文　献
1) Platkin SA et al : Mumps vaccine. 『Vaccines, 5th ed』, Saunders, pp435-465, 2008
2) Nojd J et al : Mumps virus neutralizing antibodies do not protect against reinfection with a heterologous mumps virus genotype. Vaccine, 19 : 1727-1731, 2001
3) Inou Y et al : Molecular epidemiology of mumps virus in Japan and proposal of two new genotypes. J Med Virol, 73 : 97-104, 2004
4) Hashimoto H et al : An office-based prospective study of deafness in mumps. Pediatric Infect Dis J, 28 : 173-175, 2009
5) Yoshida N et al : Mumps virus reinfection is not a rare event confirmed by reverse transcription loop-mediated isothermal amplification. J Med Virol, 80 : 517-523, 2008

Column

◆ ムンプスワクチンは推奨できるのか？

　昔からムンプスの罹患が男性不妊の原因になっていると言われていますが，両側の睾丸炎を起こすことはきわめてまれです．ウイルス感染が長期間持続して精子の産生を阻害することはないと思います．睾丸炎を起こす確率は年齢によって差が認められ10歳以上になってから自然感染の合併症としての頻度が高くなります．ワクチン接種後も副反応として睾丸炎を合併することがあり，ワクチン接種は10歳前で好発時期の4〜5歳ごろ，幼稚園入園時ごろがよいように思います．ワクチン接種後の無菌性髄膜炎の頻度は3,000〜10,000例に1例の頻度で明らかに自然感染の頻度よりは低くなっています．自然感染の重篤な合併症として突発性難聴があり約1,000例に1例の頻度です．一方ワクチン接種後に明らかにムンプスワクチンとの因果関係のある例は極めてまれに報告されています．

◆ 前にもムンプスと言われたのですが？？

　ムンプスは麻疹や水疱と違って免疫原性が少し低く抗体価も低いようです．麻疹と同じように二度罹りはないと考えられていましたが，自然感染をしてもその後，再感染を認めることがあります[5].

◆著者プロフィール

中山哲夫（Tetsuo Nakayama）：北里生命科学研究所　ウイルス感染制御Ⅰ．昭和51年慶應義塾大学を卒業し，平成4年まで小児科医として臨床現場で働いていました．平成4年から基礎に移り，現在，臨床ウイルス学，ワクチン学を専門にしています．

第4章 疾患別ケーススタディで学ぶ小児診療のポイント

11. 結核・結核性髄膜炎
不明熱の鑑別診断に含むべき疾患

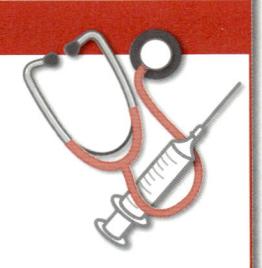

近藤信哉

Case Study

症　例　1歳　男児

主　訴　発熱，嘔吐

現病歴　出生後に接触した祖母が活動性肺結核と判明したため，最終接触より2カ月後の月齢4に接触者検診を受けた．身体所見，胸部X線所見は正常範囲であり，ツベルクリン反応（ツ反）は陰性であった．未感染と考えられて，BCGを接種された．月齢11を過ぎて元気がなくなり，時に発熱があった．風邪の診断で加療を受けたが改善せず，嘔吐が加わったために来院した．

身体所見　全身状態はやや被刺激性であるが，大泉門膨隆は明らかでなかった．胸腹部所見は正常範囲であった．

検査所見　末梢血白血球数4,900/μL，血清CRP 0.4 mg/dL，髄液細胞数597/3 μL（リンパ球優位），蛋白230 mg/dL，糖12 mg/dL，胸部X線写真所見は正常範囲内であった．

入院後経過　入院後行われたツ反検査の発赤は7 mm，硬結は4 mmであった．胸部CT検査では縦隔リンパ節腫脹と，両肺野に浸潤陰影を認めた．頭部CT検査では脳室拡大，脳底部髄膜造影効果，左脳梗塞を認めた．結核性髄膜炎として抗結核薬を投与し，水頭症に対して脳室腹腔シャント術を行った．胃液，髄液の結核菌塗抹検査は陰性であったが，PCR，培養で陽性となった．治療の結果，精神運動発達障害を残すことなく治癒した．

1 どんな小児に結核を疑うか

　年間新規登録小児結核は小児人口10万人あたり1未満のまれな疾患であり，結核性髄膜炎は極めてまれである．結核患者との濃厚接触歴は結核診断のきっかけとなる．しかしながら，散発例における診断はしばしば遅れる．2週間以上続く咳が特徴の二次（成人型）結核症と

異なり，一次（小児型）結核症では咳は特徴的ではない．経験的治療に抵抗性の発熱を主訴とする小児において，結核は鑑別診断に含まれるべきである．

> **症例のここに注目！**
> ・出生後に接触した祖母が活動性肺結核
> ・月齢11過ぎに風邪の診断で加療を受けたが改善せず

2 リスク・グループとしての0歳児

結核菌感染を生じると，生体は防御的な細胞性免疫（cell-mediated immunity：CMI）と組織破壊的な遅延型過敏性（delayed-type hypersensitivity：DTH）を生じる．0歳児においてCMIの中心をなすIFN-γの産生能が低いために，結核菌感染後は発病しやすく，結核性髄膜炎などの全身播種を生じやすい．また，空気感染である結核の初期病変は呼吸器に生じるが，初期変化群結核の主病変は縦隔の一部である縦隔・肺門リンパ節であり，肺野病変は結核が進行するまで小規模に留まる．したがって，単純X線写真では乳幼児初期変化群結核は見落とされやすく，疑わしい例ではCT検査が必要である．さらに，乳児では頭蓋骨縫合が不完全なため，亜急性頭蓋内圧亢進による臨床症状の出現は遅れる．そのため，**頭部画像検査**は結核性髄膜炎補助診断法として有用である．

> **症例のここに注目！**
> ・大泉門膨隆は明らかでなかった
> ・胸部CT検査では縦隔リンパ節腫脹と，両肺野に浸潤陰影を認めた
> ・頭部CT検査では脳室拡大，脳底部髄膜造影効果，左脳梗塞を認めた

3 BCGの結核阻止効果は万全ではない

結核の診断は接触を中心とした既往歴，結核菌検査，ツ反，QuantiFERON-TB，胸部画像検査が主体をなす．BCG接種は粟粒結核，結核性髄膜炎の発病リスクをそれぞれ80％，65％減らすが，**接種児に発病**をみることはまれではない．何らかの検査材料から結核菌が検出されれば，結核の診断は確定する．しかし，小児全体における菌検出率は約40％にすぎず，多くの患児において胃液塗抹検査は陰性である．菌は2, 3週後の培養結果で検出されやすい．したがって，受診当初の結核診断は状況証拠から複合的になされる．結核が疑われる本症例におけるツ反硬結4 mmは陰性と判定されるが，ツ反は乳幼児では特に偽陰性，偽陽性が生じることが知られている．また，ツ反はDTHを用いた検査であり，日本の主たる判定基準となっている発赤ではなくて硬結で判定しなければならない（表）．乳幼児の胸部X線写真で異常が疑われたなら，造影CT検査で確認をすることが望ましい．

> **症例のここに注目！**
> ・ツベルクリン反応（ツ反）は陰性
> ・BCGを接種

> **まとめ**
> ◆ 殺菌と増菌とを繰り返しながら，無治療乳児の約30％が接触後2カ月から2年の間に結核を発病する．

表 ● American Academy of Pediatricsの声明（Pediatrics, 93：131-134, 1994）に基づくツ反陽性基準

BCG接種とは無関係に
　硬結反応≧5 mm
　　①感染性患者との濃厚接触例
　　②臨床所見and/or X線写真から発病と考えられる例
　　③重篤な結核に進展さすきわめて危険な宿主因子を基盤に有する児
　　　（免疫抑制状態，HIV感染を含む）
　硬結反応≧10 mm
　　①全身播種を生じる危険のある4歳未満の児や，他の医学的危険因子
　　　（ホジキン病，リンフォーマ，糖尿病，慢性腎不全，低栄養）を有する児
　　②頻回の結核菌環境曝露を有する児
　硬結反応≧15 mm
　　何ら危険因子を有さない児を含む4歳以上のすべての児

◆ 乳児はIFN-γ産生能が低いために結核を発病しやすく，IFN-γ量を測定するQuantiFERON-TB検査は不向きである．
◆ BCG接種は必ずしも結核菌感染，発病の免罪符となるわけではない．

◆著者プロフィール
近藤信哉（Shinya Kondo）：多摩北部医療センター小児科非常勤医．

第4章 疾患別ケーススタディで学ぶ小児診療のポイント

12. 自己炎症性疾患

周期性発熱症候群：古くて新しい疾患概念．
遅れて参上？

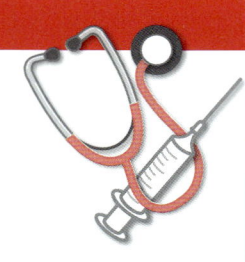

真部 淳

Case Study

症　例　4歳　男児

現病歴　入院3日前から38℃台の発熱あり．翌日頸部リンパ節も腫大したため外来受診．血液検査を行いCRPの上昇（6 mg/dL）あり，セフェム系の抗菌薬（セフカペン）を処方された．その後改善みられず体温は39℃台となり入院．

身体所見　全身状態は比較的良好．脈拍100/分，呼吸数24/分，体温39.2℃．咽頭発赤，口内炎，膿栓を有する扁桃あり．両側頸部と両側鼠径部に小さなリンパ節（径1 cm以下）を多数触知．その他特記すべき所見なし．

既往歴　家族歴に周期性発熱なし．成長・発達に問題なし．1歳から3歳までに発熱と頸部リンパ節腫脹により当院に5回入院．毎回抗菌薬の点滴投与に伴い軽快し，退院していた．

検査所見　胸部X線，腹部単純X線：異常なし．TP 7.2 g/dL, AST 19 IU/L, ALT 11 IU/L, LDH 279 IU/L, BUN 9.6 mg/dL, Cr 0.42 mg/dL, CRP 13.7 mg/dL, IgG 859 mg/dL, IgA 193 mg/dL, IgM 88 mg/dL, IgD＜1 mg/dL, ANA＜40倍, ASO＜10, RBC 415×10^4/μL, Hb 10.4 g/dL, WBC 11,600/μL, Plt 22.2×10^4/μL.

入院後経過　抗菌薬（セファゾリン）の点滴投与を行うも解熱せず40℃前後の発熱が持続し，CRPもさらに上昇（21.6 mg/dL）したが入院5日目から解熱傾向となり，リンパ節も縮小してきた．血液培養は陰性だった．これまでの経過から，周期性発熱症候群の一つであるPFAPA（periodic fever, aphthous stomatitis, pharyngitis, and cervical adenitis）が疑われた．

1 はじめに

　発熱をきたす炎症性疾患としては通常感染症が多く，次いで獲得免疫系の異常である膠原病（自己免疫疾患）が考慮されるが，約10年前から自然免疫系の異常である自己炎症性疾患という概念が台頭してきた．例えばベーチェット病，クローン病，全身型の若年性関節リウマチなど，従来膠原病として分類されていた疾患は現在では自己炎症性疾患と考えられている．これら自己炎症性疾患の多くは周期性発熱として発症し，タンパク質異常も明らかになり，また遺伝形式も知られてきた（表）[1]．

2 診察のポイント

　繰り返す発熱（一般に年3回以上）をきたした場合，まずは感染症を疑うべきである．中耳炎，副鼻腔炎，尿路感染症の検索は必須である．並行して原発性免疫不全症のスクリーニングを行う．これらが否定された場合には膠原病や悪性疾患，ウイルス持続感染（EBV，CMVなど），アレルギー性疾患（薬剤性発熱を含む）のワークアップを行う．CRPあるいはプロカルシトニンの高値が続く場合には自己炎症性疾患である周期性発熱症候群の可能性が出てくる．各疾患の特徴を表に示す．それぞれの疾患に特異的な診断方法が確立され，また治療方法も得られるようになってきた．例えば，FMFの発熱発作の予防としてコルヒチンが有効であるとか，CINCA/NOMIDに対してIL-1受容体阻害薬が有効である，などである．

症例のここに注目！
・1歳から3歳までに発熱と頸部リンパ節腫脹により当院に5回入院
・CRPもさらに上昇（21.6 mg/dL）

3 PFAPAについて

　Marshall症候群とも呼ばれる．他の自己炎症性疾患と異なり，PFAPAの原因遺伝子はまだわかっていない．頻度も不明であるが実際の報告よりも多いと考えられる．2～5歳で発症し，解熱薬にも抗菌薬にも反応しない発熱が3～6日継続する．発熱発作を頻繁に繰り返す例ではステロイド投与が有効である．すなわち，プレドニゾロン1回（1～2 mg/kg）またはベタメタゾン1回（0.3 mg/kg）により24時間以内に症状は消失する．発作の予防にシメチジンの投与あるいは扁桃摘出が有効との報告もある．予後は良好で，次第に発作の間隔は広がり，4～8年以内に自然に治癒する．

　本症例もPFAPAが疑われたため，次の発熱発作からはステロイドの単回投与を行うことにより，入院治療を回避することが可能になった．現在8歳になるが，発作の頻度は低くなり，1年に1～2回である．なお，4歳下の妹も同様に1歳から発熱発作がみられ，家族性が疑われた．実際に最近，国内から家族内発生例が報告された[2]．PFAPAは頭の隅に入れておくべき疾患ではあるが，いまだに確定診断法はないことも銘記すべきであろう．

症例のここに注目！ ・抗菌薬（セファゾリン）の点滴投与を行うも解熱せず

表● 遺伝性周期性発熱

疾患名	FMF	FCAS	MWS	CINCA/NOMID	TRAPS	HIDS	PFAPA
発作の時間	12〜72時間	数分から24時間	1〜3日	持続性	7日以上	3〜7日	3〜6日
皮膚症状	類丹毒紅斑	寒冷による蕁麻疹様	蕁麻疹	蕁麻疹	筋痛部位の移動性の斑状皮疹	非移動性の斑状丘疹状皮疹（体幹，四肢），蕁麻疹	まれ
腹部症状	腹膜炎，便秘が下痢より多い	悪心	時々腹痛	まれ	腹膜炎，下痢または便秘	激しい腹痛，嘔吐，下痢が便秘より多い，腹膜炎はまれ	よくある
胸膜・心膜症状	胸膜炎多い	みられず	まれ	まれ	胸膜炎・心膜炎	まれ	まれ
関節炎	単関節炎（膝と殿部）	多関節痛	多関節痛（大関節）	成長線の過成長，癒着，間欠的または慢性関節炎	関節痛，単関節炎または大関節の寡関節炎	全身性の多関節痛	関節痛
眼症状	まれ	結膜炎	結膜炎，上強膜炎	結膜炎，ぶどう膜炎，視野欠損	結膜炎，眼窩周囲の浮腫	まれ	まれ
神経症状	頭痛，無菌性髄膜炎	頭痛	感音性難聴	難聴，無菌性髄膜炎，発達遅滞	まれ	頭痛	まれ
リンパ節/脾臓	脾腫がリンパ節症より多い	みられず	まれ	リンパ節症，肝脾腫	脾腫がリンパ節症より多い	頸部リンパ節症	頸部リンパ節症，扁桃炎
血管炎	ヘノホ・シェーンライン紫斑，結節性多発性動脈炎	みられず	みられず	時に	ヘノホ・シェーンライン紫斑，リンパ球性血管炎	皮膚の血管炎，まれにヘノホ・シェーンライン紫斑	みられず
アミロイドーシス	MEFVとSAAの遺伝子型，家族歴，性別，治療コンプライアンスによりリスクは異なる	まれ	25％程度	成人に達した患者の一部	10％程度	まれ	みられず
その他							口内炎
タンパク質	pyrin	cryopyrin	cryopyrin	cryopyrin	TNF受容体1a	mevalonate kinase	不明
遺伝形式	常染色体性劣性	常染色体性優性	常染色体性優性	常染色体性優性	常染色体性優性	常染色体性劣性	孤発性

FMF：familial mediterranean fever（家族性地中海熱），FCAS：familial cold autoinflammatory syndrome（家族性寒冷自己炎症症候群），MWS：Muckle-Wells syndrome，CINCA/NOMID：chronic infantile neurologic cutaneous and articular syndrome/neonatal onset multisystem inflammatory disease（慢性乳児神経，皮膚，関節症候群/新生児発症多臓器炎症性疾患），TRAPS：tumor necrosis factor receptor-associated periodic syndrome（TNF受容体関連周期性症候群），HIDS：hyperimmunoglobulinemia D with periodic fever syndrome（周期性発熱を伴う高IgD症候群），PFAPA：periodic fever, aphthous stomatitis, pharyngitis, and cervical adenitis（周期性発熱，アフタ性口内炎，咽頭炎，頸部リンパ節炎症候群），MEFV：mediterranean fever（地中海熱），SAA：serum amyloid-associated（血清アミロイドA）．（文献1を参考に作成）

文　献
1）『Nelson Textbook of Pediatrics 19th ed』（Robert M. Kliegman, eds），Saunders, 2011
2）Adachi M et al：Familial cases of periodic fever with aphthous stomatitis, pharyngitis, and cervical adenitis syndrome. J Pediatr, 158：155-159, 2011

◆ 医師の魅力　　Column

　医師は魅力的な職業です．それは，個人プレーとチーム医療の両方がバランスよく要求されるからです．また，実際の医療と最先端の医学が密接に結びついているからです．前者についていえば，個人プレーを発揮するための精進が必要で，それは専門性を高めるという自己達成感につながります．一方，チーム医療が大切ということは，すべてを一人で背負い込む必要はないということで，バーンアウトを避ける手だてともなります．後者についていえば，臨床の知識なく患者はみられませんし，基礎の知識なく困った患者さんを救うことはできません．そのために国内の学会や研究会に行き，あるいは実際に技量をブラッシュアップする必要があり，大変ではありますが，頑張れば何歳まで仕事をしてもかまいません．一方，基礎が大事というのは，いくら年をとっても勉強すべきということでもあり，留学，国際学会での発表，論文からの最先端知識の吸収は，最高学府を卒業した学徒にとっての至上の満足感を与えてくれます．まさにプロフェッショナル中のプロフェッショナルな職業と申せましょう．

◆著者プロフィール

真部　淳（Atsushi Manabe）：聖路加国際病院小児科医長．専門：小児科一般，血液腫瘍学．若い頃は骨髄移植や遺伝子治療など，ハードな医療を目指して研究指向でやっていました．医者になって20年が過ぎる頃から，小児がん患者とその家族のサポートなど，ソフトな医療にも入り込んでいます．結局は総合的に子どもをみられるように精進することが最も大切なことだと思います．

索引 Index

数字

1型糖尿病 ………………… 235
2次性徴 …………………… 54

欧文

A～M

ABCDEアプローチ …… 72, 104
ADH分泌 ………………… 37
Alagille症候群 …………… 207
Bartonella henselae ……… 180
BaucherらのSBI予測モデル
 …………………………… 105
BCG ……………………… 272
capillary refill time ……… 235
CDC ……………………… 56
crab-claw sign …………… 226
CRT ……………………… 101
CT検査 …………………… 93
Dance徴候 ……………… 227
deescalation ……………… 44
definitive therapy …… 44, 49
delayed repeat enema …… 229
DRE ……………………… 229
EBウイルス ……………… 181
empiric therapy ………… 44
Horner症状 ……………… 181
IFN-γ …………………… 273
local factor ……………… 47

Meckel憩室 ……………… 230
MSW ……………………… 221
*Mycobacterium avium-
 intracellulare complex* … 181

P～W

PAT ……………………… 103
PDD ……………………… 253
PFAPA ……………… 275, 276
PGE$_1$ …………………… 263
post reduction sign ……… 226
PRSP ……………………… 231
pseudokidney sign … 226, 229
QuantiFERON-TB ……… 273
Rhonchi ………………… 135
Rochester Criteria ……… 105
SAMPLE ………………… 73
SBI ……………………… 104
SCID …………………… 257
sepsis work-up ………… 104
SIADH ………………… 37
sick contact …………… 45
Stevens-Johnson症候群 … 173
Stridor ………………… 135
target sign ………… 226, 227
TICLS ………………… 103
TTP …………………… 209
Wheeze ………………… 135
Wilson病 ……………… 209

和文

あ行

亜急性壊死性リンパ節炎… 183
悪性疾患 ………………… 181
悪性リンパ腫 …………… 230
アスペルガー障害 ……… 253
アセトアミノフェン
 ……………… 107, 266, 268
アトピー性皮膚炎 …… 176, 190
アドレナリン …………… 76
アミオダロン …………… 77
アレルギー性紫斑病 …… 163
アンチバイオグラム …… 47
異常行動 ………………… 266
胃洗浄 …………………… 88
一次評価 ………………… 72
胃腸炎関連けいれん …… 151
遺伝カウンセリング … 217, 220
遺伝子検査 ……………… 217
遺伝子診療部 …………… 221
遺伝性周期性発熱 ……… 277
異物 ……………………… 81
異物誤飲 ………………… 86
医療面接 ………………… 22
咽頭 ……………………… 25
咽頭異物 ………………… 82
インフルエンザウイルス… 265
インフルエンザウイルス
 迅速検査 ……………… 266
インフルエンザ脳症 …… 267

インフルエンザ罹患児の異常行動 …………… 266	眼底検査…………………… 187	ゲーム……………………… 20
インフルエンザワクチン ……………… 265, 267	キーゼルバッハ部位……… 84	血液塗抹標本……………… 223
運動発達……………… 51, 53	起因菌……………………… 46	血液培養…………………… 46
黄疸………………………… 196	気管支鏡…………………… 238	結核………………………… 272
嘔吐………………………… 111	気管支喘息………………… 134	結核性髄膜炎……………… 272
横紋筋肉腫………………… 181	気管支ファイバースコピー …………………………… 238	血管性紫斑病……………… 230
オートレフラクトメーター ……………………………… 186	菊地-藤本病 ……………… 183	血小板……………………… 157
おたふく風邪……………… 269	喫煙………………………… 20	血小板減少………………… 158
	気道異物………… 145, 238	血小板減少性紫斑病……… 159
か行	虐待……… 51, 95, 164, 246	血栓性血小板減少性紫斑病 …………………………… 209
開瞼………………………… 185	吸気性……………………… 136	解毒剤……………………… 88
外耳道異物………………… 81	吸気性喘鳴………… 134, 146	下痢………………………… 115
外耳道炎…………………… 82	急性胃腸炎………………… 120	検眼レンズ………………… 186
咳嗽………………………… 124	急性中耳炎………… 82, 106	健康保険…………………… 27
外来………………………… 23	急性虫垂炎………………… 122	言語発達…………………… 53
かぜ症状…………………… 127	急性白血病………………… 161	検査………………………… 26
家族性地中海熱…………… 277	急性腹症…………… 114, 119	原発性硬化性胆管炎……… 208
学校感染症………………… 63	吸着剤……………………… 88	原発性免疫不全症………… 257
学校保健安全法…………… 64	凝固因子…………………… 157	誤飲チェッカー…………… 91
活性炭……………………… 88	胸部外傷…………………… 94	睾丸炎……………………… 271
カプセル…………………… 31	空気感染…………………… 57	抗菌薬………………… 44, 233
ガラクトース血症………… 207	薬の上手な飲ませ方……… 32	抗菌薬感受性試験………… 231
カルバマゼピン…………… 151	クッシング症候群………… 241	高口蓋……………………… 219
川崎病……………… 171, 182	グラム染色………………… 232	好中球減少………………… 180
眼圧測定…………………… 187	クループ症候群…………… 146	高張性脱水……… 40, 41, 42
眼角解離…………………… 218	経口補液療法……………… 38	行動異常…………………… 244
眼間解離…………… 218, 219	経静脈栄養………………… 208	喉頭軟化症………………… 146
間主観性…………………… 253	経静脈的輸液療法………… 39	広汎性発達障害…………… 253
間接型高ビリルビン血症… 196	頸部腫瘤…………………… 177	抗ヒスタミン薬…………… 155
感染臓器…………………… 45	頸部リンパ節腫脹………… 177	公平………………………… 27
	けいれん重積……………… 148	抗マラリア薬……… 223, 224

呼気CO₂モニタ ……… 79	自閉症 …………… 253	心拍数 …………… 235
呼気性 …………… 136	シャフリングベビー …… 53	蕁麻疹 …………… 174
呼気性喘鳴 ………… 134	周期性発熱 ………… 276	心理的，精神的援助 …… 221
呼吸器感染症 ……… 129	周期性発熱症候群 …… 275	髄液検査 ……… 233, 234
呼吸窮迫 …………… 70	重症細菌感染症 …… 104	髄液糖 …………… 233
呼吸不全 …………… 70	重症度 …………… 47	水剤 ……………… 29
骨髄路 …………… 74	出血斑 ………… 156, 157	水痘 ……………… 167
骨成熟 …………… 243	出生時体重 ………… 50	水分代謝 …………… 35
固定 ……………… 26	出席停止とする期間の基準 … 65	スターリングの仮説 …… 212
鼓膜切開 …………… 84	猩紅熱 …………… 170	ステロイド ………… 138
	錠剤 ……………… 31	正常呼吸数 ………… 104
さ 行	小児の評価法 ……… 70	正常心拍数 ………… 104
細気管支炎 ………… 145	ショック …………… 70	精神発達 ………… 52, 53
細菌性リンパ節炎 …… 179	視力検査 …………… 186	精神発達障害 ……… 54
剤形 ……………… 29	視力低下 …………… 185	成長 ……………… 50
細隙灯顕微鏡検査 …… 187	耳漏 ……………… 82	成長曲線 ……… 242, 249
再生不良性貧血 …… 162	脂漏性湿疹 ………… 175	成長障害 …………… 241
在胎週数 …………… 50	シロップ剤 ………… 29	成長率低下 ………… 241
最大量 …………… 48	腎機能 …………… 37	生理食塩液 ………… 75
催吐 ……………… 87	神経芽腫 …………… 181	赤痢 ……………… 223
細胞性免疫 ………… 273	神経性食欲不振症 …… 248	舌根嚢腫 …………… 146
坐剤 ……………… 31	診察 ……………… 24	接触感染 …………… 57
散剤 ……………… 30	心疾患 …………… 261	説明と同意 ………… 22
散瞳 ……………… 187	心室細動 …………… 76	染色体異常 ………… 218
ジアゼパム ……… 107, 153	心静止 …………… 76	染色体検査 ………… 217
耳下腺腫脹 ………… 270	新生児肝炎 ………… 205	全身性の浮腫 ……… 212
自己炎症性疾患 …… 275, 276	新生児ざ瘡 ………… 175	喘息発作 …………… 139
自己免疫疾患に伴う発疹 … 174	心臓性チアノーゼ …… 192	先天異常 …………… 217
思春期早発 ………… 243	迅速診断キット ……… 128	喘鳴 ……… 127, 136, 238
耳痛 ……………… 82	身体所見 …………… 46	続発性免疫不全症 …… 257
湿疹 ……………… 175	身体成長 ……… 51, 53, 54	
耳鼻咽喉科 ………… 80	身長 ……………… 51	

た行

対光反射	188
体質性黄疸	207
体重減少	235
体重増加不良	51
代償性ショック	71
大泉門膨隆	272
体表面積	28
代理者によるミュンヒハウゼン症候群	23
多因子疾患	218
唾液腺石	270
多形滲出性紅斑	174
多軸診断評価	254
脱水症	38
脱水の評価	235
たばこ	20
たばこ誤飲	90
たばこ専用応答電話	87
単一遺伝疾患	218
胆汁うっ滞性黄疸	196, 205
単純性肥満	241
男性化兆候	242
胆道閉鎖症	203, 205
チアノーゼ	191
チアノーゼ性心疾患	194, 263
遅延型過敏性	273
地球温暖化	224
注射薬	32
中枢性チアノーゼ	192
中毒110番	87
腸重積	121
腸重積症	226
腸チフス	223
重複腸管	230
貼付薬	32
直接型高ビリルビン血症	196
治療期間	49
ツ反	272
ツベルクリン反応	272
手足口病	169
定期接種	59
啼泣	244
低血圧性ショック	71
低酸素換気療法	263
低酸素血症	262
低酸素発作	191
低張性脱水	40, 41, 42
デカドロン®	233
デキサメタゾン	233
テレビ	20
てんかん	148
デング熱	224
伝染性紅斑	169
伝染性単核球症	169, 181
伝染性膿痂疹	169
頭囲	51
同時接種	63
糖質コルチコイド	242
倒像鏡検査	187
等張性脱水	40, 41, 42
頭部CT検査	272
頭部外傷	92
動脈管依存性心疾患	263
突発性発疹	169
とびひ	169

な行

難聴	269, 270
二次評価	72
ニフェカラント	77
日本中毒情報センター	86
乳酸リンゲル	75
乳児喘息	141, 142
尿路感染症	106
任意接種	60
認定遺伝カウンセラー	221
ネコひっかき病	180
熱性けいれん	148
熱帯熱マラリア	223
年齢	45
年齢変化	27
ノイラミニダーゼ阻害薬	266
脳浮腫	233, 236

は行

肺血流量	262
肺血流量増加型心疾患	263
肺性チアノーゼ	192
播種性血管内凝固	161
発達	50
発達障害	253
発熱	265
発熱の原因疾患	101
鼻出血	84, 156
鼻汁	124

鼻血	156
反復感染症	256
ピーナッツ	238
皮下出血	156
鼻腔異物	81
非結核性抗酸菌症	181
肥厚性幽門狭窄症	113, 121
比色式CO_2検知器	79
皮膚疾患	165
飛沫感染	57
肥満	241
標準身長-体重曲線	51
標準体重	28
標準的予防策	24
標準頭囲曲線	51
標準予防策	56
病歴聴取	22
風疹	167
複雑型熱性けいれん	150
腹痛	118
副鼻腔のX線撮影	128
腹部外傷	94
浮腫	211
浮腫の原因	213
ブドウ球菌性熱傷性皮膚症候群	170
父母連合	250
プロスタグランディンE_1	195
ペニシリン高度耐性肺炎球菌	231
ヘモグロビン異常	192
崩壊性人格障害	253
ホスフェニトイン	154
ボタン電池	90
発疹	166
母乳性黄疸	201, 203

ま行

麻疹	166
末梢性チアノーゼ	192
ミダゾラム	154
無菌性髄膜炎	269, 270
無熱性けいれん	148
無脈性心室頻拍	76
無脈性電気活動	76
ムンプスウイルス	269
ムンプス難聴	270
免疫不全症	257
毛細血管再充満時間	101

や行

薬剤性肝炎	208
薬剤性発疹	174
薬用量	28
やせ	248
輸液	35
輸液ライン	43
溶血性黄疸	196, 197, 202
溶血性尿毒症症候群	160
予防接種	59
予防接種後副反応報告基準	63

ら行

ラテックス凝集迅速診断	232
ランドルト環	186
流行状況	265
流行性耳下腺炎	269
良性ポリープ	230
臨床遺伝専門医	221
レット症候群	253

医学とバイオサイエンスの 羊土社

羊土社 臨床医学系書籍ページ　http://www.yodosha.co.jp/medical/

- 羊土社では，診療技術向上に役立つ様々なマニュアル書から臨床現場ですぐに役立つ書籍，また基礎医学の書籍まで，幅広い医学書を出版しています．
- 羊土社のWEBサイト"羊土社 臨床医学系書籍ページ"は，診療科別分類のほか目的別分類を設けるなど書籍が探しやすいよう工夫しております．また，書籍の内容見本・目次などもご覧いただけます．ぜひご活用ください．

▼ メールマガジン「羊土社メディカルON-LINE」にご登録ください ▼

- メディカルON-LINE (MOL) では，羊土社の新刊情報をはじめ，お得なキャンペーン，学会・フェア情報など皆様に役立つ情報をいち早くお届けしています．
- 登録・配信は無料です．登録は，上記の"羊土社 臨床医学系書籍ページ"からお願いいたします．

ジェネラル診療シリーズ

いざというとき必ず役立つ

小児診療のコツ改訂版
症候・疾患別に、まず考えること、すべきことがわかる！

2004年 6月15日 第1版第1刷発行		
2008年 5月30日 第1版第3刷発行	編　集	細谷亮太
2012年12月 1日 第2版第1刷発行	発行人	一戸裕子
	発行所	株式会社　羊　土　社
		〒101-0052
		東京都千代田区神田小川町 2-5-1
		TEL　　03 (5282) 1211
		FAX　　03 (5282) 1212
		E-mail　eigyo@yodosha.co.jp
© YODOSHA CO., LTD. 2012		URL　　http://www.yodosha.co.jp/
Printed in Japan	装　幀	野崎一人
ISBN978-4-7581-1501-8	印刷所	三報社印刷株式会社

本書に掲載する著作物の複製権，上映権，譲渡権，公衆送信権（送信可能化権を含む）は（株）羊土社が保有します．
本書を無断で複製する行為（コピー，スキャン，デジタルデータ化など）は，著作権法上での限られた例外（「私的使用のための複製」など）を除き禁じられています．研究活動，診療を含む業務上使用する目的で上記の行為を行うことは大学，病院，企業などにおける内部的な利用であっても，私的使用には該当せず，違法です．また私的使用のためであっても，代行業者等の第三者に依頼して上記の行為を行うことは違法となります．

JCOPY ＜（社）出版者著作権管理機構 委託出版物＞
本書の無断複写は著作権法上での例外を除き禁じられています．複写される場合は，そのつど事前に，（社）出版者著作権管理機構（TEL 03-3513-6969，FAX 03-3513-6979，e-mail：info@jcopy.or.jp）の許諾を得てください．

小児診療に役立つ一冊

年齢・体重ですぐわかる！
小児の治療薬の選び方と使い方

水谷修紀／監　土井庄三郎／編

小児医療にかかわる全医療者必携！「薬剤編」で代表的な治療薬を網羅し、体重当たりの薬用量と年齢別目安が一目でわかる．作用機序や副作用の解説も充実！また「症候編」で症例を呈示し、実践的な薬の使い方を解説！

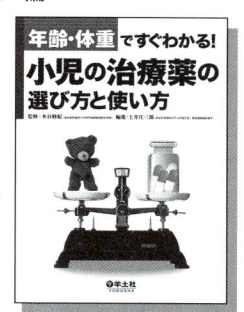

- 定価（本体 5,400円＋税）
- B5判　■ 463頁　■ ISBN978-4-7581-1710-4

重症疾患を見逃さない
小児の救急・当直診療
診療の技術と心くばり

山田至康，市川光太郎／編

緊急度・頻度の表示や豊富な図表・フローチャートで、見落としやトラブルを防ぐポイントをわかりやすく解説．アート面（心くばり）の知識や考え方も身につく、小児を救急で診るすべての医師必携の一冊！

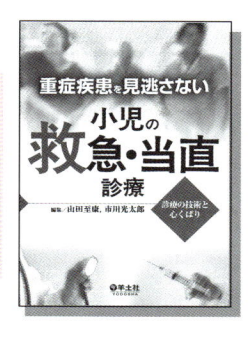

- 定価（本体 4,700円＋税）
- B5判　■ 301頁　■ ISBN978-4-7581-1712-8

小児救急秘伝の書
ひと目でわかる診療の要点と極意

鬼頭正夫／著

49の秘伝に必須事項を凝縮！マニュアルにはない診療の極意とガイドラインに基づいた解説で、小児救急に必要な心構えと適切な対応が身につく！図表が豊富で解説も簡潔なので、困ったときにすぐに調べて実践できる！

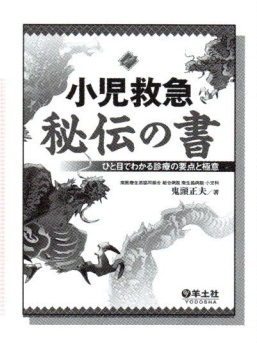

- 定価（本体 3,800円＋税）
- A5判　■ 270頁　■ ISBN978-4-7581-1711-1

かゆいところに手が届く
小児プライマリ・ケアガイド

森田　潤／編

レジデントノート大好評連載が単行本化！特有の事例から診療のコツ、よくある疑問の解決法を通して小児診療のポイントがわかる！小児や保護者との接しかた、薬、救急初期対応など基本からステップアップまで網羅！

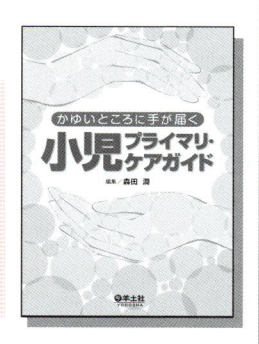

- 定価（本体 4,200円＋税）
- B5判　■ 211頁　■ ISBN978-4-7581-0684-9

発行　羊土社 YODOSHA
〒101-0052　東京都千代田区神田小川町2-5-1　TEL 03(5282)1211　FAX 03(5282)1212
E-mail：eigyo@yodosha.co.jp
URL：http://www.yodosha.co.jp/
ご注文は最寄りの書店、または小社営業部まで

羊土社オススメ書籍

ジェネラル診療シリーズ
もう困らない！
高齢者診療でよく出合う問題とその対応

検査や治療はどこまで必要？患者・家族に満足してもらうには？
外来・病棟・在宅・施設ですぐに役立つ実践ポイント

木村琢磨／編

全ての内科医・プライマリケア医必携！診察室での対応だけでなく、在宅・施設での家族や介護スタッフとの連携ポイントも解説．高齢化が進む今，知っておくべき内容が満載！

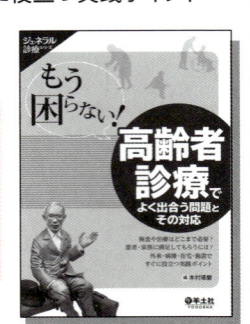

- 定価（本体 4,500円＋税）
- B5判 276頁 ISBN978-4-7581-1500-1

迷いやすい症例から学ぶ
ジェネラリストの診断力 Clinical Problem Solving

総合内科はおもしろい！

宮田靖志，濱口杉大／編著
江別市立病院総合内科／執筆

レジデントノート誌の人気連載が単行本化！病歴や診察，検査から何を読み取り，どう診断へと絞り込んでいるのか？ ジェネラリストの思考プロセスを大公開！本書内の医師と一緒に考えて，確かな診断力を鍛える！

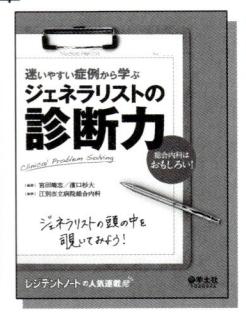

- 定価（本体4,000円＋税）
- B5判 198頁 ISBN978-4-7581-1714-2

医療に必ず役立つiPhone/iPad

日常診療・文献管理・勉強・学会などにアプリやWebサービスを徹底活用！

井内裕之／著

医療従事者のためのiPhone/iPad活用書が登場！仕事をより便利に，より効率的に行うために，厳選されたアプリやWebサービスを使いこなす方法が満載で，初級者にもわかりやすい実用的な一冊です．

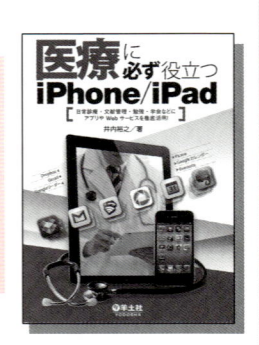

- 定価（本体 3,400円＋税）
- B5判 206頁 ISBN978-4-7581-0813-3

やさしい英語で外来診療

聞きもらしのない問診のコツ

大山 優／監 安藤克利／著
Jason F Hardy, 遠藤玲奈／協力・ナレーター

英会話は苦手…という方にオススメ！外来の流れに沿って，シンプルでも患者さんにしっかり伝わる口語表現を解説．症状ごとに必要な情報を確実に聞き取るコツがよくわかる！日常ですぐ活かせる一冊です．音声CDつき．

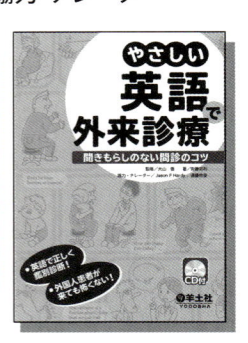

- 定価（本体 3,400円＋税）
- A5判 246頁＋CD ISBN978-4-7581-1726-5

発行 羊土社 YODOSHA
〒101-0052 東京都千代田区神田小川町2-5-1 TEL 03(5282)1211 FAX 03(5282)1212
E-mail：eigyo@yodosha.co.jp
URL：http://www.yodosha.co.jp/

ご注文は最寄りの書店，または小社営業部まで

羊土社オススメ書籍

病態を見抜き、診断できる！
バイタルサインからの臨床診断
豊富な症例演習で実践力が身につく

宮城征四郎／監修
入江聰五郎／著

ただ数値を追うのではない，一歩踏み込んだバイタルサインの読み解き方，診断への迫り方がわかり，演習で身につく1冊．バイタルをとるすべての医療者にオススメ！

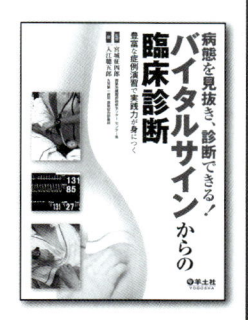

- 定価（本体3,800円＋税）
- B5判　165頁　ISBN978-4-7581-1702-9

疾患を絞り込む・見抜く！
身体所見からの臨床診断

宮城征四郎, 徳田安春／編

身体所見から得られた知見を臨床診断へどうつなげるか？コモンディジーズを中心に，身体所見から診断への道筋を網羅！
宮城征四郎医師をはじめ身体所見教育のエキスパート達による執筆！

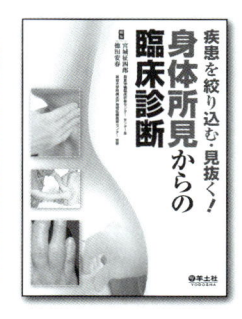

- 定価（本体4,200円＋税）
- B5判　246頁　ISBN978-4-7581-0679-5

格段にうまくいく！
日常診療実践の手技とコツ
総合的に診療を行う医師のための臨床テクニック

名郷直樹／監修
小谷和彦, 朝井靖彦, 南郷栄秀,
尾藤誠司, 児玉貴光／編

総合的な診療に必須の手技を厳選し，実践に活かせるポイント・コツを解説した診療マニュアル．熟練された手技のポイントがつかめ，さらに診療マネジメント力を養えます！

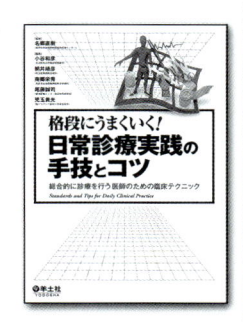

- 定価（本体5,500円＋税）
- B5判　299頁　ISBN978-4-7581-1709-8

困りがちな
あんな場面こんな場面での
身体診察のコツ

ジェネラリストのこれからを考える会／企画
大西弘高／編

普段，見よう見まねで行っている身体診察，でも実は困ってしまうことがある…そんな事例が満載！　臨床の第一線で活躍する執筆陣が上級医ならではのワザやコツを伝授します．一歩先を目指したい若手医師にオススメ！

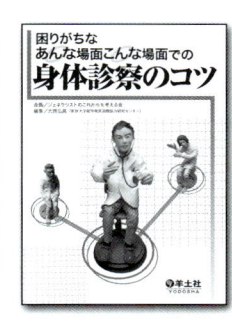

- 定価（本体3,400円＋税）
- A5判　173頁　ISBN978-4-7581-0690-0

発行　羊土社 YODOSHA
〒101-0052　東京都千代田区神田小川町2-5-1　TEL 03(5282)1211　FAX 03(5282)1212
E-mail : eigyo@yodosha.co.jp
URL : http://www.yodosha.co.jp/

ご注文は最寄りの書店，または小社営業部まで

プライマリケアと救急を中心とした総合誌

レジデントノート

年間定期購読料（送料サービス）
- 月刊のみ　12冊
  定価（本体24,000円＋税）
- 月刊＋増刊
  増刊を含む定期購読は羊土社営業部までお問い合わせいただくか、ホームページをご覧ください。
  URL：http://www.yodosha.co.jp/rnote/

医療現場での実践に役立つ研修医のための必読誌！

レジデントノート は，
研修医・指導医にもっとも
読まれている研修医のための雑誌です

月刊　毎月1日発行　B5判　定価（本体2,000円＋税）

研修医指導にも
ご活用ください

特徴
① 医師となって最初に必要となる"基本"や"困ること"をとりあげ，ていねいに解説！
② 画像診断，手技，薬の使い方など，すぐに使える内容！日常の疑問を解決できます
③ 先輩の経験や進路選択に役立つ情報も読める！

増刊 レジデントノート

増刊　年6冊発行　B5判

月刊レジデントノートの
わかりやすさで，1つのテーマを
より広く，より深く解説！

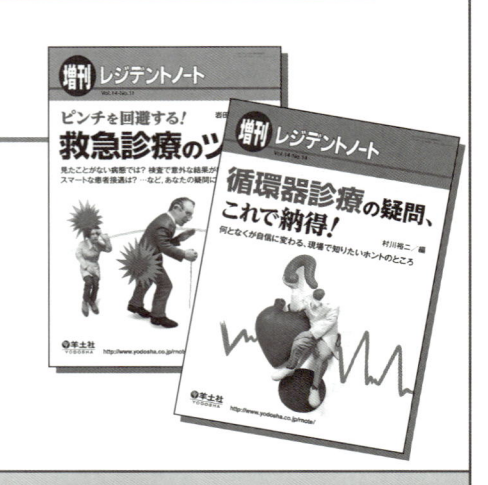

発行　羊土社 YODOSHA
〒101-0052　東京都千代田区神田小川町2-5-1　TEL 03(5282)1211　FAX 03(5282)1212
E-mail：eigyo@yodosha.co.jp
URL：http://www.yodosha.co.jp/

ご注文は最寄りの書店，または小社営業部まで